놀라운 몸과 마음의 힘

It's Time to Come Alive

치유 에너지는
내 안에 있다

놀라운
몸과 마음의 힘

—— IT'S TIME TO COME ALIVE ——

안드레아스 모리츠 지음
이원기 옮김

에디터
editor

투쟁과 무지의 시대를 끝내려면 모든 것을 새로 배워야 한다.

새로운 씨앗에서 새로운 작물이 자라난다.

지금은 새로운 삶의 길을 찾아야 할 때다.

활력 넘치는 건강과 마음의 평화 그리고 영적인 지혜를 누릴 때다.

— 안드레아스 모리츠

몸과 마음과 정신의 놀라운 치유력을
지금 당장 사용하라!

환원주의 모델에 기반한 현대 의학은 물질적인 것만을 다룬다. 인간의 몸을 기관, 세포, 화학적인 단계에서 들여다본다. 이러한 접근 방식은 모든 과학 분야에 존재한다. 육체와 정신을 하나의 유기체로 보지 않고 분리된 세계로 이해한다. 현대 의학을 배운 의사들 역시 이 틀에서 벗어날 수 없다. 약물로 생화학적인 대안 경로를 찾거나 수술로 구조적인 보수를 하는 데 그친다. 그 결과 치료를 했는데 치유가 일어나지 않는다.

설령 비범한 의사가 약물과 수술의 치료 단계를 벗어났다고 해도 크게 달라지는 것은 없다. 전인적인 치료를 한다고 하는 의사들조차 단식해라, 운동해라, 잠자라 하며 육체적인 코치를 하는 데 그친다. 그러면 건강해질까? 육체적인 접근에서 멈추는 까닭에 온전한 건강을 회복할 수 없다. 머릿속이 복잡하고 마음이 혼란스러우면 절대 건강할 수 없기 때문이다. 잠을 자고 싶어도 잘 수가 없는데 어떻게 건강할 수 있겠는가?

"스트레스가 만병의 근원"이란 말이 괜히 나온 것이 아니다. 너무나도 뻔하고 흔한 말이다 보니 그 말의 가치나 의미를 깊이 새기는 사람이 드물다. 당뇨의 원인은 인슐린 저항성으로 잘 알려져 있다. 그러나 인슐린 저항성을 야기하는 것은 탄수화물뿐만이 아니다. 스트레스가 인슐린 분비를 촉진하기 때문에 만성적인 스트레스가 있는 사람은 아무리 식단을 잘 챙겨도 살이 찌고 당뇨병에 걸릴 수 있다.

생각 때문에 몸이 고장 난다.

생각 때문에 몸이 살아난다.

현대 의학이 놓치는 부분이다.

병원에서조차 치료를 포기한 사람이 신앙의 힘으로 병을 고쳤다고 주장하는 것을 볼 때가 있다. 사이비인가? 무당이나 목사는 사이비일 수 있지만 병 고침을 받은 당사자는 체험이다.

기도나 명상이 약물처럼 작용해서 병을 고쳤다고는 생각하지 않는다. 몸의 정상적인 작동을 위해 (호르몬, 대사, 생화학, 전기 신호 등) 먼저 갖춰져야만 하는 기본적인 몸 상태를 준비해 주는 것 뿐이다. 바꿔 말하면, 스트레스에 억눌려 계속해서 전기 신호가 에

러가 나고 화학 신호들이 뒤엉켜 있는데 약이며 영양소며 좋은 음식이 무슨 소용이 있겠는가? 모두 부질없는 일이다.

이원론적인 사고의 현대 의학이 보는 관점에서는 비과학의 영역일 뿐이다. 그저 종교적인 체험에 불과하고, 종교는 비과학적이라고 평가절하한다.

하지만 그런 현대 의학도 플라세보 효과는 인정한다. 엔도르핀이 통증을 감소시키고 세로토닌이 행복감을 가져다주는 것을 알고 있다. 아직 의식이 깨어나지 못해 인정하지 않는 것일 뿐, 어렴풋이 알고 있다. '뇌 과학'이라는 표현을 써가며 이해하려는 노력을 보이기도 한다. 보다 발전된 과학관에서는 물질세계와 정신세계를 분리해서 볼 줄밖에 몰랐던 원시적인 세계관에서 벗어나 둘 사이의 연결 고리를 하나둘씩 풀어가고 인정하게 될 것이다. 그리고 이 책은 어쩌면 그 시기를 앞당길 수 있는 위대한 통찰을 주는 책이다.

이제는 깨어나야 할 때다. 여러분들 내면의 잠든 잠재력을 깨우는 계기가 되길 바라며……

—조한경(《환자 혁명》 저자)

완전한 건강과 행복으로 인도하는 초대장

이 세계와 이곳에 사는 우리는 원래 완벽해야 한다. 완벽하도록 창조되었기 때문이다. 그런데도 우리는 온갖 병에 걸리고, 끔찍한 사고를 겪으며 고통에 시달린다. 도대체 왜? 한마디로 '3차원적인 허상'에 갇혀 있기 때문이다. 그 허상은 우리가 우리보다 더 큰 어떤 힘에 조종당하는 모진 운명의 무력한 희생자라는 착각을 말한다. 이제는 그 미몽에서 깨어나 우리가 결코 그런 존재가 아니라는 진실을 바로 알아야 할 때다. 더 높은 차원의 현실에 눈을 뜨고 우리 내부의 놀라운 잠재력을 발견해야 한다. 인류의 진화 및 발달의 현 단계에서 우리에게 가장 시급한 일이다.

인간을 포함해 모든 생명체는 신비할 정도로 완벽하다. 그러나 우리 대다수는 생명체가 어떻게 기능하는지 올바로 이해하고 경험할 수 있는 의식적인 인식이 부족하다. 흔히 우리는 사건이나 사고, 특정 상황, 질병, 인간관계가 그냥 우연히 발생할 뿐이며, 그 하나하나가 인생의 더 큰 목적과 연결된다거나 그 목적에 크게 중요한 의미를 갖는다고는 생각하지 않는다. 그러나 사실은 그렇지 않다. 우리 삶의 모든 순간과 사건은 서로 관련 없는 수많은 조각처럼 보이지만 그 하나하나를 잘 맞춰나가다 보면 하나의 의미 있는 거대한 그림이 드러난다.

사건이나 사고, 질병 또는 분쟁을 하나씩 떼어놓고 보면 우연히 일어나는 것처럼 보이고 각각은 별 의미가 없다. 그러나 겉으로 드러나지 않는 깊은 현실의 차원에서 삶을 더 넓게 고찰하면 그 전부가 기막히게 서로 맞아떨어지면서 중요한 의미를 드러낸다는 사실을 깨닫게 된다. 퍼즐 조각들을 따로 떼어놓으면 아무 의미가 없다. 하나라도 원래의 정해진 자리를 찾지 못하면 의도된 그림이 완성되지 않기 때문이다. 이처럼 우리가 삶의 큰 그림을 모르면 각각의 사건은 특별한 목적 없이 무작위로 발생하면서 혼란과 불안정, 고통을 야기하는 것으로만 보인다. 이런 상황에서는 삶의 진정한 의미를 알 수도, 느낄 수도 없다.

우리는 일생을 살면서 온전한 성취감을 갖는 존재가 되기 위해 발버둥치며, 겉보기에 괜찮다고 생각되는 것이면 무엇이든 활용하려고 애쓴다. 하지만 그 방법이 잘못되었다. 우리는 내면의 행복을 갈망하면서도 그 행복을 외부에서 찾으려 한다. 나도 과거에 그랬다. 나는 나의 불만족한 상태를 해결하는 방안을 외부에서 찾을 수 있다고 확신했다. 그런 식으로 거의 20년 동안 '시행착오'를 겪었다. 그러다 결국 삶과 우주 그리고 그 외 모든 것에 관한 해답은 자기 내면에서 찾아야 한다는 진리에 도달할 수 있었다.

나의 자아 발견 여정은 때로 아주 험난했다. 그러나 지금의 한층 더 고양된 인식(알아차림)으로 삶을 돌아보면서 내가 겪은 고생과 어려움이 오히려 나의 큰 자산이고 소중한 축복이었다는 사실을 깨닫는다. 나는 그 과정을 거치며 나름대로 관리 가능한 생활 방식을 찾았고, 그것을 통해 축복이 가득한 삶을 살 수 있었다. 인식의 변화가 나의 사고방식과 운명을 아주 보람 있게 바꾸어놓았다. 나는 실제 경험을 통해 우리가 우리 자신의 인식과 그 인식의 투사에 따른 산물이라는 사실을 발견했다. 여기서 우리란 우리의 몸과 마음, 영혼, 행동 그리고 자아가 확장된 우리의 환경까지 포함한다.

우리의 인식은 생각과 느낌, 감정, 욕구, 호불호(好不好), 의도 등 개인적인 현실을 형성하는 정신적 도구를 통해 표출된다. 인식이 약간이라도 달라지면 몸과 마음, 정신, 심지어 환경에서도 변화가 일어난다. 눈에 보이진 않지만 어디에나 존재하는 힘을 통해 우리는 우리에게 일어나는 모든 일을 독자적으로 만들거나 함께 만들어낸다. 우리의 인식은 극작가와 같다. 인식이 써주는 각본대로 우리의 인생이 삶이라는 무대에서 펼쳐진다.

이처럼 우리가 이 세상에서 어떻게 지각하고 행동하느냐를 좌우하는 것이 인식인 까닭에 우리에게는 인식의 변화와 발달이 무엇보다 중요하다. 이제 우리는 새로워진 인식으로 우리의 영적인 본질을 확인하고, 진정한 삶을 누리는 데 도움이 되는 새로운 삶의 각본을 써야 한다. 더 높은 차원을 향한 개인적인 변화와 세계적인 대전환을 더는 미룰 수 없다는 긴박감 때문이다.

이 책은 고대로부터 전해지는 깊은 통찰을 통해 우리가 원하는 방향으로 인식을 변화시키는 원리와 기법을 소개한다. 인식은 우리가 바라고 필요로 하는 것을 실현하고, 삶의 모든 면을 개선하는 가장 강력한 도구다. 따라서 전반적으로 인식을 사용하는 방법에 초점을 맞춘다. 아울러 지친 우리의 몸과 마음, 영혼을 회복할 수 있는 심오한 방법도 제공한다. 독자 여러분은 그에 더하여 이 책을 통해 노화나 정서, 인간관계, 환경 또는 죽음 등과 관련해 우리가 현재 따르고 있는 여러 믿음이 도리어 우리의 역량을 제한하며, 심지어 해로운 영향을 미친다는 사실을 올바로 인식하고 이를 변화시켜 나갈 것이라고 기대한다.

이 책을 펴내는 것은 삶에서 나의 인식이 높아진 데 감사를 표하는 동시에 독자 여러분도 풍요와 사랑과 영적 지혜의 세계를 향해 마음의 문을 활짝 열도록 하기 위해서다. 여러분은 지금까지 삶에서 고통과 불행을 초래한 해묵은 생활 방식과 강요된 믿음에서 벗어날 수 있다는 것을 열린 마음으로 받아들이기만 하면 된다. 이런 자아 발견의 여정은 몸과 마음에 제한을 가한 옛 믿음의 족쇄를 풀고 자연이 만사를 지배하는 곳으로 여러분을 데려갈 것이다. 거기서 여러분은 아무 조건 없이 원하는 대로 삶을 선택할 수 있는 자유를 누릴 것이다.

여러분은 스스로를 더 잘 인식함으로써 어떤 것이 잘못되고 해로운 믿음이며, 어떤 것이 행복과 건강을 증진하는 믿음인지 정확히 구분할 수 있게 된다. 모든 가능성이 열리는 참된 자아를 찾는다면 "삶은 고생길이지", "누구든 전부 다를 가질 수는 없어", "노화는 자연적 현상이야"라고 말하는 삶의 옛 패러다임은 자연스럽게 용도 폐기될 것이다.

투쟁과 갈등은 우리가 현실의 2, 3차원에 갇힐 때만 경험하게 된다. 그 차원에서는 우리의 몸과 이 세상의 물질적인 측면만이 아니라 시간도 왜곡된다. 지금까지 우리 대다수는 현실의 이런 아주 작은 부분만 경험하도록 스스로를 제한해왔다. 거기에 갇히면 매우 제한적인 믿음 체계와 행동 규칙을 만들어낼 수밖에 없다. 이러한 삶의 원칙들이 지난 수천 년 동안 우리의 세계관을 지배하면서 도처에 혼돈과 파괴, 혼란을 일으켰다. 사람이 만든 법이 자연의 법칙을 대체하면서 우리 스스로 찬 족쇄가 되고 말았다. 그러나 이제는 그런 믿음과 규칙들이 시대의 변화에 맞추지 못하고 제풀에 무너지고 있다.

현대를 살아가는 우리는 모든 발견을 유익하고 실용적인 것으로 받아들이기 전에 먼저 그것을 과학적으로 검증하는 데 공을 들인다. 그러나 그런 가상한 노력은 삶의 피상적인 차원에만 도움이 되었을 뿐, 삶의 내적 수준까지 높여주지는 못했다. 삶에 대한 이 같은 불완전한 접근법은 흥분과 모험, 신비와 재미를 앗아가면서 규칙과 규정을 따르는 일 말고는 다른 의미가 없는 것처럼 삶을 따분하게 만들었다.

최근 들어 과학계 내부에서도 서로 어긋나는 믿음이 삶의 기초를 뒤흔들면서 과학이 지배하는 시대가 위기를 맞고 있다. 지금은 최고의 물리학자들마저 생명의 기원과 관련해 의식과 더 높은 차원의 힘, 심지어 신을 이야기한다. 삶의 옛 패러다임과 법칙은 우리가 의미 있는 삶을 사는 데 아무런 도움이 되지 않는다. 따라서 이제 우리는 완전한 건강과 풍요, 사랑과 영적 지혜로 가득한 새로운 세계 질서를 포용해야 한다. 이 책은 여러분에게 이런 새로운 현실을 일깨워주기 위해 구상되었다.

인간은 수천 년 동안 자신의 진정한 본성과 무한한 잠재력을 모른 채 살아왔다. 대부분의 경우, 인간의 의식은 신체 중심으로 편향되어 있어서 심지어 마음이 존재하는지조차 몰랐다. 몇몇 깨친 사람들 이외에는 대다수가 육신과 운명 그리고 세상 전체에 마음이 미치는 막강한 영향력을 의식적으로는 거의 경험하지 못했다. 그러나 이제 인류 전체가 인식을 물질 지향에서 영적 본성 지향으로 옮겨가는 과정에 놓여 있다. 앞으로 우리는 자신을 인간 형상의 육신 속에 들어 있는 영적인 존재로 인식할 것이다. 그 존재의 가장 강력한 도구는 마음이다. 따라서 우리는 순전히 정신적인 힘을 사용해 신체적 건강과 물질적 요구를 포함한 삶의 모든 문제를 해결하게 될 것이다.

나는 이 책에 들어 있는 통찰과 방법들이 물질에서 영적 본성으로 옮겨가는 이런 전환을 우리 삶에서 최상의 경험으로 만드는 데 도움을 줄 수 있다고 믿는다. 그 방법들은 인류의 지평선에서 밝아오는 새로운 현실을 여러분에게 일깨워주기 위해 세밀히 고안되었다. 이 현실이 과연 어떤지 알아내는 것은 순전히 독자 여러분의 몫이다.

지금까지 우리는 사회가 강요하는 믿음과 통념에 따라 인간의 잠재력에 분명한 한계가 있다고 믿었다. 그러나 절대 그렇지 않다. 우리의 잠재력은 무한하다. 물론 지금까지 한계에 갇힌 채 살았던 우리가 진실로 자유로우며, 스스로 운명을 개척하고 진정으로 바라는 바를 이룰 수 있는 무한한 능력을 가졌다는 사실에 익숙해지려면 시간이 걸리게 마련이다. 수십 년 동안 동굴에 갇혀 있다가 풀려나 밖으로 나오면 자신이 원하는 것을 스스로 자유롭게 할 수 있다는 현실에 적응하기가 쉽지 않은 것과 마찬가지다.

그러나 어쨌든 이제 우리는 모든 가능성이 열려 있는 곳으로 발을 들여놓고 있다. 그 혜택을 빠짐없이 누리려면 먼저 이 새로운 현실에 눈을 뜨고 우리 자신을 믿는 훈련부터 해야 한다. 그렇게만 하면 우리는 참된 삶을 마음껏 즐길 수 있다. 우리는 그럴 자격이 충분하다.

안드레아스 모리츠

차례

추천사 / 몸과 마음과 정신의 놀라운 치유력을 지금 당장 사용하라! • 7
책머리에 / 완전한 건강과 행복으로 인도하는 초대장 • 10

제1장 • 새로운 발견의 여정

마야 – 환영의 세계 ··· 27
과거에서 얻는 교훈 ··· 31
자연의 법칙대로 살아가기 ································· 33
운명이 바뀐다 ··· 36
고대 문명의 메시지 ··· 39
영성의 치유력 ··· 41
사람은 원래 영적인 존재인가? ·························· 42
몸이 마음과 연결되지 않는다면? ······················ 44
인격 전환이 일으키는 '기적' ···························· 46

제2장 • 자연과 호흡을 맞춰라

잃었던 다리의 기적 같은 원상회복 · · · · · · · · · · · · · · · · · · · 51
실시간 교신 · 53
의도의 힘 사용하기 · 55
빛의 존재 · 56
보이지 않는 자연의 메신저 · 58
태양을 존경하라 · 60
위험한 것은 두려움뿐 · 61
우리가 세계다 · 63
신비한 '냄새 네트워크' · 68
식물의 지혜 · 72
식물도 감정이 있을까? · 74
우리와 자연의 연결이 끊어지고 있다 · · · · · · · · · · · · · · · 76
식물은 우리에게 도움을 주려고 애쓴다 · · · · · · · · · · · · · 77
모든 생명체는 목적을 갖고 있다 · · · · · · · · · · · · · · · · · · 80

제3장 • 시작이 반이다

우리의 뇌는 우주의 컴퓨터 · 85
새 시대에는 새로운 뇌가 필요하다 · · · · · · · · · · · · · · · · · 87
무엇이 우리의 운명을 결정하나? · · · · · · · · · · · · · · · · · · 89
태아의 비밀 세계 · 91
인생의 워크북 · 94
옛것은 보내고 새것을 맞아라 · 96

의식, 그 잃어버린 고리를 찾아서 · 98

제4장 • 모든 것이 우리 안에 있다

사회적 순응의 감옥 탈출하기 · 103
내가 믿는 것이 나를 만든다 · 106
노화는 선택이다 · 110
누가 늙고 누가 늙지 않는가? · 112
한계는 마음속에만 존재한다 · 115
마음을 활짝 열어라 · 117
부정적인 생각이 범죄를 부른다 · 120
개개인이 변화를 이끌 수 있다 · 122
생각은 드러나게 마련이다 · 126
멘탈 전쟁 끝내기 · 128
의심이 실패를 부른다 · 130
물질적인 부와 영적인 부 · 132
내적인 풍요와 외적인 풍요 둘 다 필요하다 · · · · · · · · · · · · · 135
피로, 악순환의 시작 · 137
피로가 초래하는 스트레스 · 138

제5장 • 원인을 치유하라

감정은 몸의 '일기예보' · 143
감정 억압의 악순환 · 145

감정에 대한 몸의 반응 · 146

감정과 체질 · 151

몸의 언어 · 157

감정의 전환 · 161

감정적 행복 찾기 · 165

무엇이 분노를 촉발하는가? · 174

반려동물의 혜택 · 181

잘 먹으면 기분도 좋아진다 · 183

삶을 제어하는 두 가지 중요한 요소 · · · · · · · · · · · · · · · · 187

행복은 자연 약국의 열쇠다 · 192

에너지는 생각을 따라간다 · 194

제6장 · 원시 치유의 원칙과 기법

의식적인 호흡의 기적 · 201

어떻게 시작해야 할까? · 203

성공의 비결은 '내려놓기' · 205

주의 집중의 힘 · 207

나의 지각이 나를 만든다 · 209

원시 치유 기법의 요약 · 211

제7장 · 오감 ― 젊음의 원천

건강한 삶을 위한 건강한 감각 · 217

내면적 시력과 외면적 시력 · 218

간 청소와 균형 잡힌 식단의 중요성 · · · · · · · · · · · · · · · 220

눈 운동 · 222

햇빛을 이용한 눈 운동 · 224

모든 차원에서 듣기 · 225

소리 운동 · 228

음악 요법 · 229

몸과 마음을 치유의 음악에 맞춰라 · · · · · · · · · · · · · · · 232

건강을 증진하는 촉각 · 236

마르마 요법 · 237

맛, 그 은밀한 즐거움의 원천 · · · · · · · · · · · · · · · · · · · 239

건강한 식사를 위한 간단한 규칙 · · · · · · · · · · · · · · · · 242

입맛 돋우기 · 245

후각을 최대한 활용하라 · 246

후각 기능을 개선하는 방법 · 247

제8장 • 영적 지혜 – 자연에서 얻어야 할 궁극적인 교훈

사랑의 진동수를 찾아라 · 251

의식이 열쇠다 · 255

동물은 우리가 모르는 것을 안다 · · · · · · · · · · · · · · · · 258

모든 생명체를 존중하라 · 260

지구는 살아 있다 · 263

지구의 모든 변화는 생명체를 돕는다 · · · · · · · · · · · · · 265

자연의 지혜를 우리 것으로 만들자 · · · · · · · · · · · · · · · 267

자연과 대화하기 · 269
상상이 현실을 만든다 · · · · · · · · · · · · · · · · · · · 272

제9장 • 지상의 천국으로 통하는 열두 관문

하나 됨의 관문 · 279
문제 해결의 관문 · 284
시간 지배의 관문 · 290
풍요의 관문 · 295
성공의 관문 · 299
무비판의 관문 · 305
'최고 이상'의 관문 · 309
고요의 관문 · 316
신체 인식의 관문 · 322
내적 인도의 관문 · 327
영적 지혜의 관문 · 331
욕구 실현의 관문 · 337

글을 맺으면서 • 349

제1장

새로운 발견의
여정

마야 – 환영의 세계

일반적으로 사람들은 우리의 몸과 주변에 존재하는 모든 것이 서로 완전히 별개라고 생각한다. 끊임없이 팽창하는 우주 속에 떠다니는 지구와 수천억 개에 이르는 은하와 별들은 우리 몸과 아무 상관이 없어 보인다. 우리 대다수는 그것들을 생명 없는 물질로 여기며 우리의 개인적인 삶과는 거의 아무런 관련이 없다고 믿고 있다. 하지만 정말 그럴까? 혹시 우리의 눈을 비롯한 감각 기관이 투사하는 현실의 그림이 우리와 우주가 더 긴밀히, 더 깊숙이 연결되어 있다는 사실을 인지하지 못하도록 하는 환영(幻影)은 아닐까?

양자물리학의 선구자였던 아인슈타인은 인간과 우주 만물이 결국 하나라는 '일체성'을 궁극의 진리로 믿었다. 그는 모든 물질과 에너지가 우리를 포함해 우주 만물을 구성하는 똑같은 보편적 기질(基質)의 이중적 발현이라는 사실을 알았다. 오늘날의 양자물리학은 아인슈타인이 처음부터 꿰뚫고 있던 사실, 즉 물리적인 세계가 실제처럼 보이지만 사실은 그렇지 않다는 점을 과학적으로 확인해준다. 힌두교에서는 마야(Maya, 산스크리트어로 '환영' 또는 '미몽'이라는 뜻)가 우리의 지각에 마술을 걸어 우리가 현실을 올바로 보지 못하게 한다고 설명한다. 예를 들어 하늘의 구름은 태양을 '사라지게' 하는 것처럼 보일 뿐이다. 태양은 결코 어디론가 가버리지 않지만 우리는 여전히 날이 흐리면 "해가 사라졌다"거나 "오늘은 해가 나오지 않았다"는 표현을 쓴다.

그런 표현은 실용적인 목적으로는 적절할지 모르지만 실제적으로는 사람의 존재가 우주 만물과 완벽하게 연결되어 있다는 진리의 더욱 중요한 측면을 우리가 인식하지 못하도록 방해한다. 우리의 오감에만 의존해 세상을 파악하고, 그에 따른 지식만을 기반으로 행동하는 것은 모래성처럼 쉽게 무너질 수밖에 없다. 예를 들어보자. 한 아이가 동쪽에서 해가 뜨고 서쪽으로 해가 지는 것을 본다. 그러다가 자라면서 우리 행성계에 관한 기본 원리를 배우면 그 아이는 혼란을 느끼며 어리둥절해한다.

아니면 그 원리를 논리적으로 이해하지 못할지도 모른다. 모든 현상이 반드시 겉보기와 같지 않다는 사실을 받아들이는 것이 쉽지 않기 때문이다. 자신의 눈을 믿을 수 없다는 자각과 주어진 상황에 대한 명확한 이성적인 이해만이 아이의 눈앞에서 벌어지는 하나의 사건을 두고 나타나는 두 가지 상충되는 현실을 조화시킬 수 있다. 해가 뜨고 지는 게 아니며, 지구가 태양 주위를 도는 것이지 태양이 지구 주위를 도는 게 아니라는 사실을 이해하고 수긍해야 정신적인 혼란에서 벗어날 수 있다.

그 아이가 지구는 보는 것처럼 평평하지 않고 둥글며, 아무리 멀리 오래 나아가도 지구의 끝에는 도달할 수 없다는 사실을 배울 때면 또 다른 혼란이 생길 수 있다. 바로 몇 세기 전만 해도 사람들은 지평선 끝까지 걸어가면 절벽에서 추락하듯이 지구에서 아래로 끝없이 떨어진다고 믿었다. 오늘날 우리는 그런 이야기를 들으면 그냥 웃어넘긴다. 그러나 앞으로 30년 또는 50년 뒤에 이 지구에서 사는 사람들이 지금 우리의 현실 인식에 관한 이야기를 들으면 마찬가지로 빙긋이 미소를 지을지 모른다. 그 역시 호랑이 담배 먹던 시절의 이야기로 들릴 게 뻔하기 때문이다.

인류 역사의 분쟁과 투쟁은 거의 대부분 잘못된 감각적 인식에서 비롯된 믿음을 바탕으로 벌어졌다. 지금도 전쟁은 사람들의 생각 속에만 존재하는 '영토권'과 '국경'을 둘러싸고 일어난다. 영토권과 국경은 환영의 산물이다. 지구의 대지(大地)는 그 자체로 완전체여서 여러 부분으로 쪼갤 수 없다. 많은 사람들이 토지를 소유하고 거기서 농사를 지어 생계를 꾸려가는 것을 당연한 권리로 여긴다. 그들은 이 땅에 집을 짓고는 부동산에 대한 소유권이 자신의 생득권이라고 믿는다. 그러나 실제는 그들이 지구에 머무는 비교적 짧은 시간 동안 그 땅을 자연으로부터 '임대'했을 뿐이다. 땅은 처음부터 지구의 소유였다. 법적인 문서 하나로 지구로부터 땅을 빼앗을 수는 없다. 분쟁은 땅을 사용함으로써 일어나는 게 아니라 사람이 그 땅을 소유한다는 오해에서 비롯된 것이다.

게다가 우리는 모든 먹거리를 스스로 재배해서 조달할 수 있다고 생각한다. 태양과 지구가 온기, 에너지, 공기, 물, 영양소를 공급해주지 않으면 우리는 풀잎 하나도 키울 수 없다는 사실을 까마득히 잊은 채 말이다. 생명체는 홀로 존재할 수 없다. 사람을 포함한 만물이 지구와 주변 우주의 모든 부분과 서로 긴밀하게 얽혀 있다.

지구와 우리가 서로 별개의 독립체라는 감각적 환영 때문에 우리는 돈과 부동산 같은 물질을 실제 필요한 만큼만이 아니라 그보다 훨씬 더 많이 소유하려고 안간힘을 쓴다. 또 그런 식으로 부를 축적하면 안전하다고 생각한다. 그러나 물질적 부는 안전보다 오히려 불안을 초래한다. '나의 소유'를 잃을지 모른다는 끊임없는 두려움을 일으키기 때문이다. 실제로 소유물은 언제든 잃을 수 있다. 하지만 우리는 물질을 얻고 지키기 위해 심지어 목숨까지 건다. '나의 소유'라고 생각했던 것이 화재나 해일 또는 지진으로 파괴되고 사라질 때만이 우리는 그 무엇도 실제로 소유할 수 없다는 사실을 이해한다. 진실하고 영구적인 소유는 살아 있는 지구와 '하나'가 되는 의식적인 상태에서만 가능하다. 그 상태에서만 우리는 두려움에서 벗어나 지속적인 풍요를 누릴 수 있다. 고대의 몇몇 문명은 그런 일체성을 정확히 인식했다. 그들은 자연을 거스르지 않고 '자연과 조화를 이루는 기술'을 무엇보다 소중히 여겼다. 당시의 지혜로웠던 사람들은 그 위대한 깨달음의 흔적을 기록이나 구전으로 전승했다. 그 지혜는 지금 우리가 존재의 본질을 재발견하는 데 큰 도움이 된다.

과거에서 얻는 교훈

백인들은 오랫동안 북아메리카 원주민과 호주의 원주민 등 세계 곳곳의 여러 부족들을 열등한 인종으로 취급했다. 많은 글에서 원주민은 '교양 없고 미개한' 믿음이나 생활 방식을 따르는 '미개인' 또는 '야만인'으로 묘사된다. 그러나 이제 점점 더 많은 과학자와 영적 관심이 높은 사람들이 그들의 자연적인 생활 방식에서 배울 점이 많다는 사실을 깨닫기 시작했다. 고대의 잉카, 마야 또는 베다 문명은 모든 현대 과학과 첨단 기술 서적에 실린 내용보다 훨씬 높은 수준으로 자연과 우주 만물을 이해했다.

　오늘날 양자물리학에 대한 우리의 이해는 아인슈타인이 처음 생각했던 바와 같이 자연의 모든 법칙을 관장하는 '통일장'에서 물질과 에너지가 어떻게 공통의 기반과 원천을 공유하는지 합리적으로 설명할 수 있을 정도로 발전했다. 요즘의 뛰어난 과학자들은 이런 이론들을 입증하기 위해 아주 복잡하고 정교한 수학 공식을 만들어낸다. 갈채받을 만큼 대단한 업적이다. 그런 노력은 우리도 우주 만물과 기본적으로 똑같은 '요소'로 만들어졌으며, 그 요소들이 서로 다르게 표출되어 각각이 독특한 형상과 측면을 가졌지만 궁극적으로는 거대한 하나의 살아 있는 유기체를 구성한다는 획기적인 발견으로 이어졌다.

그러나 생명과 우주의 현실에 대한 이런 통찰은 이론에 불과할 뿐, 모든 존재와 하나로 통합된 상태를 모두에게 실질적이고 영구한 경험으로 만드는 데는 실패했다. 일반인은 양자물리학이 모든 생명의 공통적인 기원을 발견했다는 사실 자체를 아는 일에는 별 관심이 없다. 그보다는 그런 사실에 담긴 지혜를 실제로 활용하는 것이 삶에 더 중요하기 때문이다.

교과서에 실린 지식에는 지혜가 없다. 그와 대조적으로 북아메리카 원주민은 '주신(主神, Great Spirit)'을 이야기했다. 눈과 마음이 알려줄 수 없는 것을 이해하고 볼 수 있도록 해주는 동시에 행동 지침까지 일러주는 영적 지혜의 존재를 가리킨다. 그들은 주신을 영혼의 '아버지'로 생각하고, 자신이 육신적으로 죽을 때 영혼이 그에게로 돌아간다고 믿었다. 또 그들에게 지구의 대지는 '어머니'였다. 그들이 받은 모든 양분이 거기서 나왔기 때문이다. 그들은 사람이 만든 법 없이 주신인 '아버지'와 대지인 '어머니'의 법을 따랐다. 그들에게는 물리학, 생물학, 화학, 건강 등에 관해 가르치는 책이 필요하지 않았다. 고대 문명은 그들의 '아버지'와 '어머니'로부터 직접 최고의 교육을 받았다.

자연의 법칙대로 살아가기

예를 들어 북아메리카 원주민은 대지에 영양분을 공급하는 강이나 하천이 자신과 분리될 수 없는 일체라고 생각했다. 그래서 하천을 자신의 핏줄이라고 불렀다. 그들은 자신의 피가 기본적으로 '어머니'인 대지의 '피(물)'에서 만들어진다는 사실을 알았다(우리 피의 96%는 물인데, 이 물은 샘과 강과 호수에서 비롯된다. 핏속의 물은 영양소가 담긴 수천 가지의 화학 물질과 원료를 수조 개에 이르는 우리 몸의 세포로 운반한다). '어머니' 대지의 피는 때로는 구름에서 "쏟아지고", 그 자궁인 지하에서 "솟아나며", 호수에서 "평온하게 잠자고", 바다에서 "사납게 날뛴다". 그들은 물을 오염시키는 것을 정신 나간 짓이라고 생각한다. 자신의 피를 오염시켜 질병을 일으키기 때문이다.

또 그들은 몸 밖에서 일어나는 일이 몸 안에서도 일어나는 것을 느꼈다. 예를 들어 폭풍우가 닥치기 한참 전에 폭풍우가 오리라고 예상할 수 있었다. 그들은 폭풍우가 땅에 축복을 내린다고 믿었다(번개는 질소와 산소를 결합시키고, 그 화합물은 비에 섞여 지표면에 떨어져 작물의 비료가 된다). 그들에게 흙은 죽은 물질이 아니라 생생하게 살아 인간과 동물을 지탱해준다. 그들은 흙을 신성하게 여겼다. 흙을 착취하거나 파괴하는 행동은 꿈도 꾸지 못했다(티스푼 하나 분량의 흙 속에는 살아 있는 미생물 수백만 마리가 들어 있어 그 미생물들이 흙의 화학 물질을 영양소 형태로 전환하고, 그 영양소가 우리 몸에 흡수되어 생명과 건강을 유지해준다). 백인들이 그들의 땅을 발견하고 그들에게서 땅을 매입하려 했을 때 그들은 백인들의 제안과 사고방식을 이해할 수 없었다. 자신과 '하나'인 땅을 어떻게 팔아넘길 수 있다는 말인가?

물이 그들의 피라면 '어머니'인 대지가 제공하는 먹거리는 그들의 '살'이었다. 먹는 것이 곧 자기 자신이 된다는 사실을 그들은 추호도 의심하지 않았다. 언젠가 나는 류머티즘성 관절염, 다발성 경화증, 심장병, 암 등을 앓는 환자들에게 치료를 위해 식생활과 관련된 조언을 구한 적이 있는지 물었다. 그들 중 다수는 음식이 자신의 질병과 관련이 있을지 모른다는 사실을 생각해보지도 않았다고 답했다. 그러나 북아메리카 원주민은 과일과 곡물이 자신의 살과 근육을 부드럽고도 강하게 유지시켜준다는 사실을 알았다. 그들의 신체적 지구력과 활력은 놀라울 정도였다. 순전히 자연적이고 신선한 식품으로 구성되어 균형이 잘 잡힌 소박한 식단 덕분이었다.

아울러 대지의 호흡이 그들의 호흡이었다. 대지의 숨결은 그들의 몸을 건강하고 강하게 지켜주었다. 하지만 그 숨은 청정 상태를 유지해야 한다(일반적으로 대기의 공기 중에는 우리 몸에 생명을 주는 산소가 21% 들어 있으며, 질소와 기타 가스가 나머지 부분을 채운다. 식물의 생명을 위한 '숨'으로 작용하는 이산화탄소는 1% 미만 포함되어 있다. 대기 오염으로 이 구성 비율의 균형이 깨지면 세포는 생존을 위협받는다). 그들은 나무와 식물이 그들의 폐라고 여겼다(나무와 식물만이 우리의 생명 유지에 결정적인 영향을 미치는 산소를 제공한다). 그들에게는 대부분의 시간을 야외에서 보내는 것이 자연스러웠을 뿐 아니라 필수적이었다. 그와 대조적으로 요즘 우리는 대부분의 시간을 실내에서 보낸다.

하늘의 해와 달과 무수한 별은 그들에게 깊은 의미가 있었다. 그들은 별들의 세계와 개인적으로 밀접한 관계를 유지했다. 해와 달의 주기가 작물만이 아니라 자신의 신체적 지구력과 힘 그리고 심지어 자신의 생각과 감정에도 영향을 미친다는 사실을 알았다. 과거의 북아메리카 원주민은 자연을 정복할 생각이 없었다. 자연이야말로 그들에게는 천하무적의 친구이고 보호자이기 때문이었다.

또한 그들은 죽음을 모든 것의 끝이 아니라 새로운 시작으로 보았다. 이 때문에 무엇이든 두려워할 이유가 없었다. 그들은 물질이나 소유, 심지어 자신의 몸에도 별다른 애착을 갖지 않았다. 자신이 누구인지 잘 알기 때문이었다. 소멸할 수밖에 없는 육신의 형태 안에 들어 있는 불멸의 존재라는 사실을 말이다.

삶의 영원한 진실을 표현하는 그들의 방식과 관련해 가장 인상적인 것은 그들의 흔들리지 않는 평온함과 소박함이다. 어려운 문제가 닥치면 그들은 시끄러운 집단생활에서 벗어나 홀로 산꼭대기에 올라 해결책을 찾을 때까지 침묵 속에서 그곳에 머물렀다. 이런 대단한 인내심을 통해 그들은 모든 일에 알맞은 때와 장소가 있음을 깨달았다. 그들은 늘 조용한 사람들로 언어를 지혜롭고 신중하게 사용했다. 말이 필요 없이 마음에서 마음으로 소통이 이루어졌다. 모두가 '같은 피'로 이어지고, 같은 원천에서 나온 형제요 자매였다.

운명이 바뀐다

그러나 오랜 세월 동안 세대가 이어지면서 통합의 원천에 닿는 깊은 내면적 연결이 점차 희미해지고 주신인 '아버지', 또 대지인 '어머니'와 하나가 되는 경험이 서서히 줄어들었다. 그러면서 생명체를 구성하는 5대 원소인 흙, 물, 불, 공기, 에테르(공간)를 지탱해온 영원한 자연의 법칙을 거스르는 일이 점점 잦아졌다. 그와 함께 그들의 자유로운 정신과 평온한 성격도 두려움과 분노, 탐욕과 폭식에 굴복해갔다.

욕심과 갈등은 불행과 고통을 가져왔다. 대지는 더 이상 그들에게 필요한 것을 제공하지 못했고, 그들은 생존을 위해 다른 수단을 찾아야 했다. 기후도 그들이 의식적으로 통제할 수 없게 되면서 가혹한 날씨와 재배 작물의 부족으로 사냥이 필요해졌다. 과거에는 '어머니' 대지가 모든 것을 풍성하게 베풀었지만 이제는 턱없이 부족했다.

자연의 법칙과 연결된 선이 끊어지면서 질병도 갈수록 흔해졌다. 그들의 질병 묘사는 간단하고 직설적이지만 매우 정확하며, 오늘날의 여러 만성 질환 증상과 일치한다. "숨이 차고 막히며, 고통이 심하고 불결한 짐승의 숨처럼 역한 냄새가 난다(천식과 기관지염). 피가 걸쭉해지고 하수처럼 고약한 냄새가 나며 잘 엉기고 죽음의 밤처럼 거메진다(혈액과 심장 질환). 뼈가 딱딱하고 울퉁불퉁해지며 안으로 녹아내리고, 단단한 바위에 떨어지는 돌처럼 잘게 부서진다(류머티즘성 관절염과 골다공증). 살이 부풀고 물기가 많아지며 썩고 혐오스러운 딱지와 종기가 생긴다(비만, 부종, 암, 여드름, 기타 피부병). 내장이 혐오스러운 더러움으로 가득 차고 부패한 것이 흘러나오며 수많은 벌레가 그 안에 산다(변비, 독성 노폐물 축적, 기생충 감염). 눈이 침침해지다가 갑자기 깜깜한 밤이 눈을 뒤덮는다(실명으로 이어지는 녹내장과 백내장). 무덤의 침묵처럼 귀가 막힌다(청각 상실)." 숨과 피, 뼈, 살, 내장, 눈, 귀 등 '어머니' 대지의 모든 선물이 서서히 사라져갔다.

시애틀 추장은 북아메리카 원주민의 현자로 널리 알려진 인물이다. 그의 어록에는 세월이 흘러도 변치 않는 메시지가 들어 있다. 어쩌면 그가 살아 있던 시대보다 지금에 더 적합한 메시지일지 모른다.

당신네 아이들에게 가르쳐라.
우리가 우리 아이들에게 가르친 것을.
대지는 우리 어머니라고 말이다.
땅에 닥치는 일은
그 땅의 아들딸들에게도 닥친다.
땅에 침을 뱉으면
곧 자신에게 침을 뱉는 것이다.

우리는 이것을 안다.
땅이 우리에게 속하는 게 아니라
우리가 땅에 속한다는 것을.
우리는 이것을 안다.
모든 것이 연결되어 있다는 것을.
가족을 하나로 만드는 피처럼 모든 것은 서로 연결되어 있다.

땅에 닥치는 일은

그 땅의 아들딸들에게도 닥친다.

우리가 생명의 거미줄을 짜는 것이 아니라

우리는 그 거미줄의 한 가닥에 불과하다.

우리가 그 거미줄에 행하는 일은

곧 우리 자신에게 행하는 일이다.

그들의 문명은 '아버지' 주신과 '어머니' 대지가 준 자연의 법칙과 '하나 됨'을 잃으면서 파멸로 치달았다. 그러다가 백인들만이 아니라 원주민 내부에서도 적이 생겨 그들은 결국 최종적인 사형 선고를 받고 말았다.

고대 문명의 메시지

지금 우리는 오래전에 사라진 지구상의 위대한 고대 문명들에 관해 잘 모른다. 그들의 화려했던 문명은 모두 사라졌고, 그들이 한때 존재했었다는 사실을 말해주는 몇 가지 산발적인 물적 증거 조각만 남아 있을 뿐이다. 기념비, 조각상 그리고 6,000년 전에 작성된 베다 문서 같은 고대 경전은 그들의 탁월한 지식과 정신적인 진보를 보여준다. 그러나 우리는 그들의 지혜로운 철학을 '기이한' 숭배나 종교 의식으로 치부하며 조롱한다. 그 진정한 의미를 이해하지 못하기 때문이다. 더욱이 시대가 변했다. 우리는 조상들의 과거가 아니라 현재를 살고 있다(그러나 사실 우리가 전생에서 그 조상들이었을지도 모른다). 오늘날 우리는 그때와는 다른 도전을 받고 있으며, 따라서 그때와는 다른 방법으로 맞서야 한다. 그러나 과거의 메시지 중 한 가지는 반드시 명심해야 한다. "자연의 법칙을 따르라. 그러지 않으면 너희들도 우리처럼 몰락하고 만다."

북아메리카 원주민을 비롯해 '몰락한' 여러 위대한 문명들은 자연의 법칙이 제시한 길을 벗어남으로써 혹독한 대가를 치렀다. 우리도 마찬가지다. 스트레스와 질병 또는 삶에서 진정한 풍요의 결여 등은 우리가 어떻게 살아야 하는지를 잊었거나 아예 제대로 배우지 못했다는 증거일지 모른다. 갈수록 부정적인 사건들이 우리의 삶을 지배하면서 더없는 행복, 아니 아주 소소한 행복마저 산발적인 몇몇 순간에 국한된 경험이 되고 말았다. 우리 삶과 우리 세계에서 무엇이 잘못되고 있는가? 우리가 올바로 하지 않는 것이 무엇인가? 우리는 내면 깊숙한 곳에서부터 그 답을 안다. 우리는 태어나기 전부터 건강하고 부유하고 지혜롭도록 이미 프로그램되어 있기 때문이다. 다만 우리가 이미 아는 것을 재확인해주고, 확실히 믿도록 해줄 누군가가 필요할 뿐이다.

영성의 치유력

신앙과 기도, 영성이 우리 몸의 건강을 증진한다는 주장은 늘 제기되었다. 그러나 얼마 전까지만 해도 그런 현상은 입증하기가 불가능해 보였다. 지난 100년 동안 의사나 과학자들이 의학에서 모든 신비주의 요소를 제거하려 했기 때문이다. 하지만 이제 몇몇 과학자들은 환자가 영성에 기댈 때 무엇이 어떤 식으로 환자에게 도움이 되는지 구체적으로 살펴보기 시작했다. 이미 200건 이상의 연구 결과가 신체적 건강의 증진을 신앙과 연관 지었다. 이에 따라 일반인과 의학계 모두에서 영성의 치유력에 관한 관심이 높아졌다.

예를 들면 1995년 미국 다트머스-히치콕 메디컬 센터가 심장 수술을 받은 환자 232명을 대상으로 실시한 연구에 따르면, 신앙에서 위안과 힘을 얻는다고 응답한 환자들의 생존율이 가장 높았다. 그렇지 않다고 말한 환자들의 경우 사망률이 그들의 3배에 이르렀다. 특히 교회에 다니면서 교인들의 관심과 격려를 받은 환자들은 신앙이 없거나 혼자 지낸 환자들에 비해 사망 확률이 14분의 1로 낮았다.

다른 장기적인 연구들도 종교 생활을 하는 사람은 그렇지 않은 사람에 비해 혈압이 낮고, 우울증과 불안증이 적으며, 자살률이 4분의 1로 낮고, 고관절 수술 후 회복이 빠르며, 전반적으로 더 건강하다는 결론을 제시했다. 흡연을 포함해 건강에 영향을 미치는 사회경제적 요인들을 고려한 결과였다. 한 연구에서는 자신의 삶에서 종교가 매우 중요하다고 응답한 흡연자들이 비정상적 혈압을 보일 가능성은 그렇지 않다고 응답한 흡연자들이 비정상적 혈압을 보일 가능성의 14%밖에 되지 않았다.

사람은 원래 영적인 존재인가?

한 여론 조사에 따르면, 미국인의 82%가 기도의 치유력을 믿고 있다. 과학자들은 이 같은 치유력을 위약(플라세보) 반응과 같다고 설명한다. 위약 반응이란 어떤 약이나 치료가 과학적 근거보다는 그냥 효과가 있다고 믿음으로써 몸에서 치유 반응이 일어나는 현상을 가리킨다. 무엇이든 해낼 수 있는, 심지어 암도 치료할 수 있는 누군가를 믿는다는 것은 내가 필요로 할 때 그 누군가가 나에게 도움을 줄 수 있다는 것을 아는 직관을 의미한다. 다르게 표현하면 '절대로 잘못되지 않는' 믿음이다. 기도하는 행위는 자신이 원하는 방향으로 주의를 집중시키고, 그 무한한 힘이나 사랑 또는 신의 에너지를 그쪽으로 옮겨놓는다는 의미다. 미국 캘리포니아주 팰로앨토 재향군인병원의 신경과학자 론 조지프에 따르면, 영적 경험을 할 수 있는 능력은 신경해부학적 기반에서 비롯된다. 연구에 따르면, 영적인 경험에서 중요한 역할을 하는 뇌 부위는 변연계(둘레계통)다. 그것은 감정과 성적 쾌감 또는 인상 깊은 기억을 관장한다. 그렇다면 우리는 원래 영적인 존재인가?

우리는 자신이 육신이나 물리적인 현실 이상의 존재라는 사실을 받아들일 때 우리 내면에 있는 무한한 의식의 세계로 들어갈 수 있다. 앞으로 머지않아 우리는 이런 심오한 변화를 이루게 될 것이다. 이미 이런 변화의 과정을 거치고 있는 사람도 많다. 무한한 것은 여러 부분으로 나눌 수도 없고, 공간이나 시간 속의 사건으로 나타나지도 않는다. 그것은 어디에나 존재한다. 그 말은 우리 안에도 있다는 뜻이다.

따라서 자기 자신을 올바로 알고 자연의 영을 인식하면 우리는 자동적으로 영적인 존재가 된다. 우리의 몸은 매 순간 육신을 제어하는 '최상의 예지(叡智)'와 연결되지 않고서는 기능할 수 없다. 어떤 사람은 이를 신이라 부른다. 그러면 그것은 종교적인 경험이 된다. 또 어떤 사람은 자신이 자연과 매우 깊이 연결되어 있다고 생각하며 자연을 본향으로 느낀다. 인정하고 싶지 않더라도 사실 우리는 모두 내면 깊숙한 곳에서부터 영적인 존재다. 우리 존재의 비물리적인 기원과 연결되지 않고서는 우리의 삶 자체가 불가능해진다. 이를 정신이라 부르든 영이라 부르든, 그것이 우리의 본질이다. 몸은 우리가 그것을 인식하도록 해주는 도구일 뿐이다.

우리는 살아 있는 한 스스로를 믿는다. 전적으로는 아니지만 어느 정도는 다 믿는다. 그러지 않으면 살아갈 수 없기 때문이다. 질병과 곤경은 우리 내부에 있는 '영', 다시 말해 '최고의 예지'와 제대로 연결되지 않았다거나 그것을 우리가 신뢰하지 않는다는 표시일 뿐이다. 우리는 우리의 '상위 자아'와 연결되지 않으면 참된 정체성을 두고 많은 혼란을 겪게 될뿐더러 몸의 DNA가 잘못된 프로그램을 짜서 신체적 결손이 생긴다. 그러면 사고나 병의 형태로 나타나는 삶의 위기가 시작된다.

몸이 마음과 연결되지 않는다면?

인류 발달 과정의 현 단계에서는 몸과 연결된 마음의 명령이나 지시가 내려지지 않는다면 우리 몸은 어떤 활동도 할 수 없고, 호르몬 물질도 생산할 수 없다는 사실을 받아들여야 한다. 그 지시가 뇌세포에서 내려지느냐 아니면 몸의 다른 세포에서 내려지느냐는 중요하지 않다. 몸의 모든 세포 각각의 핵 속에 들어 있는 유전자 정보의 총체는 우리의 내적 의식 깊은 곳인 '순수 지능'의 바다에 뿌리를 두고 있다. 이 지능은 몸의 완벽한 건강을 유지하며, 몸의 어떤 손상도 원상 복구할 수 있다.

하지만 우리가 두려움이나 의심 또는 불신에 휩싸이면 그 지시가 왜곡되어 지능이 치유를 수행할 수 없다. 그 결과, 몸에서 치유 반응이 나타나지 않는다. 질병이 회복되지 않고 만성으로 이어지면 우리 내면의 지능은 균형 잡히고 효율적인 방식으로 몸의 여러 부위를 통해 자신의 뜻을 전달하는 일을 계속해서 할 수 없다. 질병을 앓는 몸의 상태는 지휘관을 잃은 군대에 비유할 수 있다. 무엇을 어떻게 하라는 명령을 내릴 지휘관이 없으니 병사들은 갈팡질팡하게 된다.

몸과 마음의 관계를 살펴보면 "건강한 몸에 건강한 마음이 깃든다"는 속담에 절로 무릎을 칠 수밖에 없다. 건강한 몸을 갖기 위해서는 건강한 마음이 필수적이다. 건강한 마음은 내면의 지능, 다시 말해 상위 자아와 연결된다. 그리고 누구나 그런 상태에 도달할 수 있다. 몸에서 나타나는 한계는 결국 마음에 존재하는 한계가 표출된 것이다. 마음의 부수적 현상인 몸은 마음의 지시라면 무엇이든 그대로 수행한다. 따라서 그 지시의 질이 우리 삶의 질, 특히 우리 몸의 건강만이 아니라 우리가 누릴 수 있는 풍요와 영적인 지혜의 수준도 좌우한다. 그러므로 삶에서 무언가를 바꿔야 한다고 느낀다면 몸을 움직이는 마음에 전하는 우리의 메시지를 바꿔야 한다.

인격 전환이 일으키는 '기적'

인간은 모두 건강에 문제가 있든 정서적으로 어려움을 겪든 '마음-몸'의 관계를 공유한다. '다중 인격 장애(해리성 정체 장애)'라는 말을 들어봤을 것이다. 한 사람의 몸 안에 최대 열두 가지 다른 인격을 갖는 증상을 말한다. 과학자와 의사들은 아직도 이런 증상을 정확히 이해하지 못한다. 기억과 느낌, 말투까지 완전히 다른 세 가지 인격을 가진 한 여성은 월경도 한 달에 세 번 각각 달리 갖는다. 또 어떤 사람은 한 인격에서 다른 인격으로 변할 때 눈동자 색까지 달라진다고 한다.

수년 전 미국의 몇몇 의사들이 팀을 구성해 열두 가지 인격을 가진 것으로 알려진 한 소년의 증상을 연구했다. 한 가지 인격을 경험할 때 그 소년은 오렌지 주스를 마신 뒤 심한 알레르기 반응을 보였다. 이 상태에서는 그의 면역 체계가 오렌지 주스를 알레르겐(알레르기 유발 항원), 즉 '침입자'로 여긴다. 소년의 입속과 장관(腸管)에 있는 면역 세포는 오렌지 분자를 만나면 그것을 해로운 박테리아로 인식하고 이에 대응하기 위해 항체를 다량 생산하기 시작한다. 이런 비정상적인 반응은 입안을 부풀게 하고, 피부 발진을 일으키며, 눈이 욱신거리게 하고, 천식과 편두통, 설사를 유발한다. 하지만 다른 인격으로 바뀌면 소년의 면역 체계는 똑같은 오렌지 분자를 '우호적'으로 인식한다. 그리고 언제 그

랬느냐는 듯 모든 알레르기 증상이 즉시 사라진다.

그 소년의 인격 중 어떤 면이 알레르기 반응을 촉발하는지, 어떤 면이 그 반응을 그치게 하는지 알아내는 일은 아주 흥미로운 연구가 될 것이다. 그러나 알레르기의 원인을 모른다고 해도 우리는 소년의 성격을 구성하는 생각, 느낌, 감정, 기억, 호불호 등의 차이가 몸의 행동을 아주 급격히 변화시켜 적은 양의 무해한 오렌지 분자 섭취가 몸 전체의 파괴로 이어질 수 있다는 추정은 가능하다.

이런 다중 인격 장애를 가진 사람 중 다수는 인슐린 의존성 당뇨병을 앓고 있다. 그들의 췌장 세포(랑게르한스섬)가 중요한 호르몬인 인슐린을 충분히 생산할 수 없기 때문에 환자는 혈당의 균형을 유지하기 위해 인슐린 주사를 맞아야 한다. 주류 의학은 이런 형태의 당뇨병(제1형)에서는 췌장 세포 다수가 제 기능을 하지 못하거나 반쯤 괴사한 상태가 된 것으로 판단한다. 하지만 그들의 인격이 갑자기 바뀌면 당뇨병은 깨끗이 사라진다. 인슐린 수치가 정상으로 돌아오고, 췌장 세포도 되살아난다.

이렇게 주기적으로 일어나는 세포의 '부활'을 두고 '프로그램화된 기적'이라고 생각할 수도 있다. 그러나 사실은 그보다는 훨씬 덜 신비로운 현상일지 모른다. 한순간 살아 있는 조짐도 없이 깊은 잠에 빠져 있던 췌장 세포가 어느 순간 일종의 자명종에 의해 그냥 깨어나는 것이다. 전혀 다른 마음 상태나 느낌, 감정, 기억을 가진 다른 인격으로 갑작스럽게 전환되면 몸 전체의 기능이 재정의된다. 따라서 특정한 마음 상태가 활성화될 때 지능의 특정한 측면도 되살아나 깊은 잠에 빠졌던 췌장 세포를 깨운다.

다중 인격 장애 현상은 '몸을 움직이는 마음'의 아주 간단하면서도 매우 중요한 법칙을 명확히 보여준다. 우리는 친구에게 해야 할 사과를 계속 미루거나, 서로에게 불편한 문제에 관해 배우자에게 이야기하지 않는 식으로 매듭지어지지 않은 문제를 마냥 회피함으로써 마음속에 차단 벽을 세운다. 시간이 흐르면 그에 따른 증상이 우리 몸과 대인 관계, 심지어 우리 환경에도 나타나기 시작한다. 우리는 몸과 마음의 이런 긴밀한 연결을 무시하지 말고, 세계와 우리 자신을 위한 완벽한 삶을 구현하는 도구로 사용해야 한다. 마음을 잘 사용하면 못 할 일이 없다는 사실을 굳게 믿기만 하면 우리 삶은 기적으로 가득할 수 있다. 자신들은 모르겠지만 다중 인격 장애를 가진 사람들은 우리에게 마음이 실제로 몸과 물질을 지배한다는 중요한 사실을 일깨워준다.

제 2 장

자연과
호흡을 맞춰라

잃었던 다리의 기적 같은 원상회복

마음과 몸의 연결에 따라 정신적·심리적 원인으로 인해 일어나는 신체적 장애를 정신신체 질환이라고 한다. 다중 인격 장애를 비롯한 여러 정신신체 질환은 부정적인 의미에서든 건설적인 의미에서든 마음이 몸을 지배한다는 사실을 보여준다. 따라서 우리 스스로는 질병이나 신체 장애에 속수무책일 수밖에 없다는 믿음을 버려야 한다. 이와 관련해 앞서 살펴본 다중 인격 장애 환자들보다 더 인상적인 사례가 짐의 경우다. 미국에서 사는 짐은 사고로 한쪽 다리가 완전히 손상되었지만 순전히 믿음과 의식적인 노력으로 새로운 다리가 생겨나게 했다.

지붕 수리 작업을 하던 짐은 고압 전선을 잘못 건드려 감전되면서 심장이 멈추었다. 그의 한쪽 다리는 거의 다 '타버려' 몇 개의 뼈와 몇 가닥 신경만 남았다. 그는 심정지 상태로 지붕에서 아래로 떨어졌다. 그의 가슴이 땅에 닿는 순간, 또다시 심장에

'전기 충격'이 가해졌다. 천만다행으로 그 충격은 병원에서 행하는 심장 소생술과 비슷한 효과를 냈다. 얼마 후 의식을 되찾은 짐은 손상된 다리를 절단해야 한다는 의사들의 판단과 권고를 거부하고 그 상태에서 다리가 다시 정상으로 자라나게 하겠다고 결심했다.

그리고 1년 안에 짐은 과거와 똑같은 다리를 가질 수 있었다. 인류 역사에서 전례가 없는 일이었다. 생리학적으로 불가능한 일로 생각되었지만 굳은 믿음을 가진 그의 마음이 몸을 구성하는 필수 요소인 탄소, 질소, 수소, 산소 등의 원자에 지시를 내려 살과 피부의 새로운 세포를 조합하고 형성하게 했다. 그의 다리는 손상되었지만 마음의 지능은 건재했다. 더 높은 차원의 힘에 대한 믿음과, 다리를 다시 생겨나게 할 수 있는 몸의 준비 상태는 조금도 훼손되지 않았던 것이다.

짐의 DNA, 다시 말해 체내의 모든 과정을 관장하고 있는 유전자 지능이 몸의 면역 체계와 소화계, 신경계, 순환계, 체세포 등에 지시를 내려 이전과 똑같은 다리를 자라게 했다. 의사들이 불가능하다고 여겼던 일이 기적처럼 가능해진 것은 무엇보다 그가 다리를 영원히 잃었다고 믿기를 거부했기 때문이고, 그다음엔 몸의 세포가 '생각'하고 정보를 저장하는 법을 알고 있었기 때문이다.

실시간 교신

건강하게 살아 있는 세포는 주변 세포와 끊임없이 소통한다. 이는 유전자 연구 분야의 논문 수백 건이 입증한 사실이다. 소통 방법은 위성 신호의 송수신과 비슷하다. 다만 세포가 빛의 형태에 들어 있는 에너지를 사용한다는 점이 다를 뿐이다. 빛은 정보를 저장하고 전송할 수 있다. 이 초고속 통신망은 순환계, 내분비계, 신경계, 면역 체계를 포함하는 모든 생화학적·물리적 네트워크와는 별도로 작동한다.

따라서 몸 전체가 그야말로 빛의 몸이 된다. 몸은 빛으로 만들어졌으며 주변 환경으로 빛을 발산한다. 실제로 사람과 동물, 식물은 자신을 중심으로 그 주변에 빛의 에너지장을 갖는다. 이 아이디어는 수백 년에 걸쳐 종교 그림이나 경전에 기록되었고, 과거의 여러 신비주의에서 '오라(aura)'로 묘사되어왔다. 그러다가 1930년대 들어 러시아의 전기공 키를리안과 그의 아내가 생명체 주변으로 빛이 발산되는 에너지장을 촬영하는 사진 기법을 개발했다. 그러면서 모든 생명체를 둘러싼 오라의 개념이 '불확실한' 형이상학적 영역에서 '실재하는' 과학적 탐구의 세계로 이동하기 시작했다. 이후 누구나 사람의 오라를 다양한 색채로 촬영할 수 있는 카메라가 등장했다.

일반적 시각이나 초자연적 심령 시각이 보통 사람들보다 더 발달한 사람 중 일부는 생명체가 발산하는 이런 빛의 에너지장을 눈으로 볼 수 있다. 그러나 사실은 생명이 없다고 일컬어지는 물질을 포함해 살아 있지 않은 것이 없다. 심지어 분자나 원자 또 그 아원자 입자 주변에도 그와 비슷한 빛의 에너지장이 존재한다. 그것들이 돌로 보이든 금속으로 보이든 또는 인체로 보이든 간에 말이다.

원자는 양성자와 중성자로 이루어진 아주 작은 핵과 빈 공간으로 구성된다. 때로는 입자로, 때로는 파동으로 나타나는 압축된 에너지의 점으로 상상할 수 있다. 양성자와 중성자는 글루온과 쿼크로 알려진 더 작은 에너지 소립자나 파동으로 구성된다. 그것들은 소립자의 결합을 10^{-23}(10조분의 1의 100억분의 1)초에 한 번씩 바꾼다.

아원자 입자가 이처럼 상상할 수도 없는 속도로 끊임없이 변하기 때문에 체세포는 역동적으로 살아 움직인다. 세포핵에 담긴 유전자 정보(DNA)는 계속 달라지는 아원자 소립자의 결합 패턴이 동일한 방식으로 유지되도록 함으로써 몸 전체의 건강과 활력이 보장된다.

물리학자 막스 플랑크의 계산에 따르면, 10^{-35}cm(플랑크 길이라고 부른다)에서는 시간과 공간이 합쳐져 물질이 존재하지 않게 된다. 이것이 의식의 영역이다. 모든 물질과 에너지의 통일장으로 시공을 초월하며, 스스로 빛을 발산하는 모든 생명체의 핵이다.

원자와 분자, 세포, 장기, 몸, 지구, 은하계 그리고 우주 전체의 진정한 본향을 가리킨다. 우리의 의식이 두려움이나 분노, 우울함으로 오염되거나 가려질 때, 또는 몸이 오염된 공기나 해로운 식품, 또는 음료, 전자레인지, 바이러스, 미생물 등에 노출될 때 아원자 변화 패턴에 중대한 간섭이 발생한다. 그 결과가 질병으로 나타난다. 이런 과정을 역전시키고 물리적 차원에서 일어난 손상을 복구하는 첫 단계는 의식에서 시작되어야 한다. 일단 올바른 '의도(intent)'를 세우면 완전한 치유에 필요한 모든 요인이 하나씩 저절로 갖추어진다.

의도의 힘 사용하기

짐은 매일매일의 명상, 순수하고 건강한 식단, 균형 잡힌 생활 습관을 통해 물질과 에너지의 근원에 도달했다. 이를 통해 새로운 다리가 생기는 데 필요한 모든 원자를 자기 몸의 유전자 청사진(DNA)에 따라 재조합할 수 있었다. 사고가 발생하기 전에 그의 다리 공간을 채웠던 원자들이 강한 전류에 의해 흩어져 다른 곳으로 이동했지만 그의 의식체는 조금도 손상되지 않고 온전히 유지되어 있었다.

짐은 다리의 물리적인 상실에도 불구하고 의식의 측면에서 분노나 우울에 빠지지 않았기 때문에 다리를 과거 그대로 복원하 겠다는 강하고 열정적인 '의도'를 세울 수 있었다. 이에 맞춰 그 의 DNA도 실질적인 복구 작업을 수행할 수밖에 없었다.

짐이 '상위 자아'의 의식과 더 강하게 연결되면서 거의 대부분 손상된 다리를 절단하지 않기로 한 결정이 옳다고 굳게 믿었기 때문에 새로운 다리를 형성하는 데 필요한 원자의 적절한 수와 형태가 예전과 똑같은 공간을 다시 채우기 시작했다. 원자가 우 둔하고 비활성적이며 생명이 없다면 그처럼 복잡하고 정교한 작 업은 아예 불가능하다. 원자는 아무리 작아도 지능 있는 '존재'로 서 많은 양의 정보를 저장할 수 있다. 그 '기억'을 바탕으로 원자 들은 다른 원자들과 결합하여 자신의 존재에 더 큰 목적을 추가 할 수 있다. 원자들은 체세포와 마찬가지로 빛을 매체로 신호를 주고받아 서로 소통하며 분자를 구성한다. 구성된 분자는 각 원 자의 모든 개별적 목적을 고스란히 기억한다. 짐의 경우 분자들 은 새로운 다리를 만들겠다는 그의 '의도'를 명확히 알고 있었다.

빛의 존재

스스로 결정을 내리고 내부 손상을 복구하는 데 뛰어난 능력을 가진 '생각하는' 세포는 초당 1조 가지 이상의 화학 반응을 조정한다. 아울러 자신에게 필요한 모든 것을 공급하는 인근 세포와 조직, 기관에 영양소와 물, 산소가 필요하다는 신호를 지속적으로 보낸다. 영양소가 고갈되면 몸은 음식을 먹어야 할 시간이라는 사실을 숙주(宿主), 다시 말해 의식에 전한다. 우리는 공복감을 느낌으로써 이런 과정을 경험한다. 마찬가지로 몸은 물이 부족할 때 갈증이 난다는 신호를 보낸다. 또 산소가 부족해지면 신선한 공기를 찾도록 하고, 과열되면 열을 내리는 방법이 필요하다고 알려주며, 추워지면 따뜻한 곳을 찾도록 만든다. 피로가 쌓이면 수면을 취하도록 지시하고, 몸이 뻣뻣해지면 운동을 하게 만든다.

인터넷에 견줄 수 있는 이런 시스템은 매우 효율적이다. 생명체의 최소 단위(쿼크, 원자, 분자, 세포 등) 안에 '빛의 존재'가 있기 때문이다. 생명체의 더 큰 단위(기관, 몸, 지구, 성단, 우주) 안에 '빛의 존재'가 있듯이 말이다. 우주의 모든 것은 '현재에 존재'한다. 그리고 '현재에 존재'하는 모든 것은 빛으로 만들어진다. 거의 무한한 양의 정보를 저장하고, 언제 어디서나 교신할 수 있는 빛으로서 말이다. 우리 자신과 물리적 세계에 존재하는 모든 것의 이런 필수적인 측면을 인지하면 우리는 삶의 새로운 현실에 눈을 뜨게 된다. 그 새로운 현실에서 우리는 모든 한계로부터 자유로워질 수 있다.

보이지 않는 자연의 메신저

우리는 나무를 바라볼 때 물질적인 입자의 집합체만 보는 게 아니라 나무의 유기적이고 체계적인 성장을 관장하는 빛의 존재도 본다. 이 존재는 기존의 자연법칙이나 환경적인 조건과 조화를 이루며 살아간다. 나무는 자신에게 필요한 모든 것을 흙과 공기와 물에 알릴 수 있다. 또 자신의 성장 과정을 돕기 위해 곤충이나 새, 박테리아 같은 다른 생명체를 부르고 유인하며, 다른 나무에 정보를 전달하는 방법도 안다.

나무를 바라보는 행위는 쌍방향의 과정이다. 우리가 나무를 바라볼 때 나무는 우리의 생각, 느낌, 감정을 포함한 우리 존재 전체와 그에 맞춰 뇌가 생산하는 화학 물질까지 전부 다 말 그대로 '읽어낸다'. 우리 눈과 나무 사이에 빛의 입자 수조 개가 초당 수백만 번씩 오간다. 빛의 입자는 나무의 모든 고유한 정보를 입수한 뒤 우리 눈과 오라 등을 통해 우리 몸 안으로 전달한다.

나무에서 발산되는 다양한 색상의 빛은 우리 눈으로 들어와 '뇌의 뇌'라고 불리는 시상하부와 송과선(솔방울샘)을 통과한다. 그 부위들은 빛으로부터 화학적 코드를 받아 몸의 모든 세포에 나무의 특성을 전달한다. 우리 몸의 세포는 나무로부터 받은 인상을 나무에 다시 내보낸다. 그러면서 우리는 나무가 강하고 건강하다고 느끼거나, "아주 아름답고 지혜롭게 보이는 나무인

데!"라고 말할 수도 있다. 이 모든 일이 순식간에 일어난다.

나무, 동물, 곤충, 사람은 모두 거대한 유기체를 이루는 부분들이다. 그 유기체 안에서는 필요할 때 모든 정보가 공유되고 교환된다. 이런 정보의 네트워킹은 빛 에너지가 공통 인자로 작용하는 존재의 차원에서 일어난다. 시야를 가린다는 이유로 나무를 자르고 싶다는 생각을 하는 바로 그 순간, 나무는 우리의 '의도'를 알아챈다. 그런 식으로 우리는 우리의 존재, 우리의 생각과 행동의 핵심을 가까이 있거나 멀리 있는 환경에 전한다. 사실상 우리는 주변에 우리가 누구이고, 우리가 어떤 상태에 있으며, 우리가 무엇을 하는지 알려주는 메신저(정보 전달자)에 둘러싸여 있다. 눈에 보이지는 않지만 그 메신저의 수는 헤아릴 수 없을 정도다.

우리의 자아는 인간적인 측면과 함께 우주적인 측면도 갖고 있다. 삶의 진정한 목적을 발견하려면 자아의 이 두 가지 측면이 서로 연결되어야 한다. 그러나 이 일은 세계와 우리 자신에 대한 지적인 분석을 통해서가 아니라 깊은 내면의 인지와 느낌을 신뢰함으로써 이루어진다. 이 느낌을 신뢰하면 삶의 목적을 이해함으로써 얻을 수 있는 지적인 만족감이 자동으로 따라온다. 우선은 우리에 관한 모든 것을 아는 지각을 가진 우주가 존재할 가능성을 받아들이는 게 중요하다. 그것이 진실이라는 느낌이 강해질수록 지구와 다른 행성의 진동수를 올려주는 중요한 힘이 바로 우리 자신이라는 사실을 더 깊이 깨닫게 된다. 진동수가 충분히 높아지면 인류와 우주의 모든 다른 생명체를 위한 평화와 사랑과 깨달음의 새 시대를 열 수 있다.

태양을 존경하라

태양은 끊임없이 달라진다. 이러한 현상은 과학자들을 어리둥절하게 만든다. 태양이 변하는 것은 그 빛을 받는 우리 세계가 변하기 때문이다. 태양은 지구와 태양계에서 생기는 불균형을 교정하는 방법을 알고 있다. 태양이 없다면 지구는 얼음덩어리에 불과하다는 사실을 떠올릴 필요가 있다. 태양이 없으면 화석이 만들어지지 않아 연료가 없을 것이다. 식량도 산소도 물도 없을 것이다. 또 지구가 지축을 중심으로 자전할 수 없어 계절의 변화도 없을 것이다.

태양은 우주 공간에서 지구를 적절히 위치시키기 위해 중력을 사용한다. 태양의 활동은 지구 양극의 변화도 초래할 수 있다. 지금 그런 현상이 일어나고 있다. 태양은 우리 생명의 유일한 원천이다. 현상을 그렇게 유지하는 것이 태양과 나머지 우주 전체에 이롭다. 태양을 지구 생명체에 해로운 존재로 여기는 것은 햇빛이 가진 막강한 지능에 대한 무지를 드러내는 일이다. 태양은 우리 지구의 지속적인 발전을 보장해주는 과정들을 무한히 만들어내고 적절히 조정할 수 있다.

그런데도 태양을 피하라고 설파하는 사람들이 있다. 물론 우리의 안전에 대한 깊은 우려 때문이다. 거기에는 신망 높은 과학자 몇 명도 포함된다. 그들은 햇빛이 피부암을 일으키기 때문에 우리가 햇빛으로부터 보호받을 필요가 있다고 말한다. 존경할 만한 사람이 그렇게 말하면 우리는 쉽게 믿는다. 신문이나 잡지에서 그런 기사를 읽으면 믿을 만한 출처에서 나온 정보라며 신뢰한다. 만약 그런 내용을 적은 손 편지를 보여준다면 우리는 무시하거나 쓰레기통에 던져 넣을 것이다. 우리는 언론 등 외부에서 전해주는 정보에 완전히 장악되어 있기 때문에 무엇이 옳고 그른지 파악하는 문제에서 자신의 판단을 신뢰하지 않는다. 실제로 오늘날 우리가 아는 것의 95%는 무엇이 옳은지 아는 우리의 직관력이 아니라 외부에서 얻은 정보다. 지금 우리가 곤경에 처한 것은 자연과 태양, 지구와 우리 자신을 더는 신뢰하지도, 존경하지도 않았기 때문이다.

위험한 것은 두려움뿐

태양은 우리 각자에게 독특한 방식으로 반응한다. 예를 들어 태양을 두려워하면 집을 나와서 차고까지 걸어가는 동안에도 태양 광선을 지나치게 많이 흡수해 피부암에 걸릴 수 있다. 벌을 받는다는 뜻은 아니다. 오히려 이를 통해 우리의 생각과 행동이 어떤 효과를 내는지 교훈을 얻도록 하는 것이 목적이다. 우리 자신의 두려움에서 비롯되는 결과를 우리가 어떻게 스스로 유도하는지 알 수 있는 기회를 제공한다는 뜻이다.

여러 연구에 따르면, 선크림(자외선 차단제)이 대중화되면서 피부암 발병 건수가 오히려 증가했다. 태양이 우리 눈과 피부에 위험하다면 지구에 인류가 탄생했을 때부터 사람의 몸에 적절한 보호 장치가 갖춰지지 않았을까? 호주 원주민은 선크림을 사용하지 않지만, 피부암에 걸리지도 않는다. 호주는 유럽보다 태양 광선이 더 강해 상식적으로 피부에 더 위험하다고 생각되는데도 말이다. 실제로 고지대나 적도 부근에 사는 사람들의 피부암 발병률이 가장 낮다. 그와는 대조적으로 하루 종일 실내에서 일하거나, 자외선 차단 선글라스를 착용하거나, 선크림을 사용하는 사람들 사이에서 피부암 발병률이 가장 높다. 동물은 선글라스를 끼지 않아도 피부암에 걸리지 않는다. 식물도 마찬가지다.

우리는 태양과 아주 긴밀한 관계에 있다. 태양의 활동과 광선은 우리 각자의 의식에 따라 변한다. 빛은 지능의 표출이다. 지능은 자신이 무엇을 하는지 정확히 안다. 태양은 빛의 거대한 원천이다. 따라서 존재의 거대한 지능체다. 우리는 이런 사실을 과학자가 증명할 것이라고 기대할 수 없다. 과학자는 객관적인 사건만 관찰하고 입증하도록 훈련받기 때문이다. 우리 세계는 객관적이 아니라 전적으로 주관적이다. 물론 과학자도 서로 다른 눈을 통해 세계를 본다. 따라서 똑같은 주제를 두고 서로 다른 이론이 많이 나온다. 말은 의식적인 존재가 한다. 그래서 의식적인 존재가 전하는 지식에는 주관성이 투사된다. 지식은 의식의 상태에 따라 다르기 때문에 사람마다 세계를 서로 다른 방식으로 인식한다. 이처럼 우리 모두는 주관성의 세계에 살고 있다. 따라서 우리는 자신을 바꿈으로써 우리의 세계를 바꿀 수 있다. 이를 위해서는 두려움을 낳는 생각을 떨쳐야 한다. 세계나 우주 또는 신을 생각할 때 우리 자신은 아무것도 아니라는 잘못된 생각 말이다.

우리가 세계다

우리는 존재의 본질에서 세계와 우주 또는 신과 하나다. 우리와 그것들 사이의 분리는 수천 년에 걸쳐 집단적으로 갖게 된 허구적인 믿음에서만 존재한다. 실제는 존재하는 모든 것이 우리다. 마음은 어느 한곳에 국한되어 있지 않다. 나와 나의 몸 사이에 거리가 없는 것처럼 나와 우주 사이에도 거리가 없다.

수십억 광년 떨어져 있는 태양으로부터 나에게 내리쬐는 빛의 입자(광자)는 순식간에 내 몸으로 들어온다. 이런 일이 가능한 것은 나의 몸과 태양이 똑같은 거대한 존재의 장(field)을 구성하는 일부이기 때문이다. "원자는 없고 장(場)만 있다"는 아인슈타인의 말 그대로다.

장 외부에는 아무것도 존재하지 않는다. 모든 것이 '장'이다. 우리도 똑같은 요소로 만들어졌다. 우리가 물질이라고 부르는 것이 실제로는 '비물질'이다. 우리의 물리적 감각이 아무리 부인한다 해도 그게 사실이다. 태양이 나의 몸이고, 별들도 나의 몸이다. 나는 그것들 없이는 살 수 없다. 그것들은 내 심장과 폐처럼 나의 몸이 기능하는 데 필수적이다. 누군가 우리 행성계에서 달이나 화성, 토성 또는 금성을 없애버린다면 우리 몸은 곧바로 붕괴되어 사멸할 것이다. 우리는 우리 몸이 주변 환경과 전혀 다르다고 생각하지만 그건 단지 감각적 착각의 베일이 모든 물리적 표출의 이면에 존재하는 의식을 덮어 감추기 때문이다.

세계에서 가장 잘 알려진 물리학자 중 한 명이었던 스티븐 호킹은 이렇게 말한 적이 있다. "우주는 시간의 시작과 끝이 없이, 또 공간의 끝자락도 없이 존재한다." 만약 우리가 거대한 거품의 한가운데 있다면 우리는 그 시작도 끝도 인식할 수 없다. 거품은 시작점도 종점도 없기 때문이다. 거기서는 2차원 세계를 낳는 일직선적 시간이 존재하지 않는다.

실제로 우리가 경험하는 시간과 공간, 삶과 죽음, 물질 등은 전부 환영이다. 우리는 카르마를 해소함으로써 우주적인 존재, 즉 영(靈)의 진동수를 올리기 위해 그런 환영을 만들어냈다. 우리는 한계가 없는 데서 한계를 본다. 영은 우주의 비물질적 측면으로 모든 공간과 시간, 다시 말해 과거와 현재와 미래에 다 들어 있다. 우리도 모든 공간과 시간 안에 존재한다. 우리는 영원한 존재, 다시 말해 영과 하나다. 그러므로 '우리가 영(靈)이다'. 이것이 삶의 궁극적인 과학이다. 하지만 객관적이 아니라 순전히 주관적인 과학이다.

과학자도 기본적으로 순전히 주관적인 존재다. 과학자가 영이 아닌 아원자 입자의 행동을 연구한다고 해도 사실 그는 같은 장(場)의 다른 관점을 연구할 뿐이다. 과학자는 객관성을 확보할 의도로 자신을 연구 대상과 분리한다. 그는 그 두 가지가 양립 불가능하다고 생각한다. 하지만 그런 접근법은 불완전한 지식으로 이어진다. 우리를 더욱 무지하게 만들고, 궁극적으로 해로운 결과를 가져올 수 있다. 햇빛이 우리 건강에 해로울 수 있다거나, 오존 구멍이 지구의 파괴를 촉진한다는 경고가 그 예다. 순전히 객관적인 과학은 지식보다 더 빨리 무지를 퍼뜨릴 뿐 아니라 삶에서 모든 재미를 앗아가기도 한다.

사람은 주관적인 존재로 만들어졌다. 컴퓨터화된 기계나 로봇과는 다른 방식으로 작동하는 영혼과 감정을 갖고 있다. 병에 걸리는 사람의 80%는 스트레스가 많은 상황에서 병을 얻으며, 70%는 그 때문에 목숨을 잃는다. 이렇게 말하면 객관적인 사실로 들리겠지만 스트레스 반응은 순전히 주관적인 경험이다. 어떤 사람은 스트레스가 많은 상황에 놓이면 심장마비를 일으킨다. "난 감당할 수 없어!" 하고 부르짖는 경험이다. 이와 달리 어떤 사람은 똑같은 문제에 부닥쳤을 때 오히려 이를 긍정적으로 받아들이고 의욕을 불태우며 잘 헤쳐나간다. 마찬가지로 똑같은 암에 걸렸고, 같은 나이에 위험 요인도 같은 사람 열 명 중 다섯 명은 사망하지만, 세 명은 증세가 호전되고, 나머지 두 명은 종양이 자발적으로 소멸된다. 이처럼 똑같은 치명적인 암이 그들 모두의 목숨을 앗아가지 않는 이유가 무엇일까? 그 질문에는 객관적인 답이 없다.

객관적인 과학은 불완전하다. 그것은 사람들이 서로 간에, 또는 자연과, 또는 태양과 상호 작용할 때 겪는 주관적인 경험을 설명할 수 없기 때문이다. 예를 들어 과학자들은 태양 흑점 주기가 지구의 기후 변화에 영향을 미친다는 사실을 안다. 그러나 이런 사실은 진리의 아주 작은 일부일 뿐이다. 태양의 진정한 존재 이유를 알기 위해서는 자기 자신을 알고, 삶과 태양과 우주를 사랑하고 존중해야 한다.

지식은 어떤 종류든 간에 우리가 자신을 올바로 알 때만 옳고, 근본적으로 유익하다. 따라서 객관적인 과학을 주관적인 근원,

다시 말해 영적 과학과 융합할 수 있다면 그것은 인간의 과학에 머물지 않고 진정한 우주적 과학이 될 것이다. 그리고 이전에는 불가능하다고 믿었던 공상적인 일이 실제로 가능해질 수 있다. 지속적인 우주여행, 핵폐기물의 중화, 중력 제어 등이 그 예다. 물리적인 물질(인체생물학 포함)과 물질 속의 영을 융합하고 그 둘 사이의 관계를 적절히 조절하면 이 세계는 천국이 될 것이다. 실질적인 힘과 이해는 육신이나 정신이 아니라 영 안에 있다.

북아메리카 원주민은 그들 내면에 존재하는 '주신(主神)'을 인식했다. 이를 통해 해와 달과 별, 지구와 모든 자연의 영에 담긴 힘과 지혜에 직접 다가갈 수 있었다. 그들은 태양을 신으로 숭배했다(여러 고대 문화에서 그 흔적을 발견할 수 있다). 또한 그들은 태양과 자신의 개인적인 관계를 소중히 여겼다. 오늘날 우리의 순전히 '객관적인' 세계에서는 그런 관행이 터무니없다고 느껴지지만 말이다.

태양은 우리를 지탱해주는 든든한 시스템이다. 우리는 언제 어떤 상황에서든 태양에 의존할 수 있다. 그럼에도 우리는 태양을 향해 우리가 진정으로 삶을 소중히 여긴다는 사실을 입증할 필요가 있다. 우리는 우리의 몫을 해야 한다. 그것은 순수하고 깔끔한 의식을 갖고, 우리 스스로 몸과 환경에 저질러놓은 온갖 지저분함을 깨끗이 청소하는 것을 의미한다. 현재 태양 에너지가 급증하고 있기 때문에 부정적인 생각도 크게 활성화되고 증폭되는 중이다. 그런 생각이 실제로 독으로 바뀌어 우리 몸에 크나큰 혼란을 일으킬 수 있다.

그런 이유로 요즘 들어 50~60년 전에 비해 스트레스와 관련된 질병이 크게 늘었다. 하지만 다른 한편으로 보면 생명을 지탱하고 행복을 증진하려는 행동도 큰 기세를 얻고 있다. 아무리 질병이 난무하는 시기에도 삶의 새로운 방식을 만들어내는 통찰과 에너지를 우리 것으로 만들면 건설적인 생각과 건강한 몸을 가질 수 있다는 뜻이다.

따라서 이전보다 더 많이 필요한 것은 열린 마음과 정직성 그리고 태양과 달, 별, 지구, 동료인 인류와 확고한 신뢰 관계를 맺는 것이다. 그 일은 결코 생각만큼 어렵지 않다. 내가 이 길을 가겠노라 결심만 하면 곧장 올바른 방향으로 나아갈 수 있다. 우리를 주변 환경이나 동료 인류와 이어주는 소통의 고리는 이미 갖추어져 있다. 이제 우리의 주관적인 본성의 본질인 무한한 사랑을 인식하기만 하면 세계 전체가 그것을 느끼고 알아차릴 것이다.

신비한 '냄새 네트워크'

'외부' 세계와 교류하는 방법은 셀 수 없이 많다. 그 각각은 서로 다른 자연의 요소를 활용한다. 예를 들어 나무는 '페로몬'이라 불리는 호르몬 비슷한 화합물을 공기 중에 방출하여 다른 나무에 메시지를 전한다. 숲의 한쪽 끝에서 산불이 나면 몇 초 안에 숲 전체가 임박한 위험을 감지한다. 연구에 따르면, 나무는 환경적 위협에 대응하기 위한 특수 화학 반응을 촉발하는 내재된 생화학적 경보 시스템을 갖추고 있다.

동물과 사람도 그와 비슷한 페로몬을 사용해 생화학적으로 서로 소통한다. 우리는 접촉하는 모든 것과 모든 사람에게 고유한 생화학적 '지문'을 남긴다. 이것이 화학적 냄새로 구성되는 아주 복잡한 네트워크를 만들어낸다. 최근의 한 연구에 따르면 우리는 펜, 열쇠, 커피 잔 등 수많은 물건과 장소에 고유한 유전자 표지를 남긴다. 이런 보이지 않는 '지문'으로 그것을 만진 사람을 찾을 수 있다.

물고기는 수년 동안 7대양을 누빈 뒤 산란장으로 돌아갈 수 있다. 고양이는 수백 킬로미터 떨어진 곳에 옮겨놓아도 자기 집을 찾아간다. 어미와 분리된 송아지는 수많은 소들 중에 섞여 있는 어미를 정확히 찾아낼 수 있다. 이 모두가 페로몬 덕분이다.

출산 직후 아기와 떨어진 어머니는 30년이 지나 아기가 성인이 되었을 때 처음 만나도 자기 자식이라는 사실을 안다. 이는 어머니가 출산 직후의 아기 모습을 희미하게 기억해서가 아니다. 아기의 페로몬이 어머니 뇌의 후각 신경 센터에 영구히 각인되어 30년 뒤에도 그 자식이 발산하는 페로몬을 인식할 수 있는 것이다. 그 어머니는 후각을 통해 열 명 중에서 자기 자식을 한눈에 알아볼 수 있다. 이 현상이 이전에는 흔히 '모성 본능'으로 묘사되었다.

위험을 느낀다는 뜻으로 영어권에서는 "난 위험을 냄새 맡을 수 있다(I can smell danger)"는 표현을 사용한다. 별생각 없이 말하지만, 따지고 보면 매우 정확한 표현이다. 우리는 모두 두려움, 분노, 슬픔, 즐거움의 페로몬을 냄새 맡고 있다. 우리는 페로몬을 많이 생산할수록 그것을 더 많이 퍼뜨리고 다시 흡입한다.

페로몬은 우리 주변의 모든 것과 모든 사람에게 붙어 있다. 화를 내면 주변에서 그런 분노의 호르몬을 더 많이 흡수해 화가 증폭된다. 또 반대로 행복 페로몬을 퍼뜨려 다른 사람도 행복하게 만들 수 있다. 더구나 그들의 행복 페로몬 분자를 흡수하면서 자신의 행복도 더 커진다. 다른 한편으로 슬픈 사람은 슬픔 페로몬을 퍼뜨려 주변 사람들을 우울하게 만든다. 이런 일이 가능한 것은 페로몬 분자가 부정적이든 긍정적이든 모든 정보를 저장하기 때문이다.

또한 우리는 의자, 자동차, 집 같은 물체에도 느낌과 감정을 각인시킬 수 있다. 예를 들어 평범해 보이는 어떤 집에 들어갔을 때 유난히 편안한 느낌을 받았는데, 이는 그 집의 식구가 행복한 사람들이어서 집 안 구석구석에 좋은 느낌의 화학적 '예치물'을 남겼기 때문이다. 이와는 달리 호화로운 장식으로 잘 꾸민 집에 들어갔지만 왠지 머물고 싶지 않은 느낌을 받을 수 있다. 그것은 그 집의 식구가 잘 다투고 불행하며 서로 간의 긴장이 높아 그들이 만들어낸 정신적 오염 물질을 공기 중에 흡입하면서 긴장의 냄새를 맡기 때문이다. 긍정적이든 부정적이든 누군가의 집을 방문할 때 우리의 생화학 작용이 달라지면서 기분에 영향을 미칠 수 있다.

우리는 가끔 깊은 인상이나 감동을 일으키는 사람을 만난다. 그의 입에서 나오는 다정하고 정직한 말, 또 그의 눈길에 담긴 진심 어린 친절함이 '우호적인' 페로몬으로 바뀌어 우리 피부에 달라붙거나 폐를 통해 혈액 속으로 들어간다. 이런 기분 좋은 자극은 뇌에서 '행복 호르몬'의 분비를 촉발해 우리 마음이 위안과 따뜻함, 사랑 또는 기쁨을 느낀다.

심지어 돈도 페로몬의 영향을 받는다. 동전이나 지폐는 수많은 사람의 호주머니와 손을 거치면서 한쪽은 선한 의도를 띠고, 또 다른 쪽은 나쁜 의도의 화학 물질을 지니게 된다. 우리는 돈을 만질 때 가끔은 '더럽다'고 느껴 신속히 써버리거나 다른 사람에게 넘기고 싶어 한다. 이와는 반대로 돈을 만지면서 기분이 좋아지고 한동안 보관하고 싶다고 느낄 때도 있다. 이렇듯 돈도 긍정적이거나 부정적인 느낌과 감정을 갖고 있다.

우리는 돈을 만지면서 그 돈의 이전 소유자들이 묻힌 페로몬

중 일부를 흡수하거나 심지어 그들의 생각이나 느낌과 연결되기도 한다. 돈은 정직한 방법으로 손에 넣지 않으면 행복을 가져다주지 않는다는 옛말이 있다. 정직함의 중요성을 강조하려고 지어낸 게 아니라 우리의 생각과 느낌, 의도가 우리의 삶을 결정한다는 사실을 보여주는 심오한 통찰에서 나온 격언이다. 우리는 이제 겨우 깨달아가고 있지만 식물은 그런 사실을 처음부터 알고 있었다.

식물의 지혜

거짓말 탐지기로 알려진 폴리그래프를 연구하던 과학자 클리브 백스터(Cleve Backster)는 1960년대에 우연히 식물의 '의식'을 처음 발견했다. 폴리그래프는 전도체의 전기적 변화를 측정하는 검류계의 일종이다. 이 기기를 사람의 피부에 부착하면 그의 감정에 관한 정보를 얻을 수 있다. 그가 불안이나 긴장, 스트레스를 느끼면 피부의 전기 저항이 떨어진다. 반면 명상을 하거나 부드러운 음악 또는 파도 소리를 들으며 편안한 상태에 있으면 피부의 전기 저항이 3배로 높아진다. 이런 급격한 상승은 스트레스와 불안, 정서적 불균형이 크게 감소했다는 표시다.

범죄 수사에서 용의자를 신문할 때 그가 거짓말을 한다면 그의 두려움 수준이 높아질 수밖에 없다. 그때 검류계로 이런 반응을 측정해 추가 수사를 위한 증거 자료로 사용할 수 있다. 그러나 백스터의 우연한 실험에서 '신문을 당하는' 대상은 사무실 책상에 놓여 있던 화분 속의 화초였다. 그는 장난삼아 검류계를 화초에 연결한 뒤 들고 있던 커피 잔(별로 뜨겁지 않았다)에 화초 잎의 일부를 담갔다. 기기에 별 반응이 나타나지 않자 그는 잎의 일부를 태워봐야겠다고 생각했다. 그런 생각을 하자마자 검류계에 격렬한 반응이 나타났다.

이후 식물이 사람의 생각과 느낌을 알고 이에 반응하는지 알아보는 실험이 이루어졌다. 한 실험에서 연구자는 두 개의 화초 중 하나를 화분에서 뽑아내 죽였다. 그런 다음 살아남은 화초가 연구자를 포함한 여섯 명 중에서 화초를 죽인 범인을 확인할 수 있는지 알아보기 위해 살아남은 화초에 검류계를 부착했다. 화초는 범인을 정확히 맞혔다. 따라서 식물도 다른 생명체가 사람에 의해 위협받거나 파괴될 때 그런 사실을 알고 누가 그랬는지 확인할 수 있는 능력을 지녔을 가능성이 크다. 또 다른 흥미로운 실험에서 연구자는 요구르트를 담은 컵에 잼을 넣었다. 잼 속의 보존제가 요구르트 박테리아의 일부를 죽였다. 그러자 그 부근에 있던 화초에 부착된 검류계에 박테리아들의 죽음이 정확히 기록되었다. 이처럼 식물은 우리보다 더 높은 차원에서 옳고 그름을 파악하는 듯하다. 심지어 살인 사건에서 믿을 만한 '증인'으로도 유용할 수 있다니 얼마나 놀라운 일인가!

  또한 식물은 음악에도 반응하는 것으로 알려졌다. 한 실험에서 시끄러운 하드록 음악을 들려주자 식물은 겁에 질려 전율하는 반응을 보였고, 심지어 일부는 죽었다. 그러나 부드러운 클래식 음악을 들려주자 식물은 음악에 맞춰 부드럽게 몸을 흔들었다. 가장 극적인 효과는 담쟁이 앞에서 인도의 전통 현악기 시타르를 연주했을 때 나타났다. 연주를 시작한 지 얼마 지나자 담쟁이가 그 악기를 휘감았다. 연주에 매료된 게 분명했다.

식물도 감정이 있을까?

오래전에 화분에 심은 튤립 몇 포기를 내 방에 걸어둔 성인(聖人)의 초상화 앞에 둔 적이 있다. 튤립의 꽃은 해바라기처럼 햇빛을 향한다. 햇빛이 그 꽃을 유지해주기 때문이다. 그러나 하루도 지나지 않아 튤립의 모든 꽃이 햇빛 드는 창을 외면하고 초상화 속 성인의 발 쪽으로 고개를 숙였다. 거기서 큰 즐거움을 얻는 것처럼 말이다. 심지어 그중 일부는 초상화에 닿아 시들 때까지 그대로 머물렀다. 꽃은 감정이 없다고? 천만의 말씀이다. 또 나는 튤립과 장미 등으로 이 실험을 반복하면서 종종 꽃이 평상시보다 2~3배 오래 생생함을 유지하는 것을 확인했다. 꽃들이 더 오래 살고 싶은 이유가 있었음에 틀림없지 않은가?

미량 영양소를 연구하는 학자들은 채소를 정성스럽게 돌본 뒤 채소의 변화된 영양 함량과 효능을 연구한다. 여러 연구에서 정성스러운 돌봄을 받은 채소에 단백질, 탄수화물, 비타민, 미네랄, 미량 원소 등 영양소의 함량이 훨씬 높은 것으로 나타났다. 철저하게 진행된 이중맹검 실험에 따르면, 원예사의 정성을 가장 많이 받은 채소의 영양소 함량이 가장 높았다. 채소를 돌보는 사람이 더 강하게 자라달라고 마음속으로 부탁하며 더 오랜 시간 관심을 기울이자 영양소 함량이 눈에 띄게 높아졌을 뿐 아니라 더 빨리 더 크게 자랐다. 실험에 참여한 사람들이 그 채소를 섭취하자 신체상의 효율성이 매우 향상되었다. 더 많은 영양소를 섭취한 것만으로는 설명될 수 없는 놀라운 현상이었다.

동양 의학에서는 이런 활력의 증가를 생명 활력을 일컫는 기(氣)의 효과로 설명한다. 유기농법으로 정성 들여 키운 당근의 에너지장(오라)은 빛을 25cm 정도까지 발산할 수 있다. 그러나 화학 비료로 재배한 당근의 오라는 미치는 범위가 1cm에 불과하다. 활력 에너지가 풍부한 식품은 소화계를 활성화시키는 반면, 활력 에너지 대부분이 고갈된 식품은 소화계에 많은 부담을 준다. 정확히 무엇이 식물의 활력과 효능을 높이는지 이해하는 것도 필요하지만 정성 들여 재배한 식물이 약으로서 치유 효과가 크다는 사실을 올바로 아는 것이 유용하다. 고대의 의사들이 음식이 최고의 약이라고 선언한 것도 그 때문일 것이다. 정교한 혈액 검사를 포함한 현대의 첨단 연구도 장기의 기능과 섭취한 음식의 질 사이에 아주 긴밀한 연관성이 있음을 시사한다.

우리와 자연의 연결이 끊어지고 있다

우리와 식물 세계의 관계가 갈수록 멀어지고 있다. 많은 경우, 아예 관계가 단절되었다 해도 과언이 아니다. 도시에 인구가 집중되면서 많은 사람이 식물이 자라고 과일이 익는 것을 보지 못한 채 생활한다. 지금 우리는 식물들이 얻을 수 있는 활력(물론 우리를 위한 것이다)에 큰 영향을 미치지 못한다. 식물은 사람의 손길과 관심 대신 아무 감정도 없는 차갑고 단단한 기계의 거친 다룸을 받는다. 식물 대부분은 화학 물질과 살충제를 잔뜩 먹는다. 그런 식물은 보기에 좋을지 몰라도 속으로는 메마름을 느낀다. 그에 따라 향기와 약으로서의 효능과 영양가를 잃은 채, 부당하게 취급당하고 학대받는다고 느낀다. 식물은 사람과 동물과 곤충에 자신의 활력을 제공해야 하는데 우리가 토양을 착취함으로써 식물이 그런 존재 이유를 잃게 만든다.

더욱이 우리는 정치적·경제적 이유로 농산물을 과잉 생산하고는 그 절반을 내다 버린다. 자연의 남용은 우리와 천연자원의 관계를 단절시킨다. 가공하고, 살균하며, 인공 감미료나 방부제, 안정제 등을 첨가함으로써 활력이 넘쳐야 할 식품이 생명 유지에 필수적인 효소와 유익균과 영양가를 잃고 정크 푸드로 전락했다. 식품 가공 업체들은 최대한의 이익을 추구하면서 우리 몸과 자연의 '계약'을 사실상 무효화했다.

식물은 우리에게 도움을 주려고 애쓴다

자연은 박테리아와 동물, 사람을 포함해 모든 자연 소비자에게 완벽한 건강을 선사하는 데 최상의 목적을 둔다. 그러나 이 관계를 효과적으로 유지하려면 상호 호혜적이 되어야 한다. 식물이 자연 소비자의 건강과 활력을 유지하고 회복시키는 데 필요한 수준으로 완벽하게 성장하려면 온전하고 조화로운 환경이 만들어내는 고주파 진동이 필요하다.

모든 고대 문명은 식물이 살아가는 비밀을 잘 알았다. 그들 문명에서는 거의 모두가 꽃이나 식물과 소통하는 법을 알았다. 요즘 사람들이 반려동물과 소통하는 것보다 더 잘 통했다. 발라지 마하리시(Balraj Maharshi) 박사가 그런 능력을 잘 보여준다. 인도의 약초 전문가이자 아유르베다 의사인 그는 6,000개가 넘는 식물과 약초와 과일의 약리적 가치를 머릿속에 꿰고 있다. 그 약초들의 치료 효과는 수백 건의 실험을 통해 검증되었다. 그러나 여기서 놀라운 점은 그가 책을 통해 약초의 효과와 특성을 배우지 않았다는 사실이다. 그는 식물에서 모든 지식을 얻었다.

그는 약초를 찾아 히말라야 숲을 걸으면서 식물의 '속삭임'에 귀를 기울였다. 식물들은 그 속삭임을 통해 어떤 병에 얼마의 양으로 사용하면 효과가 있는지 알려주었다. 어떤 식물은 인류가 처한 곤경을 이해하고 질병과 고통을 줄이는 데 도움을 주려고 했다. 또 어떤 식물은 수확의 적기가 언제인지 알려주기도 했고, 또 어떤 식물은 효과적인 약으로 사용하기엔 아직 부족하다는 정보를 그에게 전해주었다. 약초는 사람의 긍정적인 관심을 통해 자성(磁性)을 띠게 되면 치유 성분을 더 효과적으로 제공한다. 부정적인 태도는 식물의 치유 에너지를 약화시키는 반면, 긍정적인 태도는 그 에너지를 강화한다. 그런 잠재의식적 '프로그래밍'이 긍정적인 경우엔 큰 상처를 입어 의식이 없는 몸도 약초의 효과를 볼 수 있다.

이처럼 자연은 우리의 문제 해결에 도움을 주지만 우리는 그 중요한 생명 유지 시스템과 결별하는 길을 택했다. 그러면서 자연이 식량과 공기, 물, 빛 등의 형태로 제공하는 활력 에너지가 이제 더는 우리의 건강을 지켜주는 데 충분치 않게 되었다. 식물은 인류가 자연과 통합된 인식을 얻도록 도와주려고 한다. 따라서 지금은 우리가 자연의 그러한 의도를 깨닫고 두 손 들어 환영해야 할 때다.

　연구에 따르면, 식물은 멀리 떨어진 곳에서 일어나는 생태계 재난도 아주 쉽게 알아차린다. 나무는 바로 옆에서 벌목되는 나무의 '고통'을 느낀다. 앞서 설명했지만 식물은 박테리아 같은 미생물이 아무 이유 없이 파괴될 때 생기는 부정적 진동을 느낄 수 있다. 식물은 영적이지는 않다고 해도 지극히 민감하다. 의미 있는 죽음과 쓸모없는 죽음을 사람들보다 더 현명하게 구별한다. 식물이나 과일, 채소가 사람이나 동물의 영양 보충을 위해 수확될 때는 '행복한' 반응을 보이지만, 유전자 조작 같은 방법으로 학대받거나 낭비될 때는 '심란해한다는' 사실을 우리 모두 알아야 한다.

　식물은 자기 존재의 목적을 잘 안다. 식물은 자연의 법칙을 위배하는 선택을 할 수 없기 때문에 우리가 우리의 기원을 아는 것보다 자신의 기원을 더 잘 안다. 목적이 있는 곳에는 지능도 있다. 식물은 큰 목적을 갖고 있는 매우 지능적인 존재다. 지능은 인간의 전유물이 아니다. 식물이 없으면 우리는 지구에서 생존할 수 없다. 식물은 우리 생명에 필수적인 산소를 생산할 뿐 아니라 먹이사슬의 맨 아래쪽에 위치한다.

　물론 식물에게서 '좋은' 의도와 '나쁜' 의도를 확실히 구별하는 능력을 기대할 수는 없지만 폴리그래프 실험을 해보면 식물도 어느 정도 느낌에 반응한다는 사실을 알 수 있다. 나무와 식물 또는 동물의 민감성을 보면 핵 실험으로 지하에서 폭탄이 폭발할 때 살아 있는 지구 전체가 어떻게 느끼는지 어느 정도 감을 잡을 수 있다. 육류 생산에 필요한 목장 건설을 위해 수천 년 된 숲을 불태울 때, 소와 닭이 사람의 식욕을 만족시키기 위해 평생 햇빛을 전혀 받지 못한 채 우리에 갇혀 사육될 때, 토양과 공기, 물이 치명적인 화학 물질에 오염될 때도 그렇다.

모든 생명체는 목적을 갖고 있다

양자물리학에 따르면, 우주 전체에서는 그 어느 것도 독립적으로 존재하지 않으며 모든 것이 서로 영향을 미친다. 모든 입자는 반입자를 갖고 있다. 아원자 입자가 한 방향으로 회전하면 그 반입자는 우주의 다른 쪽 끝에 있다 해도 그와 반대 방향으로 회전한다. 그것들은 순식간에 서로 위치를 바꿀 수도 있다. 물리적 우주에 존재하는 모든 것은 살아 있다. 원자와 아원자 입자가 살아 있기 때문이다.

앞에서 언급한 플랑크 길이(10^{-35}cm)에서는 물질이 존재하지 않는다. 그곳에서는 입자가 자신을 장(場)으로 인식한다. 에너지, 지능, 생명력이 무한으로 펼쳐진 바다인 셈이다. 우주적 근원과 이처럼 긴밀하게 연결되면 모래 한 알도 특정 목적을 가진 살아 있는 존재가 된다. 그 목적은 강이나 숲보다 결코 덜 중요하지 않다. 모래알이 많이 모이면 해변이 된다. 해변은 해안을 이루고, 해안은 바다를 담는다. 바다는 지구의 생태학적 균형을 유지하는 데 필수적이다. 따라서 모래알은 지구의 존속에 매우 중요한 역할을 한다.

지구의 모든 것은 사슬의 연결 고리처럼 저마다 중요한 목적을 갖고 있다. 그 때문에 모기나 박쥐 혹은 조약돌의 목적을 알지 못하면 우리는 온전한 전체를 경험할 수 없다. 우리가 사는 지구라는 행성도 의식이 있고 지능을 가진 유기체다. 수조 개의 세포로 이루어진 우리 몸과 다르지 않다. 우주든 사람이든 식물이든 동물이든 모두는 똑같은 원자를 공유한다. 예를 들어 어제는 그것이 또 다른 행성인 화성을 형성하는 데 일조했고, 오늘은 우리가 먹는 음식을 구성하며, 내일은 우리 혈관 속을 흐르는 피로 변할 수 있다.

하늘에서 빛나는 별 하나하나는 기본적으로 더 높은 차원의 존재다. 우리의 눈은 2차원이나 3차원의 이미지만 인식할 수 있기 때문에 육안으로는 그 존재를 볼 수 없다. 각 행성이나 은하계의 더 높은 차원적 측면은 자신의 개별적인 목적과 집단적인 목적을 알고 있다. 그들은 기계처럼 작동하지 않고 우주의 모든 생명체에 복종하는 하인처럼 행동한다. 그들은 자신이 무한한 지능과 사랑을 가진 신적 존재의 표출이라는 사실을 안다.

이제는 우리도 우리의 목적을 이해하고 깨달아야 할 때다. 식물이 자신의 잠재력 모두를 동원해 자신의 목적을 파악하듯이, 우리도 잠재력 전부를 사용함으로써 우리의 존재 이유와 목적을 반드시 알아야 한다. 이를 위해 삶에서 우리에게 필요한 모든 것이 우리 안에 있다. 따라서 우리는 이전과 달리 더욱 의식적으로 살기만 하면 된다. 우리의 진정한 잠재력을 발견하고 그것을 전부 다 사용하기 위해서는 먼저 우리가 무엇을 할 수 있는지부터 알아야 한다.

제3장

시작이
반이다

우리의 뇌는 우주의 컴퓨터

학습은 우리가 현실을 구현하기 위해 사용하는 강력한 도구다. 우리가 새로운 무엇을 배울 수 있는 것은 우리 뇌가 동물과 달리 프로그램된 신경 장치를 갖고 있기 때문이다. 이 장치를 통해 뇌는 눈으로 보면서 아이디어와 이미지를 만들고, 귀로 들으면서 언어를 찾아내고, 무언가를 경험하면서 생각을 형성한다. 다른 측면에서 보자면 우리는 학습의 내재적 능력이 아주 크지만 배우는 방식과 내용은 결국 우리 자신에게 달려 있다는 뜻이다.

우리는 주변 사물과 상황을 오감(五感)을 사용해 경험함으로써 뇌를 프로그램할 수 있다. 그 외 다른 방법으로는 사람의 마음과 비슷한 것조차 생기지 않는다. 수많은 새로운 경험을 주입하지 않으면 우리는 어떤 지능도 가질 수 없다. 그에 반해 동물은 본능적 지혜를 타고나지만 새로운 무엇을 배우는 능력은 제한되어 있다.

인간의 뇌는 믿을 수 없을 만큼 많은 내용을 배울 수 있는 능력을 똑같이 기본으로 갖추고 있다. 하지만 이 능력을 얼마나 어떻게 사용하는지는 사람에 따라 다르다. 그 때문에 사람마다 기술과 지식, 목표에서 차이를 보인다. 예를 들어 한 가정이 두 개의 언어를 사용한다면 거기서 태어난 아이는 그 언어 둘 다를 익힐 수 있다. 제3의 언어에 노출되면 세 개의 언어도 구사할 수 있다. 한 여자아이는 성장할 때 일곱 가지 외국어에 노출되었다. 여덟 살이 되자 그 아이는 모국어를 포함해 여덟 가지 언어를 유창하게 구사했다. 경험적인 증거에 따르면, 특히 어린 시절에 특별한 노력 없이 자발적으로 배우는 내용이 많을수록 우리 뇌는 더 많은 미세 신경섬유를 형성한다. 그만큼 학습 능력이 강화된다는 뜻이다.

어린아이는 매일매일 수많은 새로운 물체, 색, 형태, 소리, 인상, 냄새 등을 접하면서 매우 빠르게 새로운 경험을 쌓아간다. 그 경험을 통해 갈수록 복잡한 신경 네트워크가 생기면서 궁극적으로 뇌 속의 신경세포 수십억 개 사이에서 수천조 가지의 연결 회로가 형성된다. 그에 따라 우리 뇌는 방대한 양의 외부 정보와 내부 정보를 인식하고 처리할 수 있다.

일반적으로 성인의 뇌는 초당 약 10억 비트의 정보에 노출된다. 그 정보는 오감의 지각을 통해 뇌로 주입된다. 우리 뇌는 그 정보를 종합하여 공기가 피부에 닿을 때 기온을 '측정'하고 심지어 다양한 원자 구성까지 읽어낸다. 또한 뇌는 물체에 닿은 빛의 반사를 통해 우리 눈에 들어오는 다양한 색상의 내재적 속성과 진동수를 파악한다. 아울러 고막을 두드리는 서로 다른 음파를 구분해 처리하고 해석하고 그에 반응하며, 땅과 바다와 식품의 냄새를 분류해 기억한다. 다음에 같은 지각을 접했을 때 곧바로 인식할 수 있도록 하기 위해서다. 우리 뇌는 매 순간 몸에서 일어나는 수많은 화학 반응을 기억하며, 의식적으로 알 수 없는 현상들까지도 전부 다 새겨둔다. 그럼으로써 우리 뇌는 성능과 용량 면에서 이 세상의 어떤 컴퓨터와도 비교되지 않는 우주의 컴퓨터가 된다.

새 시대에는 새로운 뇌가 필요하다

뇌간의 신경 네트워크는 일종의 교통 통제 센터 역할을 한다. 쏟아져 들어오는 수백만 개의 메시지 가운데 수백 개 정도만 우리의 의식 속으로 들여보낸다. 나머지 정보는 '유익하지 않음' 또는 '관련 없음'으로 분류해 걸러낸다. 실질적인 관점에서 보면 우리가 '실제' 세계의 아주 작은 부분에만 접근할 수 있다는 뜻이다. 따라서 우리는 '실제' 세계가 어떻게 보이고 어떻게 들리며 어떻게 느껴지는지 알 수 없다고 해도 과언이 아니다. 대다수 사람들이 사용하는 뇌는 전체의 1~5%에 불과하다. 만약 우리가 뇌의 내재적 역량을 더 많이 사용할 수 있다면 지금과는 전혀 다르게 세계를 인식할 것이다. 예를 들어 세계를 3차원적(물체 인식만 가능하다)으로만 경험하지 않고 4차원의 현실(더 높은 의식 세계이며, 거기에서는 개념이 즉시 물체로 구현된다)도 인식할 수 있을 것이다. 세계가 우리에게 완전히 새로운 관점으로 제시된다는 얘기다.

우리 뇌는 현재의 제한된 능력으로도 수많은 복잡한 활동을 효과적으로 지휘한다. 예를 들어보겠다. 성인의 삶과 비교했을 때 갓난아기의 내면세계는 아주 단순해 보인다. 그러나 시간이 흐르면서 외부 세계의 자극에 점점 더 노출될수록 아기의 뇌는 외부 정보를 최대한 많이 처리하기 위해 스스로 성능을 개선한다. 그에 따라 아기의 뇌는 1년 안에 3배로 커진다. 그 정도만으로도 아기의 뇌는 수백만 권의 책을 가득 채울 수 있는 정보를 담을 수 있다.

어떤 아이는 성인조차 소화하기 어려운 곡을 아주 쉽게 피아노로 연주하는 놀라운 기술을 보여준다. 아이의 손가락이 건반 위를 자유자재로 누빌 때 그 작은 뇌에서 어떤 일이 일어나는지 상상하기란 어렵다. 마치 손가락이 저절로 움직이는 듯하다. 연주자의 머릿속을 지나가는 음표에 맞게 올바른 키를 적시에 올바른 힘으로 두드리는 것을 보면 사람의 뇌가 열 손가락의 재빠른 움직임을 인식하고 조절할 수 있다는 사실 자체가 놀라울 따름이다. 실수할 기미가 보이면 뇌가 바로 개입해 올바른 키를 찾도록 해준다.

동시에 뇌는 연주에 직간접적으로 도움을 주는 몸의 수많은 추가적인 기능과 반응도 조절한다. 충분한 양의 산소 흡수, 해로운 이산화탄소 제거, 음식물 소화와 대사, 근육 에너지 생산, 자신이 연주하는 음악 듣기, 청중의 분위기 파악, 똑바로 앉아 페달 밟기, 앞에 놓인 악보 읽기, 연주자에게 즐거움과 만족감을 주고 연주를 이어가게 해주는 뇌 속의 화학 물질 생산 등. 이처럼 아주 복잡한 과정 전부를 서로 조절해가며 동시에 진행할 수 있다는 것은 뇌의 놀라운 능력이 아닐 수 없다. 그러나 뇌의 잠재력을 감안하면 이 정도는 아무것도 아니다.

무엇이 우리의 운명을 결정하나?

어린 시절의 경험은 성격을 결정짓는 가장 중요한 요인 중 하나다. 또한 그 시기는 개인적인 삶에서 가장 어려운 때이기도 하다. 어린 시절 뇌의 신경 회로 구조가 갖춰지면 거기서 비롯되는 성격적 특징은 뇌의 기능이 완전히 멈출 때까지 지속된다. 거의 영구적이다. 긍정적인 성격 특징에는 자기 수용, 자기 가치, 자발성, 원만한 대인 관계, 관용, 사랑하고 용서할 수 있는 능력,

성숙, 창의적인 정신, 쾌활함, 활기, 정서적 안정 등이 포함된다. 이런 특성이 어린 시절 발달했다면 나중에 커서도 정서적·심리적인 문제를 잘 겪지 않는다. 특히 사랑이 넘치는 부모와 교사, 친구 그리고 우호적인 주변 분위기가 성장기 뇌의 '긍정적 회로' 형성에 도움을 주면 성인기에 겪어야 하는 어려움에 더 잘 대처할 수 있다.

그와는 대조적으로 어린 시절 부모나 사회 시스템에 의해 경직된 규칙 준수를 강요당하면 성인이 되어서도 경직된 성격 패턴을 보일 가능성이 크다. 자신을 불신하는 부모, 주변 사람들의 자기중심주의, 빈번한 모욕이나 체벌, 학대 등은 학교생활에서 뇌의 '부정적인 회로' 형성을 초래할 수 있다. 그에 따라 향후 비슷한 일이 발생할 때 뇌는 균형을 잃기 쉽다.

얼마 전 15세의 소년이 극단적인 선택을 했다. 부모의 기대에 부응할 수 없다고 스스로 판단했기 때문이다. 유서에서 소년은 학교 성적이 좋지 못해 죄송하다며, "더 나은 점수를 받아올 수 있는 아이"가 입양되기를 바란다고 썼다. 이처럼 낮은 자존감은 주변의 높은 기대치, 자신이 겪은 실망과 거부당함의 결과일 수 있다. 아마 그 소년은 극단적 선택을 하기 직전, 완전히 절망하고 속이 '텅 빈' 상태라고 느꼈을 게 분명하다.

한번은 30대 초반의 기혼남인 크리스토스가 심한 소화 장애 문제로 나를 찾아왔다. 그에게 주로 어떤 음식을 섭취하는지 묻자 그는 이렇게 말했다. "나는 먹는 것을 좋아하지 않아서 식사에 관해 별다른 생각을 하지 않아요. 근데 생각해보니 먹을 때는 최대한 빨리 먹어 치우는 경향이 있어요. 그냥 서서 후루룩 넘겨버리죠." 나는 그에게 어린 시절에 음식이나 먹는 행동과 관련해 부정적인 경험을 한 적이 있는지 물었다. 그는 마지못해 그런 경험을 이야기했다. 자기가 어떤 음식을 싫어하거나 그릇을 깨끗이 비우지 않으면 어머니가 자신에게 음식을 내던지는 일이 잦았다고 말했다. 그 경험이 음식과 식사에 대한 혐오로 이어져 지금까지 지속되었던 것이다. 크리스토스는 식사 시간에 차분히 자리에 앉아 의식적으로 음식을 먹는 훈련을 함으로써 영양을 공급해주는 음식의 좋은 면과 어머니의 정서적 학대를 서서히 분리할 수 있었다. 이를 통해 그의 뇌 회로에서 잘못된 부분이 저절로 고쳐져 소화계가 음식을 처리해도 좋다는 신호를 다시 받기 시작했다.

태아의 비밀 세계

어린 시절의 경험이 우리의 운명을 결정하는 유일한 요인은 아니다. 우리의 삶은 출생 전부터 시작된다. 아기는 태어나기 전에는 우리 눈에 보이지 않는다(물론 초음파 영상으로는 볼 수 있다). 그러나 보이지 않는다고 해서 배 속의 태아가 외부 세계와 단절되어 있다는 뜻은 아니다. 태아는 자기만의 세계 안에서 살지만 여전히 주변에서 일어나는 모든 일에 영향을 받는다. 특히 부모의 생각과 느낌과 행동은 태아에게 지대한 영향을 미친다. 연구에 따르면, 최소한 임신 6개월째부터 태아의 정서 생활이 시작된다. 자궁 속에서 느끼고 보고 듣고 맛보고 경험하고 배운다. 태아가 어머니의 자궁 안에서 지내는 동안 경험하는 정서는 주로 어머니, 부분적으로 아버지와 환경으로부터 받는 메시지에 반응하는 방식에 크게 좌우된다.

행여 실수할까 끊임없이 걱정하거나 다른 형태의 정서 불균형으로 인해 불안에 짓눌리는 어머니는 자신의 배 속에서 자라나는 태아의 성격에 깊은 상처를 남길 수 있다. 반면 자신감 있고 느긋한 어머니는 태아에게 만족과 안정감을 준다. 이 같은 태아 시절의 정서적 각인이 나중에 그의 태도와 기대치를 형성하며, 궁극적으로 소극성, 불안, 공격성이나 또는 자신감, 낙관주의, 행복으로 표출되는 성격을 결정한다. 일반적인 인식과는 달리 최근의 연구에 따르면, 아버지가 아내와 태아를 대하는 태도나 느낌도 임신 및 출산의 성공을 결정하는 데 매우 중요한 역할을 한다.

태아와 긴밀한 유대감을 갖는 아버지가 아이의 정서에 긍정적인 영향을 미친다는 확실한 증거가 있다. 아버지가 배 속에 있는 태아에게 말을 잘 걸었다면 아기는 태어나서 한두 시간 안에 아버지의 목소리를 알고 정서적으로 반응한다. 예를 들어 부드럽게 달래주는 아버지의 목소리는 아이의 울음을 그치게 한다. 안전하게 보호받고 있음을 느끼기 때문이다.

어머니의 식습관이 자라나는 태아에게 영향을 미친다는 것은 일반 상식이다. 당연히 흡연과 음주는 태아에게 돌이킬 수 없는 피해를 초래한다. 그러나 태아에게는 부모, 특히 어머니의 생각과 느낌과 정서가 훨씬 더 큰 영향을 준다는 사실이 여러 실험을 통해 입증되었다.

정확히 언제부터 태아가 그런 외부의 자극을 인식하고 반응하는지를 두고 과학자들은 다양한 가설을 제시한다. 하지만 그 문제는 부차적이다. 더 중요한 것은 사람의 삶이 자궁 속에서 시작되며, 그곳에서 머무는 9개월여의 임신 기간에 겪는 모든 경험에 의해 결정된다는 사실이다.

연구에 따르면, 임신한 여성이 담배를 피우는 생각을 할 때마다 태아의 심장 박동이 빨라진다. 실제로 담배를 집어 들지 않아도 그 생각만으로도 태아는 자신과 어머니의 혈액 속 산소량이 감소할 것이라는 두려움에 즉각적으로 아드레날린 반응을 일으킨다. 이 스트레스 반응이 심장을 더 빨리 뛰게 한다. 흡연 욕구는 불확실함, 초조함, 두려움과 연결되어 있을 가능성이 크다. 그런 부정적인 감정은 어머니의 뇌에서 이에 해당하는 화학 물질을 분비시켜 태아에게도 똑같은 정서적 반응을 일으킨다. 이런 상황 때문에 아이는 나중에 커서도 초조하고 불안한 성향을 가질 수 있다.

인생의 워크북

출생 전이든 후든 아기가 살아가는 매 순간이 성격 형성에 중요한 역할을 한다. 그 모든 순간이 미래의 행복한 삶 아니면 불행한 삶에 기여한다. 각 사건에 따라 뇌가 행복과 불행 중 하나로 프로그램될 수 있기 때문이다. 하지만 아기는 자기 능력으로는 직접 부모의 학대로부터 자신을 보호하고 사랑이 넘치는 가정을 만들 수 없다.

　사람의 인생에서 첫 16~20년은 일반적으로 '카르마 계약과 조건'의 지배를 받는다. 카르마는 이전 생에서 다 해소하지 못하고 남아 있는 업(業)을 말한다. 이 계약은 사람의 형태로 태어나기 전의 영혼만 안다. 사람으로 태어난 뒤에는 배워야 할 교훈이 무엇이고, 배움에 가장 적합한 환경이 무엇인지 까맣게 잊어버린다. 그 때문에 아이들은 18~20세가 될 때까지 어디엔가 갇혀 있다고 느낀다. 그들은 자발적으로 자신을 부정적이고 불리한 상황에 속박시킨다는 사실을 깨닫지 못하고 카르마 '채무'를 청산하느라 정신이 없다.

영혼이 사람의 형태로 태어나기 전에는 고도로 발달한 자신의 지위와 힘을 인식한다. 따라서 지상에서 우리의 과제는 영혼의 이런 측면과 의식적으로 연결되기 위해 노력함으로써 물질로 존재하는 동안 그 엄청난 지혜와 힘을 적절히 사용하는 것이다. 인생에서 어려움을 극복할 때마다 우리는 이 목표에 조금씩 더 가까워진다.

아이가 커서 충분히 자족하며 살 수 있을 만큼 심리적으로나 생리적으로 성숙한 나이에 이르면 영혼은 더 자유롭게 새로운 삶의 노선을 의식적으로 결정하게 된다. 그때가 되면 영혼이 전생에서 이 세상으로 가져온 '카르마 책'이 이해되면서 실질적인 인생의 가르침이 이루어진다. 영혼은 임신 기간과 인생의 첫 단계(출생부터 20세까지)에 형성된 '부정적이거나 긍정적인' 뇌의 프로그래밍과 성격을 개인 '가정 교사'로 사용해 우리를 가르친다. 삶의 모든 저항과 문제와 기회가 '인생의 워크북'에서 심오한 수업이 될 수 있다. 그러면 인간의 인식은 삶의 도전을 뛰어넘어 뇌의 역량 전부를 이용할 수 있다. 그 결과, 우리의 인식은 가장 높은 수준의 인간 발달 단계인 통합 의식에 도달하게 된다.

우리에게 겸허한 마음을 갖게 해주는 통합 의식의 경험은 "나는 모든 것 안에 들어 있고, 모든 것은 내 안에 들어 있다"는 사실을 깨닫는 것이다. 금반지나 금사슬 또는 황금상이 겉모습은 달라도 속은 언제나 똑같은 황금이듯 말이다. 인간의 뇌는 의식과 물질 둘 다를 인식하는 정교한 신경 회로를 만들어낼 수 있다. 의식과 물질은 똑같은 것, 즉 '참 자아(the Self)'가 서로 다른 형태로 표출된 모습으로 생명의 양극을 이룬다. 나도 당신도 '참 자아'이고, 모두가 '참 자아'다. 우리는 모두 이 같은 활기찬 존재의 무한한 장(場)을 통해 거대한 거미줄처럼 연결되어 있다. 우리의 뇌는 그러한 삶의 최종 진리를 알고 실현할 수 있는 도구다.

옛것은 보내고 새것을 맞아라

신경학자 리처드 M. 레스탁(Richard M. Restak)은 이렇게 말한 적이 있다. "뇌는 지금까지 알려진 우주에서 그 어떤 것과도 다르며, 헤아릴 수 없을 정도로 더 복잡하다. 따라서 우리는 뇌의 신비로운 구조를 이해하려 하기 전에 우리가 철석같이 믿는 기존의 개념부터 바꾸어야 한다." 이는 사실 뇌만이 아니라 삶의 모든 분야에 적용되는 원리다. 21세기에 들어서면서 인류가 갖고 있던 과거의 아이디어와 믿음은 급속히 효용성을 잃고 있다. 얼마 전까지만 해도 유효한 듯했던 뿌리 깊은 신념과 이념이 한물간 옛 역사의 도그마로 인식된다. '냉전' 시대 내내 인류를 지배했던 정치·사회·경제 시스템은 이제 현실과 아주 동떨어진 구시대의 유물이 되고 말았다. 현재의 국가 통치 시스템도 급속한 와해의 조짐을 보인다.

오늘 우리가 반드시 필요하다고 믿는 것도 내일이 되면 쓸모없는 것이 될 수 있다. 옛 패러다임이 아주 빠르게 소멸되고 새로운 패러다임이 삶의 모든 분야에서 속속 등장하고 있다. 종교와 정치 시스템, 경제 원칙, 과학적 이해도 하나의 '진실'에서 다음 것으로 신속히 이동한다. 과거에는 10년은 지탱하던 시스템이 지금은 1년도 채 안 가 구식이 되고 만다.

하지만 우리의 옛 아이디어와 신념 중 일부는 우리 뇌에 단단히 고정되어 있다. 그 때문에 여전히 많은 사람이 경직된 규칙이나 규정 또는 자기 충족적 예언의 지배를 받는다. 단편화된 지식은 단편화된 결과를 낳는다. 따라서 이러한 현실의 오해는 현재 인류가 개인적으로, 또 집단적으로 직면하고 있는 수많은 문제를 만들어낸다.

우리는 과거 사람들이 구상한 삶의 옛 아이디어 대부분을 지금도 그대로 사용하고 있다. 우리는 또한 그들이 지금의 우리보다 더 박식하며 지혜로웠다고 생각한다. 오늘날의 세계관 대부분은 과거 사상가들의 영향을 받은 것이다. 우리 자신의 창의력과 옳고 그름의 판단력을 믿지 못하기 때문에 현재와 같은 세계적인 존재의 위기가 생겼다고 말할 수 있다. 글로벌 에너지 위기, 테러, 자연재해 등이 그 예다. 자신들의 생각에 '거룩한' 명분을 위해 희생하는 자살 폭탄 테러범 대다수는 그런 행동으로 천국에 갈 수 있다고 세뇌당한다. 그들이 그런 행동으로 '지옥에 간다'는 가르침을 받는다면 자살 폭탄 테러는 일어나지 않을 것이다. 한 걸음 더 나아가 그들이 자신의 마음속에 들어 있는 사랑을 믿는다면 살해 대상으로 삼았던 사람들을 오히려 도와주려고 나설 것이다.

의식, 그 잃어버린 고리를 찾아서

대학을 포함해 오늘날의 학교에서 이루어지는 교육은 창의력보다는 지적인 능력을 중시한다. 그러한 교육은 우리 사회를 출세하려는 사람들이 서로 우위를 점하려고 격렬하게 싸우는 전쟁터로 바꾼다. 치열한 경쟁은 인간미의 말살을 부른다. 그 폐해는 이루 헤아릴 수 없을 정도로 크다.

　개인적이든 사회적이든, 국가적이든 국제적이든 삶의 모든 문제는 우리 교육 시스템의 한 가지 결정적인 결함과 직접 연결된다. 학생들의 의식이 발달하지 않는다는 사실 말이다. 이 잃어버린 고리를 찾아 제대로 연결시킨다면 현대 교육은 완전해질 수 있다. 그러나 지금으로서는 갈 길이 멀다. 명상과 시각화, 직관력 훈련 등의 자기 계발 기법을 통해 학생들의 시야를 넓히지 못하고, 오히려 인생에 별 도움이 되지 않는 정보만 기계적으로 잔뜩 안겨주기 때문이다. 그런 교육으로 학생들의 창의적인 정신이 억눌리고 스트레스 수준이 높아지면 우울과 불안, 심지어 심한 정신적·신체적 장애가 나타난다. 그에 따라 약물과 술, 폭력 같은 '비상 탈출구'가 그들을 유혹한다.

학생들이 졸업하면서 받는 성적표가 그들의 일생을 결정한다. 한 사람의 운명을 시험 점수로 결정하다니, 너무나 끔찍한 일이 아닐 수 없다. 암기력은 지능과 아무 상관이 없기 때문이다. 개인적인 이야기를 하자면 나는 학창 시절 결코 모범생이 아니었다. 유급을 하고 학과 과정을 겨우 통과하면서 내가 독일 학교에서 보낸 14년은 말 그대로 밤낮이 따로 없는 '악몽'의 연속이었다. 낙제의 두려움이 너무 심했다. 7주의 여름방학 동안에도 그두려움에서 벗어날 수 없었다. 쓰기, 읽기, 셈하기의 기본 기술을 제외하면 학교에서 도대체 무엇을 배웠는지 기억조차 할 수 없다. 하지만 그 후 나는 14년의 학창 시절에 접했던 것보다 훨씬 더 많은 분야에서 창의력의 전성기를 구가했다고 믿는다.

플라톤, 아인슈타인, 미켈란젤로 같은 뛰어난 인물들은 이전의 누군가가 말했거나 창조한 것을 반복하는 학습된 능력을 통하지 않고 자기 내면에서 직접 통찰과 기술, 창의력을 얻었다. 그러나 오늘날의 교육 시스템은 반복적인 사고와 학습이라는 기계적인 접근법을 강조하기 때문에 학생들이 자신의 무한한 잠재력을 사용할 방법이나 여지가 없다. 그와 같은 접근법은 삶의 중요한 문제들을 무시한다. 무엇보다 우리는 그런 방식 때문에 어떤 식으로든 투쟁을 통하지 않고는 우리의 욕구를 충족시킬 수 없다는 잘못된 생각을 갖게 된다. 세계의 대다수 사람들이 적정 수준의 생계를 유지하려면 열심히 일하는 수밖에 없다는 집단적 협약을 맺은 듯하다. 현대 사회에서 기본을 이루는 개인과 기업 사이의 치열한 경쟁이 이런 믿음을 고착시킨다.

주변 이야기를 들어보면 삶은 고통이라거나 어느 정도의 나이가 되면 생계를 위한 경제 활동에 적합하지 않다고 주장하는 사람들이 적지 않다. 이처럼 우리 자신과 현실에 관한 무지가 우리 사회의 집단의식에 너무 깊이 뿌리내려 이제 우리는 "질병은 삶의 자연적인 부분이다"거나, "누구나 다 실수한다"거나, "노화는 피할 수 없다" 같은 터무니없는 말을 듣고도 별다른 반대 없이 그냥 받아들인다. 그런 믿음을 뒷받침하는 억지 증거도 많다. 전쟁, 기아, 노화, 심장병, 암, 에이즈는 삶이 고역일 수밖에 없으며, 우리 힘으로는 그런 운명을 바꿀 수 없다는 생각을 굳히게 만든다. 이런 경험들은 삶을 이해하는 옛 패러다임에 기초한 우리 믿음의 유효성을 뒷받침한다. 그러나 이제는 그런 믿음에서 벗어나야 한다. 과거에 매달려 그런 한계에 얽매일 필요가 없다. 그런 제한은 우리 마음속에 있을 뿐, 실제로는 존재하지 않기 때문이다.

제 4 장

모든 것이
우리 안에 있다

사회적 순응의 감옥 탈출하기

이전과는 완전히 다른 방식으로 삶을 바라보는 새로운 패러다임은 "내가 믿는 것이 나를 만든다!"이다. 우리의 뇌는 우리가 이미 갖고 있는 믿음을 뒷받침하거나 강화하는 정보만 마음으로 들여보낸다. 따라서 내 눈으로 보는 것만 믿는다는 것은 착각이다. 사실 우리는 존재한다고 믿는 것만 볼 수 있을 뿐이다. 달리 표현하자면 눈앞에서 공중 부양하는 사람을 볼 때 우리의 믿음이 그런 가능성을 용납하지 않는다면 우리는 공중 부양이 속임수라는 사실을 입증하기 위해 모든 추리를 동원할 것이다. 우리가 인식하는 세계는 우리의 믿음과 이 세계에 대해 우리가 갖고 있는 제한된 이해나 지식으로 형성된 개념일 뿐이다. 우리는 우리의 믿음에 들어맞지 않는 것은 무엇이든 비현실적이거나 허구적이라고 생각한다.

'관찰자와 관찰 대상의 관계'에 관한 물리학의 법칙은 운명을 우리 스스로 결정하는 것으로 되돌려놓는다. 이 법칙은 미세 입자의 움직임을 관찰하거나 꽃, 아이, 음식을 바라봄으로써 관찰 대상을 변화시킬 수 있다고 말한다. 그렇다면 모든 '객관적' 과학 실험도 실험 대상이나 관찰자에 따라 달라질 수 있기 때문에 믿을 수 없다고 말할 수 있다.

관찰자의 마음 상태가 언제든 달라질 수 있다는 사실은 관찰 과정에 중대한 영향을 미치고, 실험 결과를 완전히 바꿔놓을 수 있다. 자신이 믿는 것이 진실이라고 확신함으로써 우리는 우리가 가졌던 아이디어와 믿음을 실현하거나 강화할 수도 있지만 관찰 결과를 조작할 수도 있다. 모든 경험은 의식 안에서 이루어진다. 따라서 '외부'에 있는 것은 무엇이든 의식의 변화된 상태다. 우리가 자신의 의식을 여러 가지 방식과 색상, 형태로 파악한다는 뜻이다. 달리 표현하자면 나 자신이 누구라고 믿는 것이 세계에 대한 나의 인식과 일치한다는 뜻이다. 각각의 의식은 고유한 현실 세계를 만들어낸다.

한 지인이 나에게 자기 친구의 다발성 경화증에 관해 상의한 적이 있다. 다발성 경화증은 신경계를 공격하는 심각한 질병이다. 지인은 백약이 무효라면서 친구의 증상이 날로 악화되고 있어 안타깝다고 하소연했다. 나는 다발성 경화증 환자 여러 명을 치료한 적이 있기 때문에 지인에게 그 친구가 삶에 대한 부정적인 믿음을 갖고 있는지 물었다. 아니나 다를까 그가 수년 동안 지구의 파멸이 임박했음을 입증하기 위한 과학적 이론과 증거를 세계 도처에서 수집했다는 이야기를 들었다. 그는 지구의 상황을 두고 한마디로 "너무 늦었다"고 판단했다. 돌이킬 수 없을 정도로 환경이 파괴되었다는 뜻이었다.

나는 지인에게 사람들이 외부 세계에 대한 부정적인 태도나 전망을 가질 경우, 그 믿음을 지지하고 강화하기 위해 어떻게든 그 증거를 찾으려 애쓴다고 설명했다. 그 친구의 경우에는 그의 몸도 자신의 파괴적인 '지시'에 정확히 반응했다. 군인이 상관의 명령에 복종하듯이 그의 몸도 마음에서 나오는 모든 지시 신호를 구체적인 화학 반응으로 전환한다. 그런 반응이 자신의 몸을 손상하거나 파괴한다고 해도 지시를 거부할 수 없다.

다발성 경화증은 자가면역 질환으로 알려진 장애에 속한다. 의사들에 따르면, 그 병은 몸이 자신의 생물학적 방어 시스템(면역 체계)을 공격한다. 면역 체계가 손상되면 몸은 병을 일으키는 모든 원인에 취약해진다. 물론 질병이 무차별적으로 공격하는 건 아니다. 그러나 예를 들어 우리가 누군가에게 크게 분개한다면 우리 몸은 그 분노에 완전히 사로잡힌다. 그것이 암으로 나타날 수 있다(암이 무엇이며, 왜 생기는지 이해하려면 필자가 쓴 책《암은 병이 아니다》를 참고하라).

다발성 경화증으로 몸을 움직이지 못하는 것은 무력하게 공격당하고 있다는 느낌에 대한 몸의 반응이다. 이 사례에서 지인의 친구는 지구의 멸망에 대한 두려움이 너무 큰 나머지 무의식적인 자살로 치닫고 있었다. 자신은 인식하지 못하지만 그는 지구가 멸망하기 전에 자신이 먼저 죽기를 원하고 있었다. 그의 경우에는 자멸적인 믿음을 바꾸지 않으면 죽음 이외의 다른 '치유책'을 찾지 못할 가능성이 크다. 궁극적으로 육신적인 죽음이 오면 그때야 그는 자신도 지구와 마찬가지인 의식적인 존재로서 죽음과 파괴를 초월한다는 사실을 깨닫게 될 것이다. 이것이 우리가 배워서 완전히 소화해야 하는 중요한 교훈 중 하나다. 물론 죽지 않고 인간의 몸으로 있는 동안 그 교훈을 얻는 것이 가장 바람직하다.

내가 믿는 것이 나를 만든다

1988년 프랑스 면역학자 자크 뱅베니스트(Jacques Benveniste)는 물의 기억력에 관한 논문을 발표했다. 그의 논문은 과학계에 강한 거부감을 불러일으켰다. 곧이어 그의 실험이 잘못되었다는 점을 입증하기 위해 연구자 두 명이 그의 실험실을 찾아갔다. 결과를 요약하자면 그들은 직접 실험을 통해 뱅베니스트의 연구 결과와 정반대되는 결론을 도출했다. 물 분자는 기억 능력이 없다는 것이었다. 그렇다면 누가 옳았는가?

자신이 믿는 것이 진실이라는 것 외에 다른 진실은 없다는 게 그 질문의 답이다. 우리는 생의 모든 순간에서 자신의 고유한 현실을 끊임없이 만들어낸다. 사회는 개인과 그들의 아이디어, 믿음, 이상, 선입관, 욕구, 호불호 등의 합성체다. 인구의 약 1%가 먼저 패션이나 정치, 경제 또는 컴퓨터 과학 분야의 새로운 아이디어나 추세를 지지하면 곧바로 사회 전체가 그 새로운 혁신을 수용하기 시작한다. 소수가 전체를 이끌어가는 사례다. 구성원 몇몇이 만들어낸 현실의 아이디어를 사람들 대부분이 그대로 받아들이는 현상이다.

인류 역사를 돌아보면 중요한 문화적·정치적·사회적 개혁은 전부 다 소수의 선구적인 사상가들이 이끌었다는 사실을 알 수 있다. 혁명이나 전쟁도 종종 개인(히틀러, 마오쩌둥, 사담 후세인 등)에 의해 부추겨져 세계의 여러 지역으로 급속히 퍼져나갔다. 이처럼 개개인이 현실을 어떻게 보느냐에 따라 사회 전체가 달라질 수 있다. 일본의 한 섬에 서식하는 원숭이 몇 마리가 감자를 바닷물에 씻어 먹으면 깨끗할뿐더러 맛도 더 좋다는 것을 알았다. 곧 그 섬만 아니라 이웃 섬의 다른 원숭이들도 감자를 맛있게 먹는 새로운 방법을 따르기 시작했다. 다양한 원숭이 집단 사이의 물리적인 소통 고리가 없었지만 원숭이들은 의식의 차원에서 이 새로운 아이디어를 수백 킬로미터 떨어진 곳에 거주하는 다른 원숭이들에게 전할 수 있었다.

지금 우리가 알고 있는 것 대부분은 과거에 얻은 지식이다. 우리는 주로 교육, 미디어, 전통적인 믿음이라는 채널을 통해 정보(여기엔 잘못된 정보도 포함된다)를 전달받는다. 일반적으로 우리는 우리에게 제시된 하나 또는 그 이상의 도그마를 그대로 따르면서 자주 이런 말을 한다. "그게 인생이야!", "내가 세상을 바꿀 수는 없어."

초파리를 유리병 속에서 키울 때도 그와 비슷한 상황을 관찰할 수 있다. 한동안 그 상태로 두면 어느 날 병뚜껑을 열어도 초파리는 밖으로 날아갈 생각을 하지 않는다. 그곳을 탈출해야 할 이유가 없다고 느끼기 때문이다. 그래서 초파리는 죽을 때까지 병 속에 갇혀 산다. 초파리는 닫힌 유리병이 세계 전체라고 믿는다. 알고 있는 세계가 유리병뿐이기 때문이다.

그러나 만약 충분한 수의 '선구적인' 초파리가 허구의 유리병 감옥 문을 나설 정도로 모험심을 갖는다면 점점 더 많은 초파리가 그 뒤를 따르게 되고, 결국에는 나머지 초파리도 문밖에 흥미진진한 무한의 세계가 놓여 있다는 사실을 알게 될 것이다. 사실 우리도 그 비슷하게 별생각 없이 허구의 '감옥' 안에서 살아간다. 다만 우리가 갇힌 감옥의 벽은 오래된 믿음으로 만들어진 것이다. 그것은 우리가 수 세기 동안 무조건 옳은, 불변의 진실이라고 믿어온 허상의 현실을 말한다.

초파리보다 훨씬 더 진화한 동물을 대상으로 실시한 실험은

이 원칙을 좀 더 명확하게 보여준다. 연구팀은 수직 줄무늬가 사면에 칠해진 빈방 안에서 새끼 고양이들을 키웠다. 어느 정도 자란 뒤 연구팀이 그 고양이들을 집 안의 거실로 내보냈다. 그러자 그들은 침대나 탁자 같은 수평 형태의 물체를 인식하지 못하고 계속 부딪혔다. 그들의 믿음 체계에 수평선이 존재하지 않기 때문이었다.

연구팀은 다른 새끼 고양이들을 수평 줄무늬가 사면에 칠해진 빈방에서 키운 뒤 집 안의 거실로 내보냈다. 그러자 그들은 기둥이나 의자 다리 같은 모든 수직 형태의 물체를 인식하지 못하고 계속 부딪혔다. 새끼 시절 수천 가지의 기본적인 지각 현실 중 하나밖에 배우지 못했기 때문이다. 그들의 뇌는 한 가지 시각 자극의 인식만을 지원하는 신경 회로를 만들었고, 이 때문에 나머지 물리적 세계를 인식할 수 없었다.

같은 실험의 일부로 연구팀은 세 번째 그룹의 새끼 고양이들을 태어날 때부터 눈가리개를 씌워 키웠다. 그러고 나서 고양이들이 충분히 자랐을 때 눈가리개를 벗겨주었다. 그들의 눈은 아무 이상이 없었지만 고양이들은 아무것도 보지 못했다. 생애 내내 눈이 먼 상태였다. 그들의 세계에는 색도 모양도 없었다. 시각을 통해 세계를 파악하는 방법을 배우지 못했기 때문에 세계에 대한 그들의 아이디어는 앞의 두 그룹의 고양이들과 완전히 달랐다.

우리의 세계 경험도 우리가 그러하리라고 믿은 것의 구현일 뿐이다. 말 그대로 우리가 믿는 것이 우리를 만든다. 우리도 고양이처럼 과거 사람들이 지지하며 믿고 받아들인 세계관을 그대로 수용하기 쉽다. 하지만 이제는 거기서 벗어나 새로운 믿음을 가져야 할 때다.

노화는 선택이다

우리가 믿음으로 우리의 현실을 어떻게 만들어내는지 잘 보여주는 사례가 노화에 대한 인식이다. 생물학적인 노화(연령적 노화와 혼동해선 안 된다)는 인생의 어떤 단계에 이르면 모든 사람에게 나타나는 자연적인 현상이다. 적어도 우리는 그렇게 믿도록 배웠다. 모든 사람이 똑같은 이야기를 하기 때문에 우리는 노화의 그런 '현실'을 받아들이고, 우리의 개인적인 경험을 통해 그 현실을 더욱 굳힌다. 그에 따라 우리는 그 현실이 옳다고 믿는다. 하지만 어떤 사람은 다른 사람들보다 훨씬 더 빨리 늙고, 또 어떤 사람은 전혀 늙지 않는 듯하다. 그 이유는 일반적인 논리로는 설명되지 않는다.

무엇이 우리의 수명을 결정하는지 알아내는 일은 흥미진진할 것이다. 우리 중 일부는 늙었다는 느낌 없이 100세나 그 이상까지 사는 반면, 어떤 사람은 그보다 50년 정도 더 일찍 '고령'으로 사망한다. 8세기 인도의 철학자 샹카라(Shankara)는 여덟 살 때부터 비상한 수준의 지혜를 보였다. 노화를 개인의 믿음에 깊이 뿌리내린 것으로 파악한 그는 "사람들이 나이 들어 죽는 것은 다른 사람들이 나이 들어 죽는 것을 보기 때문일 뿐, 다른 이유는 없다"고 말했다.

우리는 세상사가 이렇고 저런 것에 대해 서로 다른 관점과 견해를 갖고 있다. 현실을 천편일률적으로 인식하지 않는다는 뜻이다. 한 사람에게 '진리'인 것이 다른 사람에게는 아무 쓸모 없는 것일 수 있다. 그러나 노화와 질병의 문제라면 우리 대다수가 같은 생각인 듯하다. 그와 관련해서는 주된 사회적 패러다임을 크게 벗어나는 일이 거의 없기 때문이다.

흔히 우리는 1세부터 100세 또는 그 이상까지 숫자에 따라 우리의 삶이 보이지 않는 힘에 의해 점진적으로 쇠락하도록 프로그램되어 있다고 믿으려 한다. 나이 들수록 몸이 쇠약해지는 진짜 원인을 찾고 싶지 않기 때문이다. 노화는 우리 스스로 노화를 초래하는 것인지도 모른다고 말하면 무조건 터무니없는 소리라고 생각한다. 하지만 실제로 우리가 무의식적으로 스스로에게 노화를 허용하는 건 아닐까? 그렇게 함으로써 우리 자신과 다른 사람의 삶에 대한 우리의 책임을 면하려는 게 아닐까?

누가 늙고, 누가 늙지 않는가?

몸과 마음의 연결은 우리가 살아가는 동안 내내 작동한다. 노화에서도 그러한 연결은 똑같이 작용한다. 생일을 60번이나 지냈고 곧 연금을 받게 된다 하여 지금의 생물학적 나이가 60세라고 믿는다면 아마도 당신은 자신의 생물학적 나이를 심리적 나이에 맞추고 있을 가능성이 크다. 그럴 경우 당신의 생물학적 시스템은 당신이 그래야 한다고 믿는 만큼 늙게 된다. 그러나 몸을 새롭게 만들어주는 자동 '애프터서비스'(매년 우리 몸의 원자 중 98%가 교체된다) 시스템을 이해하고 노화를 걱정하지 않는다면 부정적인 의미의 나이 먹기는 그리 쉬운 일이 아니라는 사실을 알게 될 것이다.

대인 관계가 거의 없거나 사회적으로 고립된 사람, 또는 삶에서 스트레스와 걱정을 만들어내는 사람, 또는 과식, 음주, 흡연, 약물 남용 등으로 생활 습관이 부자연스러운 사람, 또는 삶의 목적이 없는 사람은 빨리 늙는다. 모든 일에서 자신을 가장 먼저 내세우는 사람도 빨리 늙을 가능성이 큰 것으로 알려졌다. 갑자기 삶의 목적을 잃은 사람도 노화 속도가 빠르고, 일찍 사망하는 경우가 많다.

이와 달리 자신의 건강에 신경 쓰는 사람, 또는 다른 사람들과 세계에 도움 주는 방법을 찾는 사람, 또는 대인 관계가 좋은 사람은 노화를 멈추거나 지연시키면서 젊음을 유지하는 것으로 알려졌다. 초월 명상에 관한 연구에 따르면, 한 번에 15~20분씩 최소한 하루 두 차례 명상하는 사람은 5년 안에 생물학적 나이를 12~15년 낮출 수 있다. 요가나 태극권 또는 기공 같은 수련을 꾸준히 하는 사람도 비슷한 효과를 볼 수 있다.

메뚜기는 누가 죽이지 않으면 계속 살 수 있다. 비결은 그들이 하루 한 번씩 몸을 바꾼다는 사실이다. 우리도 세포의 기본 구성 요소인 단백질을 2~10일마다 교체한다. 그러면 이전처럼 생생해지는데 왜 늙어야 하는가? 메뚜기는 살면서 스트레스를 받지 않는다. 그들은 흡연도 하지 않고 TV도 보지 않으며, 필요 이상으로 먹지도 않고 나이를 세지도 않는다. 미국삼나무는 어떤가? 그들의 수명은 6,000~10,000년에 이른다. 그들은 노화가 삶에서 피할 수 없는 과정이라고 믿을 이유가 없다.

그러나 우리는, 인간의 경우는 다르다고 믿는다. 옳은 생각이다. 우리는 나무나 메뚜기가 아니다. 그럼에도 노화가 인간 진화의 자연적인 일부라는, 합리적이고 과학적인 이유는 없다. 노화를 연구하는 과학자들도 우리가 왜 늙는지 설명해주는 일관된 이론을 아직 세우지 못했다. 노화와 죽음은 엄연히 다르다. 사람이 죽는 것은 대부분 노화보다는 사고나 질병 때문이다. 또 노화는 흔히 활력이나 신체적 강인함 또는 정신적 능력이 감퇴하는 것을 가리킨다. 그 말대로라면 나이를 먹으면서 모두가 비슷한 쇠약 과정을 겪어야 마땅하다. 그러나 세계 곳곳에 고령자 수천, 수만 명이 생애 내내 건강하게 지내고 있지 않은가? 그런 현실은 어떻게 설명할 수 있는가?

장수하는 사람들은 대부분 히말라야산맥 지역, 카라코람산맥의 훈자 계곡, 일본 오키나와섬, 유럽 조지아 산악 지대, 남아메리카 안데스산맥 등 현대인들의 노화 인식이 아직 침투하지 않은 곳에 거주한다.

노화에 관한 우리의 '규칙' 중 하나에 따르면, 40세나 45세 이후에 시력이 크게 떨어지는 것은 정상이다. 하지만 러시아 남부 압하지야 산악 지대처럼 오지에 거주하는 부족들은 그와는 완전히 다른 경험을 한다. 그들도 우리와 똑같은 인간이지만 그들의 시력과 청력은 거의 모든 연령에서 완벽한 상태를 유지한다. 그곳에선 100세 이상의 사람들이 얼음처럼 차가운 개울에서 수영을 하고 승마를 즐긴다. 멕시코 북부에 사는 한 부족은, 70~80세 이상의 고령자들이 하루 최대 약 100km를 달려도 전혀 피로를 느끼지 않는다. 심지어 그처럼 오래 달린 뒤에도 심장이 달리기 전보다 더 느리게 뛴다.

이런 사람들은 오래 질병을 앓다가 사망하는 경우가 드물다. 생을 마감할 때가 되면 그들은 이런 사실을 직감하고 평온함과 성취감과 보람을 느끼며 조용히 생의 마지막을 경험한다. 그들 사회가 고령을 다른 무엇보다 존중하기 때문에 그들은 죽음을 벌(罰)로 여기지 않는다. 그들에게 고령은 성숙과 지혜, 풍부한 경험을 뜻한다.

서구 사회의 많은 여성에게는 완경(폐경)이 중년 위기를 대표한다. 극동 지역의 일부 사회에서는 완경이 매우 드물고, 일부 여성은 70세에도 임신이 가능하다. 다른 한편으로 완경이 일찍 찾아온다 해도 그것이 반드시 신체적인 불균형이나 노화의 진행을 의미하는 것은 아니다. 완경은 성숙과 지혜와 사랑이 높은 경지에 도달할 기회를 주는 삶의 새로운 단계를 의미할 수 있다. 여성이 완경을 자기 몸에 나쁘다고 생각하거나, 중년의 변화를 두려워한다면 실제로 그 여성은 완경기를 삶에서 가장 어려운 시기 중 하나로 경험할 수 있다.

한계는 마음속에만 존재한다

일반적으로 우리의 믿음 체계는 어떤 식으로든 우리를 속박하는 부정적인 특징을 갖고 있다. 그것은 대부분 사람이 만든 도그마이고 아이디어일 뿐, 거기에는 절대적인 진리가 담겨 있지 않다. 원래 우리의 본성은 어떤 한계나 속박도 없지만 우리가 그런 믿음을 삶에 받아들임으로써 그 참된 본성이 가려진다. 자유롭고 독립적인 삶을 사는 데는 그런 믿음이 아예 필요 없다. 우주 전체를 한 치의 오차 없이 정교하게 작동시키는 자연법칙의 완벽하고 절대적인 힘은 원래 우리의 뇌 회로에 각인되어 있다. 물론 우리는 사회 체제의 일부로서 속박과 파괴를 가져오는 수많은 정보를 태어나면서부터 계속 흡수한다. 그러나 젊음과 완벽한 건강을 위해 사전에 프로그램된 신경 장치는 손상 없이 온전히 남아 있다. 따라서 굳이 자연의 법칙을 공부하지 않아도 우리는 그 힘을 활용할 수 있다. 우리의 모든 부분이 이미 자연법칙의 통제를 받고 있기 때문이다. 자연의 법칙에 따라 자발적으로 살 수 있는 능력은 생명의 시초부터 우리에게 주어졌다.

자연의 법칙이 우리를 인도하도록 하기 위해서는 우리가 받아들인 인위적인 '진실'에 대한 믿음에서 벗어나야 한다. 그런 믿음은 우리를 생명 지지 시스템으로부터 단절시킬 뿐이다. 작물은 물을 공급하는 파이프 내부가 깨끗해야 잘 자란다. 파이프 내부가 오물로 막히면 꽃과 과일과 채소는 시들어 죽고 만다. 우리는 모든 감각을 극대화하여 우리 몸을 활력 있고 건강하게 유지함으로써 모든 면에 자양분을 공급해주는 우리 의식의 우주적인 믿음 체계를 재확립할 수 있다. 우주적인 믿음 체계는 한계나 속박이나 결점이 없기 때문에 내적으로나 외적으로 풍요함을 얼마든지 받아들일 수 있다고 우리에게 말해준다. 불가능을 배제하는 이 새로운 패러다임은 원대한 우주적 계획의 일부다. 그 계획은 이미 실행되고 있다.

마음을 활짝 열어라

제1차 세계대전은 인류 역사에서 하나의 중요한 전환점이었다. 그로써 전쟁과 기아, 갈등의 시대가 시작되었다. 제2차 세계대전 직후 초대 서독 연방 공화국 총리에 오른 콘라트 아데나워(Konrad Adenauer)는 이렇게 말했다. "(제1차 세계대전이 시작된) 1914년 이전에는 (……) 이 지구가 평화롭고 조용하고 안전했다. 그때 우리는 두려움을 알지 못했다." 제1차 세계대전 개시 1년 전 윌리엄 제닝스 브라이언(William Jennings Bryan) 미국 국무 장관은 세계 평화를 확립할 수 있는 여건이 이보다 더 좋을 수 없다고 말했다. 그러나 곧이어 크고 작은 전쟁으로 1억 명 이상이 희생되었다. 게다가 세계 도처에서 기승을 부린 기아 사태로 수억 명이 추가로 목숨을 잃었다.

지금도 전 세계에서 매년 1200만 명의 아이가 첫돌을 맞지도 못한 채 세상을 떠나고, 전체적으로 8억 명 이상이 영양실조에 시달리며, 약 4억 명이 끊임없는 기아의 위협을 받고 있다. 다른 한편으로 산업혁명과 과학 기술의 발달은 우리에게 풍부한 식량과 편의, 물질적 풍요를 가져다주었다. 이처럼 우리 지구에는 판이한 두 세계가 공존한다. 한 세계는 필요한 수준 이상을 소유하며 과잉 자극과 스트레스, 심리적 소모로 고통 아닌 고통을 받고, 나머지 한 세계는 빈곤과 영양실조에 시달린다.

폭력 범죄와 심장병, 암, 에이즈 등의 만성 질환은 현대 사회의 균형 상실을 보여주는 또 다른 증거다. 개인적으로 우리는 이런 세계적인 문제에 책임지지 않으려 한다. 우리의 반응은 분석적이고 기계적인 사고방식을 바탕으로 한다. 그 셈법에 따르면, 개인으로서 전 세계 인구에 긍정적인 영향을 미칠 가능성은 약 80억분의 1이다. 이런 계산은 인간 본성에 대한 이해의 옛 패러다임을 근거로 한다. 시대의 추세를 바꾸기 위해 한 개인이 무엇을 할 수 있을까? 극심한 오염과 교란에 직면한 지구 생태계가 급속히 파괴되고 있는 상황은 더더욱 말할 필요도 없다. 역사를 돌아보면 우리와 미래 세대를 위해 세계를 더 살기 좋은 곳으로 만들려는 시도는 십중팔구 실패할 수밖에 없는 듯하다.

하지만 과거는 지나갔고 새 시대가 도래하고 있다. 꽤 많은 사람이 동시에 '깨어나고' 있다. 그들은 세계를 살 만한 곳으로 만들 수 있는 능력과 힘이 자신에게 있다는 사실을 깨닫기 시작했다. 이 같은 자각으로 우리가 지구상에 존재하는 모든 사람과 모든 것에 긴밀하게 연결되어 있다는 사실을 깨달으면서 '마음에 기초한' 삶이 시작되고 있다. 이제 우리는 이 세계에서 빈곤과 기아, 스트레스 많은 생활 조건, 환경 파괴를 완전히 제거하지 못한다면 누구에게든 영구한 행복은 불가능하다는 사실을 집단적으로 인식해가고 있다.

우리는 아주 어렵고 어두운 시기에서 모두가 전례 없는 자유와 풍요, 기쁨을 누리는 시대로 옮겨가는 첫 세대라는 점에서 매우 특별하다. 어둠을 경험한 사람들만 빛의 소중함을 알고 즐길 수 있다. 얼마 전까지만 해도 강대국들이 대량 파괴를 목표로 핵무기 비축을 위해 치열한 군비 경쟁을 벌이면서 인류는 전멸의 위기에 처해 있었다. 그러나 전면 파괴의 두려움이 어느 정도 가라앉으면서 이제는 평화와 기회의 빛을 향해 나아가고 있다. 우리의 마음은 르완다 대학살과 세계적인 어린이 학대가 일으킨 재앙을 거치면서 조금씩 열렸다. 1996년 로마에서 열린 세계식량정상회의 같은 대규모 국제회의는 제3세계 원조 계획에서 세계의 기아 문제 해결을 선행 과제로 채택했다.

우리의 뇌가 가슴과 보조를 맞추면 세계적인 문제도 해결되기 시작한다. 우리는 모두에게 부작용이 없고 이로운 방향으로 문제를 해결하는 과학 기술의 아주 높은 경지에 도달할 수 있다. 그러면 갈등과 고난, 결핍을 겪을 필요가 없어질 것이다. 선진국에서든 개도국에서든 이러한 수준으로, 모든 인류를 위한 살아 있는 현실로 만들 수 있느냐 없느냐는 결국 우리 손에 달렸다. 특히 세계 도처에서 벌어지고 있는 분쟁과 재난에 기름을 붓지 않도록 유의하는 것이 그 어느 때보다 더 중요해졌다. 지금은 우리가 행하고 생각하는 모든 것이 수천 배로 증폭되는 시대이기 때문이다.

부정적인 생각이 범죄를 부른다

오늘날의 세계가 균형 잃은 상태에 놓이게 된 데는 우리 각자에게 어느 정도 책임이 있다. 우리 모두 부정적인 사고와 폭력, 전쟁에 수동적으로 참여했기 때문이다. 우리는 새로 발발한 전쟁이나 테러, 강도 또는 어린이 납치 같은 끔찍한 사건에 관한 소식을 들을 때마다 즉시 민감한 반응을 보인다. 전쟁을 일으킨 '침략자'를 향해 분노하며, 동정심이나 정의감에서 무고한 피해자 편을 든다. 이웃이 강도를 당하면 우리 집이 다음 차례가 될 수 있다고 생각하여 분통을 터뜨리거나 두려워한다.

그런 반응이 옳은 듯싶지만 어느 한쪽 편을 들거나 비판하는 순간, 우리는 새로운 분쟁과 범죄, 폭력의 발생을 부추기는 데 일조하게 된다. 따라서 긍정적이든 부정적이든 우리의 생각이 비물질적인 영역에서도 강력한 힘을 발휘하여 다른 사람과 사회 전체에 영향을 줄 수 있다는 사실을 깨달아야 한다. 생각이 에너지를 발생시키기 때문에 전 세계 수십억 인구가 매일 하는 생각은 세계적인 문제에 그 원래의 원인보다 훨씬 큰 영향을 미친다.

우리의 개인적인 태도와 믿음, 감정 그리고 생각은 거기에 담긴 메시지를 그 대상인 사람이나 상황에 직접 전달함으로써 우리를 우주적 네트워크와 연결시킨다. 그 네트워크에서는 모든 것이 서로 영향을 주고받는다. 그러므로 우리가 생각하고 느끼는 것이 매우 중요하다. 우리가 내면에 품고 있는 두려움이나 분노, 탐욕이 그 소통 시스템에 장애를 초래함으로써 부정적이고 파괴적인 에너지가 축적된다. 우리는 이를 집단적 스트레스라고 부른다. 하나의 도시나 국가 또는 전 세계 인구의 집단의식에 스트레스와 긴장이 축적되어 포화 상태에 이르면 모든 사회에 해를 끼치는 집단적인 재앙으로 터져나간다.

범죄는 우주적이거나 자연적인 현상이 아니다. 범죄는 사회의 특정 구역에 거주하는 사람들의 내면에 쌓인 스트레스나 불화와 직접적인 관련이 있다. 그 때문에 도시마다, 또 국가마다 범죄율이 달라진다. 한 지역 주민의 불만과 불행 수준에 따라 그곳에서 일어나는 개인적인 폭력과 범죄 행위가 얼마나 심하고 빈번해지는지 결정된다. 사회적인 집단 스트레스가 소수의 개인에 의해 분출되기 때문이다. 1996년 G7정상회의에서 빌 클린턴 미국 대통령은 대테러전을 최우선 의제로 제시했다. 이에 따라 선진국 정부는 모든 역량을 총동원해 테러리스트들을 쫓았지만 그런 노력에도 오히려 테러 활동이 더욱 증가하면서 이전보다 더 큰 위협으로 등장했다.

테러에 맞선 정부의 주된 접근법은 여전히 중세의 잔재인 억지 조치와 징벌에 초점을 맞춘다. 그러나 역사적으로 그런 방법을 써서 성과를 거둔 적은 없다. 테러 집단이 존재하고 살아남을 수 있는 것은 대중으로부터 받는 대대적인 관심과 부정적인 에너지 때문이다. 이 같은 엄청난 부정적인 에너지가 응축되면 소수의 '무법자'들이 잔혹하고 비이성적인 살인자로 변한다.

이스라엘, 스페인, 사우디아라비아, 런던 등지에서 발생한 폭탄 테러 소식을 접하는 사람은 하나같이 테러범을 비난한다. 그로부터 세계의 의식을 통해 엄청난 양의 분노와 두려움, 증오가 발생한다. 세계적인 홍보 효과가 범죄와 테러의 확산에 중요한 역할을 한다. 테러와 다른 여러 범죄를 예방하려면 가장 먼저 부정적인 뉴스의 전파를 국제적으로 금지해야 한다. 그렇게 되면 세계적인 스트레스와 긴장이 크게 줄어 범죄자를 포함한 사회 구성원 모두가 좀 더 현명하게 생각하고 느낄 수 있다.

개개인이 변화를 이끌 수 있다

러시아의 과학자들은 지진대에 거주하는 주민의 불안정한 뇌파와 지진 사이에 연관성이 있다는 사실을 밝혔다. 부정적인 에너지가 재앙의 주원인이 될 수 있다는 뜻이다. 이처럼 모든 현상에는 근원적 원인이 중요하다. 자연이나 국가의 직접적인 교정 조치는 고쳐야 하는 확실한 무엇이 있을 때만 필요하다. 사회를 개선하려면 우리는 사회 문제의 근원이 되는 우리 자신의 문제부터 먼저 해결해야 한다. 만약 우리 가운데 최소 1~2%만이라도 부정적인 세계 뉴스 전파에 수동적으로든 능동적으로든 참여하려는 유혹을 뿌리친다면 나머지 사회도 점진적으로 바뀌기 시작할 것이다.

평화로운 세계를 만들기 위해 우리 각자가 할 수 있는 가장 쉽고 가장 중요한 기여가 바로 그런 일이다. 어려운 일을 억지로 할 필요가 없다. 단지 '세계의 가십' 퍼뜨리기에 참여하지 않는 것만으로도 우리가 어질러놓은 세계를 정리하는 데 많은 도움을 줄 수 있다. 우리 가운데 더 많은 사람이 부정적인 생각과 사건을 퍼다 나르며 재활용하기를 그만두기로 마음먹는다면 세계 언론도 부정적인 뉴스 보도를 점차 줄여나갈 것이다.

주류 언론은 대부분 부정적이고 불행한 사건에 초점을 맞추기 때문에 그런 뉴스를 접하는 대중은 세상이 온통 다 그렇다고 믿을 수밖에 없다. 그와 달리 영성과 심령을 다루는 인터넷 웹사이트에 들어가보면 세계의 추세가 언론이 그려내는 것보다 훨씬 더 낫고 고무적임을 느낄 수 있다. 그게 실상이다. 우리 사회에는 보도되는 재난보다 훈훈하고 즐겁고 행복한 사건이 훨씬 더 많다.

또 언론이 전하는 탐욕과 폭력 사건보다 널리 알려지지 않은 관대함과 온정의 행동이 더 많다. 긍정적이고 희망을 주는 사건이 그만큼 많지만 언론은 거의 다루지 않는다. 하지만 그런 소식이 부정적인 뉴스만큼, 아니 그보다 더 중요하다. 긍정적인 사건이 거의 보도되지 않는 것은 언론을 소비하는 우리가 부정적인 뉴스를 선호하기 때문이다.

우리는 부정적인 뉴스 소비를 거부함으로써 세계를 더 나은 곳으로 만들 수 있다. 그렇다고 그냥 뒷짐 지고 있거나 타조처럼 모래 속에 머리를 묻고 있으라는 뜻은 결코 아니다. 그처럼 부인하는 태도 역시 세계에 도움이 되지 않는다. 세계가 도움이 필요하다는 사실을 알기만 해도 우리 스스로 그 방향으로 필요한 변화를 추구하게 된다.

그러나 정부가 명백한 실수를 저지르거나 국민의 이익을 해칠 때 우리는 종종 무기력함을 느낀다. 공적 자금의 관리 부실, 지도자의 기만, 정부의 오판 등은 부정적인 집단의식의 반영이다. 정부의 효율성은 국민 전체가 매일 만들어내는 생각과 감정, 느낌과 욕구의 집단적인 에너지가 미치는 영향에 의해 결정된다. 정부는 국민이 자신과 국가, 동포에 관해 어떻게 생각하는지를 거울처럼 비쳐 보여줄 뿐이다.

대기의 긴장이 과도하게 쌓이면 뇌우(雷雨)로 발산되듯이 국가에서도 집단적 스트레스가 정점에 이르면 국가적 위기로 출구를 찾는다. 그 힘의 강도는 국민 개개인에게 매일 축적되는 긴장과 두려움, 좌절감의 수준에 비례한다. 긴장이 포화 상태에 도달하면 아주 작은 불꽃 하나가 대형 폭발을 일으킨다. 전형적인 예가 바로 알바니아다. 대수롭지 않아 보이는 정부의 실수가 거대한 집단 분노를 촉발해 기존 정부를 전복시키고 새 정부를 탄생시켰다.

그러나 집단 스트레스가 다시 쌓이면 새 정부도 이전 정부와 똑같은 상황에 빠진다. 새로 선출된 대통령이나 총리가 비협조적인 집단의식에 직면해 무력함을 보이면 그에게 거는 기대도 서서히 사라진다. 반면 국민이 좀 더 긍정적인 믿음을 가지면 정부는 경제적·사회적·정치적 난관을 극복할 수 있는 새로운 능력을 통해 그런 집단의식을 반영하게 되고 국민은 정부에 박수를 보낸다. 어느 경우든 정부는 국가적 집단의식의 지배를 받는다.

똑같은 법칙이 질병 치료에도 적용된다. 환자를 도우려면 질병의 근본 원인과 관련지어 증상을 파악해야 한다. 증상을 가리거나 완화하거나, 또는 사라지는 것처럼 보이게 만드는 대증요법 같은 의학적 개입은 환자의 진정한 건강 회복에 도움이 되지 않는다. 병이 나은 것으로 보인다 해도 몸의 다른 곳에서 문제가 다시 나타날 가능성이 크다. 그러면 이전 병보다 다루기가 더 어려워진다.

범죄와 테러, 전쟁은 사회 전체에 영향을 미치는 근원적 '질병'의 발전 과정이 겉으로 드러난 증상일 뿐이다. 사회 문제를 효과적으로 해결하려면 갈등이 생기는 바로 그 지점에서 치유가 이루어져야 한다. 그것은 바로 사람의 마음과 생각을 말한다. '병든' 생각은 질병과 고통을 초래한다. 그러나 사랑이 담긴 생각과 느낌은 건강과 활력, 행복을 안겨준다. 가정이나 사회 또는 세계 어디서든 갈등을 해결하는 문제에서는 생각의 질이 커다란 차이를 가져온다.

생각은 드러나게 마련이다

다른 사람의 부정적인 생각에 참여할 때마다 우리 자신도 부정적이 된다. 그러나 부정성의 가림막 너머를 볼 수 있다면 무슨 일에서든 더 깊은 의미를 발견할 수 있다. 어느 쪽이든 우리는 전통적인 정보망과 병렬식으로 구성되는 우주적인 정보망에 연결된다.

세계의 모든 사람이 보이지 않는 줄에 서로 연결되어 있으며, 그 줄을 통해 개인이든 집단이든 생각의 대상에게 전자기파 메시지가 전달된다고 상상해보라. 실제로 우리가 무언가를 생각할 때 바로 그런 일이 일어난다. 다른 사람의 부정적인 생각을 단순히 관찰하거나 또는 거기에 참여하면 기존의 부정성이 더욱 강하게 활성화된다. 그럼으로써 우리는 의도치 않게 가정과 지역사회 또는 세계에서 파괴적인 경향을 더욱 증폭시키는 데 기여한다.

우리가 TV나 컴퓨터 같은 전자적 또는 전자기적 통신 수단을 통해 연결될 때 서로에게 긍정적이거나 부정적으로 영향을 미칠 수 있는 우리의 능력은 크게 증가한다. 뉴스는 실시간으로 전 세계에 전송된다. 만약 어느 국가에서 게릴라 조직이 무고한 시민을 인질로 잡았다면 한쪽에서는 납치 행동을 지지하고, 다른 쪽에서는 그런 행동을 비난한다. 뉴스가 매체를 통해 전해질 때마다 세계 여론에 양극화 현상이 나타난다.

이런 현상은 사람들의 마음속에 다양한 형태의 생각을 만들어낸다. 세계 도처에서 수백만 명이 그들의 마음속에서 분노와 비판이라는 총탄으로 납치범들을 '총살'한다. 지역마다 시간대가 서로 다르기 때문에 세계 전체로 보면 이 같은 상상 속의 폭력이 하루 종일 끊이지 않는다. 전쟁은 싸움터에서만 일어나는 게 아니다. 안방에서 TV나 컴퓨터, 스마트폰으로 납치 뉴스를 보는 사람의 마음속에서도 전쟁이 치러진다.

이런 비극적인 광경을 화면으로 지켜보면서 어느 한쪽 편을 들거나 감정적인 스트레스를 받을 때마다 우리도 그 분쟁의 적극적인 참여자가 된다. 우리의 생각이나 느낌이 한쪽 집단을 비난하면 그 집단은 더욱더 공격적으로 반응한다. 서로의 생각을 전달하는 우주적인 네트워크에 우리가 직접 연결되어 있다는 뜻이다. 그에 따라 우리와 같은 생각으로 뉴스를 소비하는 수많은 사람과 그 집단은 오히려 분쟁을 키우게 된다. 타오르는 불에 기름을 끼얹은 셈이다.

멘탈 전쟁 끝내기

이와는 대조적으로 어느 한쪽을 편들거나 비판하지 않고 피해자와 가해자 모두에 대해 진심으로 온정과 사랑이 가득한 생각과 느낌을 가진다면 그것이 우주적인 생각의 네트워크에 연결되면서 상황을 개선하거나 분쟁과 갈등을 해소하는 데 큰 도움이 된다. 우리는 무엇을 관찰하거나 목격하면 곧바로 그것의 참여자가 된다. 예를 들어 격투기 세계 챔피언 경기가 진행되는 동안 수백만 명의 관람자들이 서로 연결되는 생각의 에너지 전송 네트워크가 생성되면 분노와 공격성 같은 폭력적인 정서가 집단의식에 침투한다. 그로 인해 거리의 소요 사태, 범죄, 테러가 증가할 수 있다. 나쁜 것은 더 나빠지고, 좋은 것도 나빠지기 시작한다. 우리의 개인적인 행복도 흔들린다.

TV로 폭력적인 경기를 시청하거나 전쟁 관련 뉴스 또는 액션 영화를 볼 때 배우자나 친구에게 신체운동학에 따라 맨손 근력 검사를 부탁해보라. 화면을 통해 보는 장면이 무섭거나 불쾌하게 느껴지면 근력이 감소함을 확인할 수 있을 것이다. 그럴 때 자기 몸의 에너지가 얼마나 빨리 약화되는지 살펴보라. 부정적인 생각은 체내 순환계의 기능을 방해하고 독소를 생성함으로써 필수적인 에너지의 흐름을 가로막는다. 몸의 한쪽에서는 에너지 축적이 과도해져 파괴적이 되면서 몸의 불편을 초래한다. 반면 다른 쪽에서는 에너지가 고갈되면서 몸이 허약해지고 피로를 느낀다.

모든 종류의 정보가 우주적인 생각의 네트워크에서 서로에게 전달된다. 대중 매체는 이런 시스템의 한 면일 뿐이다. 미디어는 사건에 관한 뉴스를 우리의 뇌와 감정 센터인 마음으로 곧장 주입한다. 생각의 힘은 그 생각을 구체적인 화학 물질로 전환할 수 있다. 그 물질은 행복 호르몬이 될 수도 있고, 스트레스 호르몬이 될 수도 있다. 하지만 나 자신의 생각이 갖는 힘도 다른 사람으로부터 받는 생각의 힘보다 결코 약하지 않다.

세계가 어떻게 돌아가는지 알고 싶어 하는 우리의 호기심은 그런 정보를 거부하려는 우리의 의지보다 강한 경우가 많다. 거기에는 상당한 대가가 따른다. 파괴적인 에너지 네트워크에 연결되면 안팎으로부터 밀려드는 모든 종류의 유해한 영향에 취약해진다. 그에 따라 정신적·신체적·영적인 진동이 느려진다. 그러나 창의성과 발전, 긍정적인 정보에 초점을 맞추기로 결심하면 내적으로 평온한 상태를 유지할 기회가 훨씬 많아진다. 그에 따라 정신적·신체적·영적인 진동이 빨라져 우리 자신이 가족과 사회를 위한 행복과 사랑의 원천이 된다.

하지만 지금은 생각 에너지의 전송 네트워크가 주로 파괴적인 정보와 에너지를 퍼뜨리는 데 사용되고 있다. 그러나 긍정적인 변화가 임박해 보인다. 이미 세계 도처에서 많은 사람이 사고방식을 바꾸기 시작했다. 우리의 세계는 좋은 측면과 나쁜 측면을 골고루 갖고 있지만 결국 우리 생각의 산물이다. 따라서 사람들 간의 평화와 조화를 증진하는 생각이 많아지면 이상적인 세계를 만드는 기초가 마련된다.

생각은 특정 메시지나 정보를 담은 다양한 파장을 가진 파동이다. 그 생각이 우리의 '상위 자아'와 완벽하게 연결되면 그 의도를 성취할 수 있는 힘이 생긴다. 인류로서 우리는 지금 우리의 진정한 잠재력에 서서히 눈을 뜨고, 우리의 의도를 실현할 수 있는 힘을 키우는 중이다. 그 힘으로 우리는 지구를 더 살기 좋은 곳으로 만들고, 모든 인류의 운명을 바꿀 수 있다. 그러나 이 시점에서 무엇보다 중요한 것은 우리의 잠재력과 능력에 대한 확고한 믿음이다.

의심이 실패를 부른다

우리의 생각이 그 강력한 원천과 단절되면 무력해질 수밖에 없다. '나 자신이나 주변을 위해 내가 할 수 있는 일이 없는데 왜 헛수고를 하는가?'라며 자신의 능력을 의심할 때 그런 일이 생긴다. 처음에는 자신의 삶을 변화시키고 사회적인 상황을 개선하는 데 기여하겠다는 의욕을 불태우지만 의심을 부추기는 지능이 간섭하면 곧바로 모든 열의와 영감을 빼앗긴다.

'거대한 것'에 영향을 미치기엔 자신이 너무 '작다'거나, 중대한 기여를 하기에는 자신이 너무 보잘것없다고 지레짐작하여 제대로 해보지도 않은 채 실패를 인정함으로써 원래의 의도를 무효로 만들어버린다. 그러나 실제로 우리의 삶에서 정말 보잘것없는 것은 한계라는 허구의 울타리에 갇힌 우리의 생각이다. 우리의 잠재력은 실로 무한하다. 그 잠재력을 사용하지 못하도록 막는 장애물은 우리의 능력에 대한 의심이다.

이런 의심과 망설임은 지적인 이해만으로는 벗어날 수 없다. 이 책에 담긴 간단한 안내(특히 제9장 '지상의 천국으로 통하는 열두 관문')를 잘 따르면 통합과 상호 연결에 대한 인식을 강화하는 데 도움이 될 것이다. 그에 따라 의심을 떨치고 확실한 인식을 가지면 자기 내부와 주변 모두의 상황을 크게 개선할 수 있다.

사실 우리는 지금 별다른 노력 없이도 자연스럽게 우리의 그러한 바람을 실현하기 일보 직전에 와 있다. 우리가 바라는 바를 명확히 의도하고 마음속으로 형상화하면 그대로 실현될 수 있다. 그러나 우리는 늘 과거의 경험을 기준으로 현재의 능력을 판단하는 경향이 있기 때문에 그런 사실을 온전히 수용하기까지는 시간이 걸린다. 이 원칙은 건강이든, 물질적 풍요든, 영적인 성공이든 삶을 뒷받침하는 모든 것에 적용된다.

물질적인 부와 영적인 부

누군가를 머릿속에 떠올리면서 사랑스러운 생각을 하면 그 대상만이 아니라 자신에게도 희망과 조화의 메시지가 전달된다. 그 과정은 전 우주적인 송수신 네트워크의 고장을 수리하는 데 도움이 된다. 한 도시의 수도관이 막히면 그 도시의 모든 가정이 생존에 필요한 물을 공급받을 수 없다. 마찬가지로 전 우주적인 송수신 네트워크에 체증이 생기면 건설적인 에너지가 집단의식에 전달되지 않고, 우주의 에너지가 우리와 우리 주변으로 흘러올 수도 없다.

우리와 자연 그리고 동료 인간들 사이의 연결 상태를 강하게 유지하는 일은 우리 각자의 몫이다. 다른 사람들의 더 큰 물질적·영적 풍요를 진심으로 기원하면 우리 자신도 자동적으로 그만큼 받을 수 있다. 우리는 마음으로부터 무언가를 베풀고 내주려는 의도 때문에 사랑과 풍요, 행복의 회로에 자동적으로 연결된다. 그러면 똑같은 원천에서 에너지를 받아도 우리는 이전보다 더 사랑스럽고 관대하며 행복해질 수 있다. 다시 말해 자신이 무언가를 원한다면 먼저 다른 사람이 그것을 얻도록 기원해야 한다는 뜻이다.

이 같은 우주적인 네트워크 시스템에 연결되면 더 강해지고, 삶의 신체적·감정적·심리적 어려움이 줄어든다. 그러나 그 연결이 방해를 받으면 에너지가 순조롭게 흐르지 못하고 정체된다. 댐으로 가로막힌 강처럼 정체된 에너지는 엄청난 압력을 발생시켜 재앙적인 폭발로 이어질 수 있다. 원래는 생명을 유지해주던 강의 에너지가 부정적인 의미에서 너무 강해지면 댐을 무너뜨리고 그 앞에 놓인 모든 것을 집어삼킨다.

수많은 사람이 집단으로 자연의 법칙을 무시하면 생태계의 균형이 깨져 우리는 전기를 얻고 수돗물을 공급받기 위해 댐을 건설할 수밖에 없다. 강은 바다와 함께 지구의 에너지 회로 역할을 한다. 따라서 강의 흐름이 방해를 받으면 아주 강력한 파괴적 에너지가 축적된다. 마찬가지로 물질적인 부(富)도 인류 전체를 위해 순환시키지 않고 자신만을 위해 쌓으면 불행과 파괴를 초래하게 된다.

자기중심적 행동은 내적 빈곤과 외로움에서 비롯된다. 그 고통스러운 공허감을 채우기 위해 권력과 식량, 인맥, 돈, 물건 등 손에 넣을 수 있는 모든 것을 모으려 한다. 충분히 가질 수 없다는 두려움이야말로 진정한 빈곤이다. 그런 두려움은 물질적인 부를 아무리 많이 쌓아도 사라지지 않는다. 물질적인 부는 사랑과 자유 같은 내면적인 부를 얻는 데 거의 아무런 도움이 되지 않는다. 그 같은 영적인 부는 우리가 모든 기운의 순조로운 순환 속에 있을 때 자연스레 생긴다.

내적인 풍요로움을 가진 사람이 느끼는 행복은 물질적 소유의 많고 적음에 큰 영향을 받지 않는다. 강은 옛 물을 흘려보내도 언제나 새로운 물이 공급된다는 사실에서 위안과 평온함을 느낀다. 물이 사라질 수 있다는 걱정과 두려움이 없기 때문에 굳이 옛 물을 붙잡고 있을 필요가 없다. 물질적인 부는 어떠한 이유로 그것을 곧 포기해야 한다는 두려움이 없어야 큰 기쁨을 줄 수 있다. 소유를 잃을 수 있다는 두려움은 애착의 표시다. 그 두려움을 떨치는 법을 배우기 위해서는 우리가 애착을 느끼는 것을 잃어버릴 필요가 있다. 새 차와 새 옷을 구입할 수 없을지 모른다고 두려워하지 않는다면 낡은 차와 헌 옷을 끝까지 붙들고 있을 필요가 없지 않은가?

삶을 발전시키고 확장하기 위해서는 옛것을 새것으로 대체해야 한다. 삶과 풍요의 강이 순조롭게 흐르지 못하도록 가로막는 것은 두려움뿐이다. 두려움은 언젠가 터져 큰 피해를 초래할 수 있는 댐과 같다. 진정으로 풍요로운 사람은 돈을 좇을 필요가 없다. 돈이 그를 따르기 때문이다. 무엇이든 필요할 때 언제든 거기에 있다. 그의 사전에는 '걱정'이란 단어가 없다. 언제나 우주적인 공급망에 연결되어 있기 때문이다. 그는 자신이 즐겁고 창의적이며 영적으로, 또 물질적으로 부유하다는 사실을 잘 안다. 실제로 그중 하나가 없으면 삶은 불완전하다. 영적인 부와 물질적인 부 둘 다 삶의 필수적인 부분이다.

내적인 풍요와 외적인 풍요 둘 다 필요하다

물질적 소유를 포기하고 오로지 영적 문제에만 전념하는 일 역시 지혜도 용기도 아니다. 물론 지금 같은 시대에는 삶의 현세적인 문제에서 잠시 멀어지는 것도 필요하지만 깨달음을 얻기 위해 현실적인 삶의 다른 책임까지 모두 포기하는 것은 지상에서 우리의 목표 중 절반만 추구하는 셈이다. 지상에서 살아가는 우리의 목적은 물질적 세계 안에서 의식의 더 높은 차원에 도달하는 것이다.

따라서 자아의 영적인 측면과 물질적인 측면 둘 다를 똑같이 100% 추구해야 완벽한 삶을 누릴 수 있다. 영적인 빛을 통해 물질세계를 볼 때 이상적인 삶이 실현된다. 자아의 깊은 영적인 측면을 이해하면 우리를 둘러싼 물질세계 안에서도 영적인 측면을 인식할 수 있다.

우리의 3차원적 존재(몸과 주변)는 우리가 스스로 누구인지 올바로 알 때만 의미가 있다. "우리는 3차원의 세계에서 살아가는 더 높은 차원의 존재"라는 사실 말이다. 일부 지역에서는 모든 세대가 삶 전체를 영성에만 헌신하면서 물질적 현실을 무시한 결과로 기아와 빈곤, 질병, 지속 가능성 결여에 시달렸다.

이와 달리 소위 문명화된 선진 세계는 우리의 신체적인 안락과 물질적 부를 지나치게 강조했다. 그래야만 삶에서 진정한 행복을 찾을 수 있다고 말이다. 그에 따라 우리의 모든 행동과 생각은 어떤 직장을 갖고 연봉을 얼마나 받느냐에 초점을 맞추는 것처럼 보인다. 그 두 가지 조건만 충족되면 고급 자동차, 주택, 첨단 가전제품, 최신 유행하는 옷 등을 손에 넣을 수 있기 때문이다. 하지만 그런 외적인 풍요에도 불구하고 우리는 내적인 빈곤과 기아의 한계점에 도달했다. 너무 많은 사람이 스트레스와 약물 오남용, 범죄, 인생에 대한 환멸, 두려움, 외로움에 시달리고 있다는 사실은 선진 사회의 문명이 심각하게 병들었음을 말해준다.

사람은 사회적 동물이다. 혼자 고립된 상태로는 오래 살 수 없다. 특히 우리 사회는 인생을 함께 보낼 파트너를 찾는 것이 진정한 행복을 보장한다는 생각이 지배한다. 그러나 다른 사람과 함께 있다고 해서 외로움이 사라지는 것은 아니다. 많은 파트너를 구할 수는 있지만 행복은 좀처럼 손에 잡히지 않는다. 함께한다는 것은 신체적인 가까움이나 접촉만을 의미하지 않는다. 내적·외적 풍요로움을 누리려면 어디에나 존재하고 모든 생명체를 서로 연결해주는 에너지와 정보 교환의 우주적인 네트워크에 지장을 주는 방해물이 없어야 한다. 개인의 생각 하나하나가 중요하다. 그 생각이 서로에게 전달되면서 전체 시스템에 영향을 미치기 때문이다.

피로, 악순환의 시작

우리 삶에서 에너지 회로의 장애는 많은 요인에 의해 생긴다. 하지만 그 요인 전부가 '자연의 법칙에 위배된다'는 범주에 들어간다. 그 결과는 피로다. 피로는 에너지 고갈의 한 가지 형태다. 반면 수면과 휴식은 에너지를 충전하고, 몸과 마음의 활기를 되찾아준다.

예를 들어 당신이 저녁 모임이나 공항에 늦게 도착해 새벽 3시에 귀가한다고 가정해보자. 몸은 지칠 대로 지쳤지만 아침 일찍 사무실에 손님이 찾아오기로 되어 있어서 세 시간 반 정도밖에 잘 수 없다. 자명종이 두 번째 울리고 나서야 어쩔 수 없이 일어난다. 여전히 기진맥진한 상태로 사무실에 가서 골치 아픈 일을 어떻게 해낼지 걱정부터 앞선다. 평소의 자신이 아닌 것처럼 느껴진다.

평소 같으면 스스로 세운 목표를 달성하기 위해 열의를 내고 창의력을 발휘하지만 그날은 사무실에 가서 계속 멍한 상태다. 평정심을 잃은 상태에서 일이 신속히 순조롭게 진행되지 않으면 안절부절못하고 조바심을 낸다. 잔소리를 하다 갑자기 동료를 비난하며 소리를 지른다. 하지만 동료도 맞받아치면서 긴장이 고조된다.

동료는 사무실의 다른 직원들에게 하소연하며 동정을 구한다.

사무실 분위기가 분열되고 적대적으로 변한다. 당신이 얼마나 지쳤는지는 아무도 신경 쓰지 않는다. 그날 하루가 끝나면 아침보다 더 진이 빠지고 짜증이 난다. 집으로 돌아가면 긴장을 풀고 쉬고 싶은 마음이 굴뚝같지만 아이들이 다툰다. 더는 참지 못하고 험한 표정으로 아이들에게 조용히 하라고 소리친다. 아내는 집안의 경제적 사정을 논의하자고 조르지만 제발 좀 혼자 있게 해달라고 말한다. 그러자 아내도 화를 내면서 집 안 분위기가 싸늘해진다.

피로가 초래하는 스트레스

이야기는 계속 이어진다. 사무실과 집에서 해결되지 않은 문제 때문에 그날도 제대로 잠을 잘 수 없다. 다음 날 아침 겨우 눈을 뜨고 일어나지만 엄청난 피로가 몰려온다. 더 많은 문제가 생기고, 당신은 제대로 일을 처리하지 못한다며 모두를 비난한다. 친절하고 너그럽고 효율적이던 당신의 성격이 냉소적이고 조급하고 믿을 수 없게 바뀌어간다.

도대체 상황이 왜 그렇게까지 치달았을까? 한마디로 몸과 마음과 정신이 균형을 잃으면서 하룻밤 사이에 삶이 바뀐 것이다. 수면 부족으로 활력을 되찾을 수 없게 되면서 에너지 공급이 중

단되었다. 자연의 법칙이 당신의 생각과 감정과 행동을 더는 지탱할 수 없었다. 피로가 에너지 공급 회로에 합선을 일으키면서 스트레스에 크게 취약해졌다.

요즘 신규 환자의 약 92%가 피로와 관련된 문제를 호소한다. 대다수는 증상을 설명하며 "파김치가 되었다", "탈진했다", "기진맥진하다"는 표현을 사용한다. 사실 신체 및 감정과 관련된 모든 문제는 피로가 수반되거나 피로 때문에 생긴다. 모든 장기의 비효율성은 누적된 피로에서 비롯된다.

안절부절못함, 초조함, 신경과민, 마음의 긴장도 피로에서 비롯된다. "기다림에 지쳤어", "이것저것에 지쳤어", "너무 지쳐서 따지지도 못하겠어" 같은 말은 피로에 관한 무의식적이면서도 정확한 묘사다. 사람들이 살아갈 생각을 하지 못할 정도로 지쳤다고 말하는 것은 헛말이 아니다. 생명력의 흐름이 차단되어 계속 살아가는 데 필요한 에너지가 완전히 고갈되었다는 뜻이다. 만성 피로증은 치유가 시급하다는 강한 신호라는 사실을 명심해야 한다.

진정한 치유는 이처럼 합선으로 고장 난 에너지 회로의 복구에서 시작되어야 한다. 복구에는 여러 가지 방법이 있다. 다음 장에서 무엇이 생명력의 흐름에 장애를 초래하는지, 무엇이 피로를 일으키는지, 몸과 마음과 정신과 행동 등 삶의 모든 차원에서 균형과 활력을 어떻게 회복할 수 있는지 하나씩 살펴보자.

제5장

———

**원인을
치유하라**

감정은 몸의 '일기예보'

감정은 우리 몸이 의식적 존재의 순간순간마다 편안함을 느끼는지 불편함을 느끼는지 우리에게 실시간으로 알려주는 신호다. 감정에는 일기예보와 비슷한 역할을 하는 특정한 진동이 담겨 있어 우리가 자신과 다른 사람들에 관해 어떻게 느끼는지, 또 우리 삶에서 무엇이 괜찮고 무엇이 문제인지를 알려준다.

우리 몸이 살아가기 위해 알아야 할 모든 것을 보여주는 거울이라면, 감정은 그 거울에 비친 이미지다. 거울이 지저분해지면 우리의 모습 중 일부만 비추거나 왜곡된 이미지를 보여준다. 감정적으로 무감각해져서 자신에게 무슨 일이 일어나는지 이해하지 못한다면, 그건 우리 몸이 감정을 통해 전하려 하는 메시지를 우리가 무시하거나, 이해하지 못하거나, 혹은 따르지 못하기 때문이다.

감정과 관련된 모든 문제는 인식의 결여에서 비롯된다. 인식이 완전하지 못하면 우리는 자신을 정확히 알지 못하므로 삶에서 긍정적인 변화를 이룰 수 없다. 실제로 자신의 감정과 단절되어 자신이 어떻게 느끼는지 알지 못하는 사람이 많다. 그러나 마음 챙김을 수련하면 그런 상태에서 벗어날 수 있어 우리가 진실로 누구이고, 지금 어디에 있는지 깨닫게 된다. 감정에 끝까지 계속 집중하면 우리 내면에 잠들어 있는 거대한 창의력을 일깨울 수 있다. 감정은 판단이나 억압의 대상이 아니라 이해의 대상이다. 감정을 집중해서 관찰하면 그 이면의 진정한 의미를 이해할 수 있다. 그러면 어려운 상황이나 상대하기 힘든 사람에게 무의식적으로 반응하지 않고 자신의 자유의지에 따라 의식적으로 행동할 수 있다.

감정은 우리가 자신과 다른 사람에 관해 진실로 어떻게 느끼는지 몸이 우리에게 말해주는 유일한 통로이기 때문에 절대 무시해선 안 된다. 감정은 우리가 저질렀을지도 모르는 실수에 대해 우리에게 경고하고, 때로는 그 실수를 만회하도록 유도한다. 우리가 감정을 좀 더 의식적으로 표출하기 시작하면 좀 더 자유로워질 수 있다. 다음과 같은 질문은 그런 상태에 다가가는 데 도움이 된다. "지금 이 순간 기분이 어떤가? 내 몸이 나에게 무엇을 말하려 하는가? 내 몸의 어느 부분에서 분노와 좌절과 슬픔을 느끼는가? 누군가와 함께 있거나 어떤 대화를 들음으로써 나는 무엇을 얻으려 하는가?"

이런 식으로 자신에게 말을 거는 게 정신 이상처럼 보인다고? 천만에. 실제로 우리는 늘 자신과 그런 대화를 나눈다. 우리가 자연적이고 자발적인 내면의 대화를 더 많이 의식할수록 우리 몸에 관해 더 많이 알 수 있다. 몸은 감정이라는 언어를 통해 우리에게 말을 건다. 그 메시지는 외부에서 얻는 지식과 정보보다 훨씬 더 고차원적인 지침이다. 이 언어의 해독법을 올바로 배워야 건강과 풍요, 영적 지혜의 세계로 들어갈 수 있다. 그러나 감정을 억눌러 내면의 메시지를 무시하면 작용과 반작용의 악순환에 갇혀 삶의 변화나 개선을 기대할 수 없다.

감정 억압의 악순환

지금까지 살아오면서 우리는 어떤 식으로든 감정을 억눌러왔다. 우리 대다수는 어린 시절부터 부정적인 감정을 표출해선 안 된다고 배웠다. 그런 감정을 드러내면 비난받거나 저지당했다. 또 우리는 자신을 언제나 친절하고 관대하며 정직하고 행복한 사람으로 생각하고 싶어 하기 때문에 불편한 감정을 피하려 한다. 어떤 이유로 화가 나거나 좌절하거나 질투하거나 우울하다고 해도 그런 감정을 억누르며 숨기려 한다.

그러나 감정을 억누른다는 것은 쉽지 않은 일이다. 어떤 문제가 불편하게 느껴져 피하려 하면 보통은 그 문제가 더욱 불거져 떨쳐낼 수 없게 된다. 그런 '멘탈 침전물'이 시간이 지나면서 좋지 않은 성격으로 굳어진다. 또 그에 따른 죄책감 때문에 자신을 사랑하지도, 소중히 여기지도 않게 된다. 그러면서도 겉으로는 자신이 원하는 모든 것을 이룬 체한다. 하지만 내면 깊은 곳에서는 갈수록 불만과 불행과 불편이 증폭된다. 때때로 더는 자신을 억제하지 못하고 갇혀 있던 감정을 화산 폭발처럼 분출한다. 의식적인 통제가 불가능해지면서 대수롭지 않은 상황에서도 불같이 화를 낸다.

그러다가 진정이 되면 좀 더 명확하게 상황을 다시 파악할 수 있지만 이미 신체적으로, 또 감정적으로 진이 빠진 듯한 느낌을 받는다. 게다가 화풀이로 다른 사람, 특히 가까운 사람의 감정을 상하게 했다는 죄책감이 문제를 악화시킨다. 용서를 구할 용기와 겸손함이 있다면 죄책감의 짐을 벗을 수 있겠지만 대부분 자신의 속마음을 드러내 보이는 게 너무 수치스러워 죄책감마저 억누른다.

감정에 대한 몸의 반응

나는 1981년에 고대 인도에서 유래한 아유르베다 의학의 지혜를 처음 접했다. 그때는 그것이 나의 삶을 얼마나 심오하게 변화시킬 수 있으리라고는 생각하지 않았다. 하지만 그 지혜는 삶의 모든 것을 더 의미 있고 중요하게 만드는 새로운 관점을 제시했다. 아유르베다 현자들은 통합 의식의 편견 없는 관점에서 모든 문제가 '지능의 실수'에서 시작한다는 사실을 꿰뚫어 보았다. 그들에 따르면, 우리는 자신이 누구인지 모르기 때문에 어디로 가고 또 무엇을 하는지 모른다.

실제로 우리는 세계와 자신을 알기 위해 무엇에도 속박되지 않는 무한한 우주적 대(大)자아나 더없는 행복의 의식을 구하지 않고 그저 우리가 인생에서 맡은 다양한 역할에 집중한다. 그런 역할은 한계에 갇힌 소(小)자아의 정체성을 만들어낼 뿐이다. 예를 들어 나는 사무실에 있을 때는 의사 역할, 집에서는 남편 역할을 한다. 어떤 때는 아버지, 친구, 요리사, 여행자, 선생, 학생 등의 역할도 한다. 우리 삶의 대부분은 이렇게 우리가 맡은 여러 역할을 중심으로 돌아간다. 하지만 그 역할을 하는 사람이 '실제로 누구'인지는 알지 못한다. 그 결과 우리는 사랑과 능력, 안정의 원천과 단절되어 두려움을 갖게 된다. 그런 두려움을 포함한 여러 감정과 관련된 문제를 경험하면 일반적으로 다음과 같은 신체적 반응이 나타난다.

두려움 두려움은 부정적인 감정의 형태를 취하는 부정적인 인식의 한 가지 형태다. 모든 부정적인 감정은 두려움에 뿌리를 두고 있다. 그 감정은 마음의 차원에서 생기지만 몸에도 중요한 반응을 가져온다. 두려움은 체내의 모든 세포에 영향을 미친다. 특히 신장과 부신이 두려움에 가장 취약하다. 부신은 두려움에 반응하기 위해 아드레날린을 포함한 스트레스 호르몬을 혈류로 분비한다. 그에 따라 모든 세포와 근육과 장기의 기능이 크게 떨어진다. 두려움이 아주 심하면 몸이 마비될 수도 있다. 일반적으로는 두려움이 좌절로 이어지고, 좌절이 분노를 초래한다.

분노 두려움과 좌절이 충분히 쌓이면 분노가 발생한다. 그렇게 계속 축적된 분노는 '도발적' 상황을 통해 분출된다. 이때는 사소한 짜증거리도 엄청난 감정의 폭발을 일으킬 수 있다. 몸 안에서 분노가 차올라 한계에 이르면 결국 정신적 또는 어떤 경우 신체적 폭력의 형태로 폭발한다. 민감한 사람들은 그처럼 분노가 치미는 순간, 간(肝)에 통증을 느낀다고 말한다. 간에서 독소가 정체되어 쌓이면서 나타나는 반응이다. 간은 보호 조치로 다량의 지방을 방출한다. 그 지방이 혈관 속에서 굳어 혈류를 방해하면 관상동맥 심장 질환이 발생한다. 억압된 분노와 공격성은 실제로 심장을 태울 수도 있다. 심장 동맥 내부에 생기는 병변은 화상과 비슷해 보인다.

분노는 담낭과 담관, 소장의 세균군(細菌群)도 바꾼다. 화를 잘 내는 사람은 대개 간과 담낭에 담석이 많다. 담석은 소장과 위

내부의 점막을 자극해 염증을 일으킨다(필자의 책《의사들도 모르는 기적의 간 청소》에 담석을 제거하는 방법이 자세히 소개되어 있다). 예를 들어 위염과 위궤양은 스트레스나 분노와 직접 관련된 가장 흔한 정신신체 질환이다. 분노가 거듭되면 혈압이 상승하고 면역력이 약화되어 모든 질병에 취약해진다. 또한 분노는 노르아드레날린 분비를 촉발한다. 노르아드레날린은 평소에는 아주 유익한 호르몬이지만 심한 스트레스 상황에서는 매우 유해하다. 적절히 발산할 출구를 내주지 않으면 억압된 분노는 갈수록 더 강한 폭발력을 갖게 된다.

불안정감 심한 불안정감은 방광을 수축시켜 배뇨를 방해한다. 심한 경우 배뇨에 통증이 따른다. 방광 수축은 빈뇨로 이어지기 쉽다. 특히 야간에 심해지고, 화끈거리며 따가운 통증을 수반한다. 삶에서 보호받지 못하고 불안정하게 느끼는 여성들 사이에서는 방광 감염이 잘 나타난다. 또 불안정감이 심하면 방어적인 태도를 보이게 된다.

신경과민 신경과민은 독소를 만들어내 과민성 대장 증후군으로 진행되기 쉽다. 신경이 과민한 사람은 설사, 변비 또는 결장 점막 염증에 취약하다.

속상함 사랑받지 못한다고 느끼거나 마음이 상하면 심장이 눌리는 듯 가슴이 답답해진다. 속상함이 해결되지 않으면 심장 질환으로 나타날 가능성이 있다. 슬픔과 비탄은 호흡기 문제를 일으킬 수 있으며 때로는 속상함을 동반한다. 그럴 경우 폐가 너무 지쳐 자연스러운 호흡이 어려워질 수 있다.

증오 증오는 심한 집착의 한 가지 형태다. 자존감이 낮고 용서하는 능력이 없을 때 증오심과 분노가 생긴다. 그에 따라 간과 담낭에 나쁜 영향을 미치고, 결과적으로 전체 소화 과정에 문제가 생기기 쉽다. 증오는 체세포 대부분에서 아주 해로운 독소를 만들어낸다. 그 독소가 혈류로 들어가면 몸 전체로 퍼져 이해하기 어렵거나 폭력적인 행동을 일으킨다.

실패감 삶에서 좌절하거나 자신에게 만족스러워하지 못하면 장 기능이 떨어져 영양 흡수 장애를 일으킬 수 있다. 그에 따라 소장이 몸에 영양분을 충분히 공급하지 못하게 되면 유독 가스가 발생해 복부 팽만이 생기고 영양실조에 시달린다.

탐욕 등 탐욕, 집착, 소유욕은 심장과 비장 장애로 이어져 면역력 저하와 몸 전체의 에너지 분배 감소를 부른다. 내적인 만족과 성취감이 없으면 위장 문제가 자주 발생한다. 미래 사건에 대한 두려움은 신장 세포를 통해 몸 전체에 전율을 전달하기도 한다. 가까운 사람들로부터 필요한 도움을 받지 못한다고 느끼면 부신도 불안해한다. 두려움과 불안은 대장의 세균군을 바꾼다. 그에 따라 유해균과 독성 가스가 쌓이고, 가끔 변비와 설사가 교차될 수 있다.

감정과 체질

아유르베다는 모든 감정을 도샤(Dosha)라고 부르는 세 가지 체질형에 따라 분류하고 있다. 만물을 이루는 다섯 가지 요소인 에테르(공간), 공기, 불, 물, 흙의 결합 방식과 그 균형에 따라 도샤는 바타(Vata), 피타(Pitta), 카파(Kapha)로 나누어진다. 이 세 가지 도샤가 모든 정신적·신체적 과정을 유지하고 제어한다. 도샤의 균형이 깨지면 신체와 감정의 측면 모두에서 장애가 발생한다. 도샤의 균형 여부가 개인의 체질형과 특정 질병에 대한 취약성, 일반적인 면역력, 치료에 대한 반응 그리고 성격적인 특성을 결정한다.

바타, 피타, 카파 체질형의 주요 특징은 다음과 같이 요약될 수 있다.

바타형
- 마른 체형으로 골격이 작고 코가 구부러졌다.
- 움직임이 기민하다.
- 피부가 건조하거나 거칠거나 차갑거나 거무스름하다.
- 추운 날씨를 싫어한다.
- 배고픔을 잘 느끼지 못하며 소화 상태가 불규칙적이다.
- 잠에서 자주 깨거나 불면증에 시달린다.

- 열정적이고 쾌활하며 상상력이 풍부하고 예민하며 영적인 삶을 지향한다.
- 쉽게 흥분하고 기분이 변덕스러우며 예측할 수 없다.
- 정보 이해가 빠르지만 쉽게 잊어버린다.
- 걱정이 많고 작은 일에도 불안해하고 초조해한다.
- 복부 팽만과 변비에 자주 시달린다.
- 쉽게 지치면서도 과로하는 경향이 있다.
- 정신적·신체적 에너지가 간헐적으로 분출한다.
- 통증과 소음, 눈부심을 잘 견디지 못한다.

피타형

- 중간 체격이며 몸이 잘빠졌고 운동성도 좋다.
- 힘과 지구력은 중간 수준이다.
- 배고픔과 목마름을 잘 느끼며 소화를 잘 시킨다.
- 스트레스를 받으면 화와 짜증을 잘 낸다.
- 거만하고 자기중심적일 수 있다.
- 적응력이 강하고 머리가 좋다.
- 피부와 머리카락이 붉거나 점, 주근깨 등 피부 문제가 많을 수 있다.
- 체질의 균형을 잘 유지하지 못하면 일찍 탈모를 겪거나 머리가 잘 센다.

- 코가 뾰족하고 붉다.
- 시선이 날카롭고 눈이 잘 충혈된다.
- 햇볕과 더위를 싫어한다.
- 차가운 음식과 음료를 선호한다.
- 진취력이 있고 도전을 좋아하며, 무엇이든 체계적으로 잘 관리한다.
- 지능이 뛰어나다.
- 말을 간단명료하고 설득력 있게 한다.
- 식사를 거르지 않는다.
- 기억력은 중간 수준이다.
- 지도자로서 성공 가능성이 크다.

카파형

- 체격이 크고 몸이 단단하고 강하다.
- 관절이 잘 발달해 부드럽게 움직인다.
- 힘과 지구력이 좋다.
- 머리카락이 검거나 금발, 흑갈색이며 모발이 두껍고 꼬불거리며 기름기가 많다.
- 성격이 안정되고 신뢰감을 준다.
- 에너지 수준이 꾸준하며 천천히 우아하게 움직인다.
- 평온하고 느긋한 성격으로 쉽게 화를 내지 않는다.

- 피부가 부드럽고 희며, 종종 기름기가 많다.
- 핏줄과 힘줄이 겉으로 드러나지 않는다.
- 새로운 정보에 대한 이해가 느리지만 오래 기억한다.
- 잠을 길고 깊게 잔다.
- 과체중이나 비만이 되기 쉽다.
- 소화가 느리고 배고픔을 잘 느끼지 않는다.
- 잠이 지나치게 많다.
- 침착하고 정이 많으며 다른 사람을 잘 챙긴다.
- 소유욕이 강하고 완고하며, 쉽게 집착하고 편협하다는 인상을 줄 수 있다.

자신에게 해당하는 특성이 세 가지 중에서 어느 하나에 더 많이 들어 있다면 그것이 자신의 체질형일 가능성이 크다. 이제 각 체질형에 수반하는 기본적인 감정의 특성을 살펴보자. 자신의 체질형을 알면 감정적으로나 신체적으로 균형을 유지하는 데 필요한 조치를 취할 수 있다. 예를 들어 바타형은 '바타 색깔'의 세계에 산다. 그런 사람은 바타의 균형을 유지하는 것이 무엇인지 터득함으로써 그에 필요한 식품, 운동, 일상, 상황에 초점을 더 잘 맞출 수 있다. 그렇게 하면 감정에 매우 건설적이고 긍정적인 영향을 미친다.

바타 감정

바타형 체질은 다른 사람에게 영감을 주고 희망을 주는 특성을 보인다. 천성적으로 그들의 성격은 열정적이고 쾌활하며, 상상력이 풍부하고, 활기차다. 그들은 새로운 것에 호기심이 많고 그런 관심을 말로 잘 표현한다. 그들은 다른 사람을 재미있게 해주고, 지루함을 모른다.

그러나 균형을 잃으면 기분 변화가 심하고 활동이나 식사, 습관, 일상이 불규칙해진다. 한순간 즐거워하다가도 다음 순간 우울해진다. 압력을 받으면 충동적이 되고 과민해지며 불안해한다. 두려움을 느끼면 과장되게 행동하거나 지나치게 흥분하는 경향을 보인다. 그러다 탈진 상태가 되고 끊임없이 피로에 시달리며 '내면의 공허감'에 따른 우울증이 올 수 있다. 늘 무엇 또는 누구에 관해 걱정할 이유를 찾는다.

사람을 구성하는 다섯 가지 원소 중 에테르와 공기로 구성되는 바타는 세 가지 도샤 중에서 가장 중요하다. 순환, 제거, 신호 교환 등 몸 내면의 모든 움직임을 관장하기 때문에 가장 먼저 균형을 잃기 쉽다. 그에 따라 체내의 복잡한 네트워크를 통해 오가는 영양소나 산소 또는 호르몬의 흐름이 방해를 받으면 몸이 쇠약해질 수 있다. 스스로 지탱할 수 없는 상태가 되면 몸은 두려움으로 반응하고, 그 결과로 스트레스 반응(투쟁 또는 도피)이 일어난다. 신경과민이 생기는 이유다.

피타 감정

피타형 체질은 지도자 또는 웅변가 소질이 있다. 사회의 많은 지도자가 피타형이다. 그들은 신뢰성이 높다. 용감하며 모험을 좋아하고, 새로운 도전을 즐기며, 자신감이 넘친다. 천성적으로 다정하며 역동적이다. 행복하고 만족한 상태에서는 얼굴에서 빛이 난다.

그러나 균형을 잃으면 자신과 다른 사람을 심하게 비판하는 경향을 보인다. 경쟁심이 과도해져 어떤 상황에서도 반드시 이기고 성공해야 한다고 생각한다. 일중독에 빠져 다른 사람에게도 요구 사항이 많아지고, 냉소적이 되며, 실패나 외부의 비판에 견디지 못할 수도 있다. 스트레스를 받으면 분노와 짜증, 조바심이 심해진다.

카파 감정

카파형 체질은 차분하고 평온하다. 천성적으로 다정하며 용서를 잘하기 때문에 많은 사람이 좋아한다. 화를 내거나 짜증을 내는 일이 거의 없다.

그러나 균형을 잃으면 불안정감과 심적인 고통이 심해진다. 특히 체중이 과도하게 불어날 때가 그렇다. 스트레스를 받으면 어려움에 맞서지 않고 뒤로 물러서는 경향을 보인다. 환영받지 못한다고 느끼면 피해의식을 심하게 드러낸다. 그들의 불안정감은 돈 등에 대한 지나친 소유욕으로 표출된다. 일이 잘 풀리지 않으면 말을 잃고, 우울해지며, 절망한다. 또 그들의 감춰진 두려움은 경직된 행동으로 나타난다. 종종 물건이나 사람들에게 매우 집착한다. 탐욕스럽고, 약속이나 일 처리를 미루는 경향을 보인다. 내면적 신뢰성 결여를 상쇄하기 위해 몸집을 불릴 수 있다. 또 변화를 싫어하게 되면서 경직되고 완고한 성격으로 변하기 쉽다.

모든 억압된 감정은 바타의 불균형을 초래한다. 그렇게 되면 피타와 카파도 불안해진다. 억압된 감정의 첫 효과는 아그니(Agni)의 억제다. 아그니는 소화와 신진대사를 관장하는 생물학적 불('소화의 불'이라고도 한다)이며, 자가면역 반응이다. 아그니가 강하면 몸과 마음과 영(靈)이 건강해진다. 따라서 감정의 균형이 건강과 행복의 전제 조건이다.

몸의 언어

몸은 감정이라는 언어를 사용하여 우리에게 메시지를 전한다. 감정을 통해 우리의 주의를 끌고, 우리와 소통하면서 행복한지 또는 무슨 문제가 있는지를 알려준다. 감정을 뜻하는 영어 단어

'emotion'은 'motion(움직임)' 또는 'movement(이동)'에서 유래했다. 무엇인가가 정신적 차원에서 우리를 움직인다면 우리는 그것을 신체적 차원에서도 표출한다. 다시 말해 감정을 외부로 드러낸다(emote)는 뜻이다. 풀기 어려운 문제와 막중한 책임을 어깨에 짊어진 것처럼 느끼는 사람은 몸의 움직임에서도 그런 느낌을 그대로 보여준다. 고개를 숙이고, 눈은 아래쪽을 향하며, 등은 굽고, 어깨는 앞쪽으로 구부정해진다. 숨 쉬는 것조차 힘들어 보인다. 바타형 사람이 난관을 만나면 그런 반응을 보일 가능성이 가장 크다.

마찬가지로 깊은 슬픔을 느끼는 사람은 눈이 슬프게 보이고, 피부가 윤기와 생기를 잃는다. 몸도 무거워 보인다. 세 가지 체질형 중에서 카파형 사람이 다른 체질형보다 이런 반응을 더 명확히 보여준다. 피타형 사람이 분기탱천하면 말 그대로 피가 '끓어오른다'. 체온이 오르고, 혈액이 얼굴로 모이며, 얼굴이 붉어지고, 표정이 일그러진다.

반면 행복한 사람은 얼굴 근육에 긴장이 풀려 매우 편안해 보이고, 부드럽고 자연스러운 미소를 짓는다. 얼굴의 근육 하나하나는 우리 몸속의 장기나 체내 시스템과 연결되어 있다. 스트레스나 긴장으로 인해 하나의 근육이 팽팽해지면 그에 상응하는 장기도 같은 반응을 보인다. 그에 따라 몸과 마음 전체가 더 긴장하게 된다.

이와 달리 미소를 지으려고 얼굴 근육을 움직이면 그 근육에 해당하는 장기의 기능이 개선될 뿐 아니라 행복한 감정도 생긴다. 1980년대에 실시된 한 실험에서 그런 사실이 입증되었다. 연구팀은 실험에 자원한 사람들에게 슬픈 표정, 화난 표정, 행복한 표정을 짓도록 했다. 그들은 화난 표정을 지을 때 실제로 짜증과 분노를 느꼈다. 슬픈 표정을 지으면 따돌림을 당한 것처럼 느끼거나 외롭다고 느꼈다. 행복한 표정을 지으면 실제로 쾌활해졌다. 몸의 아주 작은 활동도 전부 다 뇌에 전달되어 신경 전달 물질의 분비를 촉발한다. 행복한 표정은 행복과 관련된 신경 전달 물질을 분비해 몸 전체에 긍정적인 영향을 미친다. 따라서 아침에 거울을 보며 웃거나 미소 지으려고 노력하면 그날 하루 종일 기분이 좋을 수 있다.

말기 암 환자가 세 달 동안 코미디 영화와 드라마를 보면서 계속 웃었더니 암이 저절로 나았다는 사례가 있다. 의학계도 처음엔 놀라워했다. 폐암에 걸린 그 환자는 병실에 누워 있으면서 며칠 정도밖에 살 수 없다는 의사의 말을 우연히 엿들었다. 이에 그는 퇴원해서 '남은 나날'을 실컷 웃으며 보내기로 마음먹었다. 그 결심이 실제로 자기 목숨을 구하리라고는 생각도 하지 못했다. 그는 몇 주 동안 신나게 웃고 난 뒤 다시 병원으로 돌아가 검사를 받았다. 희한하게 의사들은 암의 흔적도 찾을 수 없었다. 이 사례는 웃음의 치료 효과에 관한 심층적인 연구로 이어졌다.

지금은 웃음 요법이 주요 질병 치료에 도움을 주는 검증된 기법으로 자리 잡았다. 현재 미국의 많은 병원이 환자들에게 코미디 영화를 볼 것을 권장한다.

몸은 들어오는 모든 감정 데이터를 바탕으로 기능하지만 다른 한편으로 몸의 움직임 하나하나가 감정을 생성하기도 한다. 눈을 들어 똑바로 쳐다보고, 고개를 들고, 어깨를 젖히는 자세 전환만으로도 짓눌린 느낌에서 쾌활하고 희망적으로 감정을 바꿀 수 있다.

자연 세계는 우리에게 부정적인 감정을 다루는 방법을 가르쳐 준다. 예를 들어 살쾡이는 사냥하던 먹이를 놓치면 소리를 지르거나 공중으로 뛰어오르거나 잠이 들 때까지 자기 털을 핥으면서 좌절감을 해소한다. 그리고 깨어나면 언제 사냥에 실패했느냐는 듯 새로운 마음으로 다시 먹이 사냥에 나선다. 그런 행동으로 좌절감을 해소하지 않는다면 가슴 아픈 실패의 기억 때문에 사냥에 자신감을 잃을 수 있다.

또한 우리는 몸의 자세를 바꾸거나 활동 양상을 달리함으로써 좌절과 분노 또는 실망으로 쌓인 스트레스에서 벗어날 수 있다. 기공, 태극권, 요가 같은 기 운동이 몸과 마음에 매우 큰 치유 효과를 가져다주는 것도 그 때문이다. 아유르베다는 마치 살쾡이가 그러듯이 매일 자신의 온몸을 마사지함으로써 긴장을 해소하는 방법을 권장한다. 마사지는 몸의 모든 근육을 풀어주고, 억압된 감정도 사라지게 해준다.

일반적으로 부정적인 감정은 건강에 도움이 되지 않는 생활 방식을 과감하게 바꾸라는 신호로 해석해야 한다. 따라서 역설적이지만 그런 감정이 우리를 더 큰 행복과 지혜로 안내하는 길잡이 역할을 할 수 있다. 우리가 귀담아듣는다면 이 내면의 '교사'인 감정으로부터 우리 자신에 대한 모든 것을 배울 수 있다. 이와 관련해 부정적인 감정을 유익하고 긍정적인 경험으로 전환하는 간단한 기법 몇 가지를 소개한다.

감정의 전환

아유르베다는 감정의 억압과 표출 둘 다를 권장하지 않는다. 어느 쪽이든 부작용이 크기 때문이다. 그러므로 감정을 억압하거나 표출하는 대신 감정의 근원과 의미를 올바로 이해하고 거기서 교훈을 얻어야 한다. 물론 쉬운 일은 아니다. 특히 감정적으로 격한 상태에 있을 때는 더더욱 어렵다. 감정을 바람직하게 다루고 거기서 교훈을 얻으려면 먼저 감정으로부터 자신을 분리한 뒤 감정이 오가는 모습을 관찰할 수 있어야 한다. 감정에 휘말리지 말고 감정을 의식적으로, 객관적으로 다루면 자연적으로 그렇게 된다.

거기에는 두려움이 따를 수 있지만 그에 정면으로 맞서면 격한 감정이 생긴 원인이 사라질 수 있다. 예를 들어 화가 날 때 일어나는 모든 일을 객관적인 관점에서 자세히 관찰하라. 자신이 화내는 모습을 지켜보며 다른 사람의 말이나 행동에 대한 자신의 반응을 의식하라. 이런 관찰을 통해 분노의 본질을 알 수 있으며, 그로 인해 분노를 내려놓거나 해소할 수 있다. 그런 경험이 진행되는 과정에서 자신의 내면에 대고 계속 이야기하거나 나중에 글로 적으면 더 효과적이다.

부정적인 감정과 그에 수반되는 고통에서 벗어나려면 먼저 그 감정을 인식 속으로 끌어들이고, 처음부터 끝까지 그 감정을 관찰하고 경험해야 한다. 감정을 무시하거나 억누르는 것은 가장 큰 잘못이다. 과거에 그랬다면 다음과 같이 해보기를 권한다. 억압된 감정을 해소하는 데 도움이 될 것이다.

1. 눈을 감고 마음을 차분히 가라앉힌 뒤 호흡에 집중하라. 마음이 다른 생각으로 차 있더라도 호흡에 초점을 맞추려고 노력하라. 최소한 1~2분 정도 이 상태를 유지하라.

2. 그다음 자신의 호흡을 의식하면서 긴장이 심하게 느껴지는 몸 부위로 마음이 옮겨가도록 내버려두라. 긴장된 부위가 자연스러운 호흡을 방해하는 것을 느껴라. 긴장이 완화될 때까지 그 상태에 머물러 있으라.

3. 이제 호흡을 계속 의식하면서 마음의 초점을 다음 몸 부위로 차례로 옮겨라. 예를 들어 입술로 초점을 옮긴 뒤 호흡하고, 그다음 코로 옮긴 뒤 호흡하는 식으로 진행하라. 아래 목록 마지막의 몸 전체에 도달할 때까지 그런 식으로 계속하라. 이 과정이 끝나면 1~2분 동안 기다렸다가 눈을 떠라.

1. 입술
2. 코
3. 눈
4. 귀
5. 이마
6. 머리
7. 목
8. 가슴
9. 복부
10. 둔부
11. 등 아랫부분
12. 등 윗부분
13. 어깨
14. 팔 위쪽
15. 팔 아래쪽

16. 손

17. 손가락

18. 다리 위쪽

19. 무릎

20. 다리 아래쪽

21. 발목

22. 발가락

23. 몸 전체

이 과정을 몇 차례 반복하면 쉽게 익숙해질 수 있다. 한두 부분 건너뛰어도 상관없다. 마음의 초점이 가는 곳으로 에너지가 따라간다. 이 간단한 방법을 자주 사용하면 긴장으로 뭉치거나 팽팽해진 몸의 대근육군과 소근육군 전부를 풀고 활기를 되찾는 데 도움이 된다(감정 경험 대부분은 근육 조직의 기억에 각인된다).

이처럼 호흡과 연계된 인식 기법은 갇혔거나 억압된 감정을 풀어주고, 과거와 현재의 긴장 및 감정적 스트레스를 극복하는 데 도움이 된다. 하루에 두 번 정도 이 수련법을 실시하기를 권장한다. 의식적인 호흡(다음 항목 참조) 후와 위기 전후에 하는 게 바람직하다.

부정적인 감정을 다루는 아주 효과적인 또 다른 방법은 냉수욕이다. 별것 아닌 듯 들리지만 차가운 물이 몸에 닿을 때 생기는 충격 효과는 우리의 인식과 몸을 순간적으로 분리해주기 때문에 당면 문제로부터 어느 정도 거리를 둘 수 있다. 또한 냉수욕은 감정에서 분노와 원한, 두려움을 씻어내는 효과도 있다. 스트레스나 긴장이 심할 때마다 냉수욕이나 냉수 샤워를 하면 기분이 훨씬 나아진다.

감정 자유 기법(EFT, Emotional Freedom Technique)도 흔히 사용된다. 부정적인 감정 때문에 생긴 경락의 혼란을 14개의 경락을 두드리는 방법으로 해소시켜 치유하는 기법이다.

감정적 행복 찾기

우리는 몸과 마음 양쪽의 관점에서 감정적인 어려움에 효과적으로 대처할 수 있다. 일단 감정으로부터 자신을 분리하는 데 성공했거나, 앞에서 소개한 방법을 통해 감정을 관찰하기 시작했다면 특정 감정이 맨 처음 생긴 이유를 파악하기가 훨씬 쉽다. 감정은 우리 자신과 다른 사람을 더 나은 방법으로 이해할 수 있는 정보를 전달해주는 아주 유용한 메신저다.

조바심의 역설

애타게 기다리는 중요한 편지가 아직 도착하지 않아 안절부절

못한다거나, 기차표를 사려는데 대기 줄이 너무 길어서 좀이 쑤실 때를 경험해봤을 것이다. 짜증이 머리끝까지 나지만 다른 한편으로 생각해보면 그런 조바심이 오히려 현재의 순간에 초점을 맞추고 감정을 차분히 가라앉히는 수단이 될 수 있다. '뒤로 물러서서' 이런 동요를 좀 더 의식적으로 경험하면 조급함의 진짜 원인이 보인다. 미래에 닥칠 문제에 대한 두려움 말이다. 그 두려움이 현재의 삶을 즐기지 못하도록 방해한다. 조바심에 굴복하지 않고 그 감정을 의식적으로 수용하거나 적극적으로 경험함으로써 그 뿌리에 도달해 문제를 해결할 수 있다. 그러면 마음을 조급하게 만드는 상황을 더는 일으키지 않게 된다.

이런 방법은 감정에서 중요한 정보를 얻는 데 도움이 된다. 신체적으로, 물질적으로, 정신적으로, 영적으로 계속 발전하기 위해 우리가 지금 알아야 할 모든 것은 우리의 감정 안에 들어 있다. 따라서 어떤 문제나 의문에 대한 답을 외부에서 찾는 대신 내면에서 그 문제들을 다룬다면 훨씬 더 나은 결과를 얻을 수 있다. 왜 조급해하고 짜증을 내며 불행해하는지 자신에게 물어보라. 그런 감정적 반응을 일으키는 것이 현재의 상황인 경우가 드물기 때문이다. 조바심과 불행을 초래하는 바로 그 상황을 인내심과 행복을 되찾는 일에 역으로 사용할 수 있다. 이 원칙은 모든 감정에 적용된다. 분노나 짜증이 사라질 때까지 그냥 함께 머무르며 객관적인 관점에서 자신의 반응을 관찰하고 말로 표현해

보라. 각각의 순간에 어떻게 느끼는지 자신에게 설명해보라. 그러면 내면에 감추어져 있던 감정이 표면으로 드러나면서 쉽게, 영구히, 또 고통 없이 해소된다.

다른 사람을 변화시키려고 애쓰지 마라

감정적 스트레스의 가장 중요한 근원 중 하나는 다른 사람을 변화시키려는 시도다. 다른 사람을 변화시키고 싶어 한다는 건 자신에게 변화가 필요하다는 증거다. 다른 사람에 대한 기대는 우리 자신에 대한 기대가 충족되지 않기 때문에 생긴다. 다른 사람에게서 싫어하는 점은 우리 자신의 삶에서 고쳐야 할 것들이다. 시간과 에너지를 다른 사람을 변화시키려고 애쓰는 데 낭비하기보다 우리 스스로를 개선하는 일에 쓰는 게 훨씬 낫다. 다른 사람을 변화시키려는 시도를 포기하면 우리 마음속에 큰 짐이 사라지면서 삶의 자유를 더 많이 누릴 수 있다.

흔히 우리는 배우자나 친구나 직장 상사의 특정 습관과 행동이 우리에게 불편을 주고 못마땅하기 때문에 그 사람들을 변화시키면 우리 삶이 행복해질 것이라고 생각한다. 하지만 그건 착각이다. 다른 사람의 잘못된 행동이나 우리 마음에 들지 않는 습관에 초점을 맞추면 우리 자신에게 만족하는 것도 불가능하다. 그들의 단점을 계속 생각하다 보면 우리 삶 전체가 거기에 매몰되기 때문이다.

다시 말하지만 우리가 다른 사람에게서 '결점'을 찾는 것은 우리 자신이 진정으로 원하는 사람이 되지 못하는 현실을 반영할 뿐이다. 이제라도 그런 사실을 깨달았다면 자신을 개선하는 첫발을 내디딜 수 있다. 다른 사람에 대한 우리의 태도를 개선하면 우리에 대한 다른 사람의 태도도 저절로 바뀐다. 그러나 한 가지 반드시 필요한 게 있다. 바로 자신을 존중하는 것이다. 자신에 대해 더 낫게 생각하면 다른 사람들도 우리를 존중하게 된다. 대다수 사람은 행복해하고 친절하고 온정 넘치고 관대하고 강한 사람 주변에 있기를 좋아한다. 따라서 자신을 개선하는 것이 우리에 대한 다른 사람의 반응과 행동을 바꾸는 유일한 길이다. 다음번에 자신이 누군가의 결점을 따지고 비난하는 상황에 맞닥뜨리면 잠시 멈추고 먼저 자신의 삶에서 어떤 변화가 필요한지 곰곰이 생각한 뒤, 실행에 옮기려고 노력해야 한다.

얼마 전에 나는 어머니로부터 새로 채용된 우편집배원 이야기를 들었다. 어머니는 그가 처음 얼마 동안은 우편물을 배달할 때 인사도 안 하고 심지어 쳐다보지도 않았다고 했다. 그의 굳은 표정은 불만으로 가득했다. 어머니는 그를 측은히 여기고 언젠가는 그도 상냥하고 다정한 사람이 될 것이라 기대하며 더욱 친절하게 대했다. 그리고 몇 주 지난 뒤 집배원은 완전히 다른 사람이 되었다. 요즘은 우편물을 배달할 때마다 환한 미소를 지으며 수다를 떤다고 어머니는 말했다. 이제 그는 어머니에게 가장 먼저 크리스마스카드를 전해주는 사람이 되었다. 이 사례는 대인 관계 문제에서 우리가 노력만 하면 얼마든지 변화를 이끌어낼 수 있다는 사실을 잘 보여준다.

갈등은 성장의 기회

우리는 사람들과의 관계에서 무슨 수를 써서라도 갈등을 피하려고 애쓴다. 그러나 갈등의 씨앗이 있는데 그냥 묻어두면 그 갈등이 우리의 더 깊은 부분으로 옮겨가 다양한 방식으로 우리를 계속 괴롭힌다. 대인 관계에서 갈등의 원인이 있는데도 갈등을 피하려고만 하면 건강한 관계를 유지하기가 어렵다. 좌절감 해소와 관계 회복의 기회가 영원히 없어지기 때문이다. 누구에게도 따지는 법이 없는 소위 '예스맨'은 내면의 수많은 '노'와 저항을 억누르기 때문에 자존감이 낮다. 이런 상황은 그들의 욕구 실현도 가로막는다. 마음이 너무 나약해 자기 입장을 옹호하지 못하면 암이나 다른 심각한 질병이 생기기도 쉽다. 질병은 표출되지 않은 갈등을 몸이 다루는 또 다른 방식이기 때문이다. 그런 사람의 경우, 사랑과 관심을 얻기 위해 주변의 모든 사람을 즐겁게 해주려고 애쓰기 때문에 해결되지 않은 모든 갈등이 곪으면서 몸을 공격하게 된다.

배우자나 친구 사이에서 견해차가 전혀 없다면 그중 한 명은 자기 시간을 모두 쏟아부어 상대방에게 맞춰주느라 애쓰는 게 틀림없다. 성향과 생각이 똑같을 수 없기 때문이다. 차이점을 서로 인정하고 살아가면 개인적인 관계에서 더 큰 변화와 성장, 발전을 이룰 수 있다.

다른 사람의 관심과 사랑을 얻고 싶은 나머지, 그들에게 늘 맞춰주려고 애쓰는 사람은 자기 내부의 분열과 갈등을 만들어낸다. 그 상태가 되면 삶의 과감한 변화가 필요하다. 주변 사람들의 요구를 더는 들어줄 수 없는 상태가 되더라도 참고 견뎌야 한다. 예를 들어 당신이 너무 오랫동안 상대방을 잘 대해주었기 때문에 상대가 당신의 그런 태도를 당연하다고 생각한다면 상대역시 좀 더 자립적이 될 필요가 있다. 그동안 당신이 그에게 '없어서는 안 될 사람' 역할을 해주었기 때문에 오직 당신만이 그환상을 깰 수 있다. 당신이 일단 시간과 관심을 자신에게로 돌리면 다른 사람의 사랑을 얻기 위해 그들에게 잘해주고 싶은 욕구가 줄어들기 시작한다. 그 과정을 통해 조건 없이 진실한 사랑을 주고받는 능력을 키울 수 있다.

내면으로 방향을 튼 분노가 우울증을 낳는다

요즈음 우리 사회에는 우울증 환자가 넘쳐난다. 우울증은 우리 몸의 소화, 신경, 순환 기능을 손상하며 기쁨과 행복을 고갈시킨다. 우울증 자체는 독립적인 감정이 아니다. 그러나 우울증은 억압된 분노와 직접 연결되어 있다.

전통적인 사회 규범은 우리에게 자신의 감정, 특히 분노를 드러내지 않고 '적절하다'고 평가되는 행동 기준에 맞출 것을 강요한다. 우리는 분노가 기본적으로 나쁘고, 균형을 잃은 성격이라는 말을 귀가 따갑도록 들으며 성장했다. 또한 화가 나더라도 드러내지 말아야 한다고 배웠다. 이 불문율은 남성보다 여성에게 더 많이 적용되는 듯하다. 남자가 화를 내며 소리치거나, 물건을 집어 던지거나, 심지어 폭력적으로 바뀌는 것은 사회적으로 용인되는 측면이 있지만 만약 여자가 그런 행동을 보이면 '여성답지 않다'는 말을 듣는다.

화가 나면 입을 다문 채 홀로 있는 경향을 보이는 여성이 많다. 그러나 그들의 '조용함'은 겉모습일 뿐이다. 자신도 모르게 피해자 역할을 하며 자신의 삶을 남자들이 지배하도록 허용하면서 자기 목소리를 내지 않고 남편이 시키는 일을 묵묵히 하는 것으로 보일지 모른다. 하지만 그들은 내면적으로 엄청난 분노를 느낀다. 그에 따라 우울증이 생기고 결국 신경쇠약으로 이어질 수 있다. 우울증이 내면으로 방향을 돌린 분노라는 사실을 보여주는 임상 증거가 많다. 분노가 긍정적이고 적극적인 방식으로 해소되지 않고 수동적으로 내면에 축적되면 우울의 '감정'으로 변한다. 그 파괴력은 실로 엄청나다.

미국 국립정신건강연구소(NIMH)의 필립 골드 박사는 스트레스와 우울증이 스트레스 호르몬의 분비를 촉발하여 골다공증,

감염, 심지어 암을 일으킬 수 있다는 사실을 입증했다. 골다공증 등 뼈 질환은 요즘 여성들 사이의 주된 사망 원인이다. 현대 생활의 부작용으로 인해 이제 많은 사람에게서 스트레스 호르몬은 가끔씩 분비되는 게 아니라 언제든 분비될 수 있도록 지속적인 준비 상태를 유지한다. 그런 상태가 오래 이어지면 식욕이 사라지고, 면역 체계가 손상되며, 수면 장애와 골절을 일으키고, 손상된 세포의 수리를 가로막는다. 연구에 따르면, 만성 우울증을 앓는 여성은 스트레스 호르몬 수치가 매우 높고 골밀도가 아주 낮다.

미국 오하이오 대학교에서 실시된 한 연구는 일상적인 부부간의 의견 불일치도 특히 여성에게서 그런 호르몬 반응을 일으킬 수 있다는 사실을 보여주었다. 스트레스 호르몬 수치는 여성이 남성보다 부정적인 언행에 더 민감하다는 사실을 보여주었다. 따라서 남성보다는 여성이 우울증과 다른 질병에 훨씬 더 취약하다. 연구에 따르면, 높은 호르몬 수치가 기준 이상으로 지속되면 감염병에 걸릴 위험이 매우 커진다.

신경과학 분야의 최근 연구 결과들에 따르면, 자살 위험이 높은 환자의 경우 그렇지 않은 환자들보다 행복 호르몬으로 불리는 신경 전달 물질인 세로토닌의 수치가 20~25% 낮다. 세로토닌은 억제 반응을 제어하는 뇌 부위에서 특히 활동적이다. 세로토닌이나 그와 관련된 물질이 부족하면 스스로 행동을 제어할 수 있는 능력이 줄어든다. 그 때문에 극단적 선택을 억제하기가 어렵다.

미국에서 자살은 주요 사망 원인 중 여덟 번째에 든다. 연구에 따르면, 자살 충동은 어린 시절의 경험으로 인해 심해질 수 있다. 그 경험은 뇌 속의 세로토닌 수치에 평생 영향을 미친다. 실제로 극단적인 선택을 하는 사람 중 다수가 어린 시절에 학대당한 내력이 있다. 실험실 연구 결과는 어린 시절 결정적인 시점에 부모의 보살핌이 없으면 세로토닌 저수준 상태가 성인기까지 오래 지속될 수 있음을 보여준다.

우리는 어려서부터 사회적 순응을 강요당하며 분노를 억제하도록 배웠다. 어린아이가 원하는 것을 얻지 못하면 떼를 쓴다. 그러면 화가 난 부모는 야단을 친다. 그런 식으로 해소되지 못한 아이의 분노와 좌절감이 계속 쌓이면 체내에 화학적 불균형이 심화되어 폭발력이 매우 강한 내면의 갈등을 일으킨다. 감정 폭발을 촉발하는 모든 사례는 해소되지 않은 과거의 갈등과 관련 있다. 분노가 우울증으로 치닫기 전에 분노 문제를 적절히 다루면 우리가 다른 사람에게 투사하는 경향이 있는 우리의 약점을 파악할 수 있다. 우리가 분노를 느낄 때는 사실 다른 누군가에게 화를 내는 게 아니다. 과거든 현재든 우리가 바라는 바를 실현할 수 없는 우리의 무능에 대한 좌절이 그런 식으로 나타나는 것이다.

무엇이 분노를 촉발하는가?

가끔은 다른 사람의 성공을 지켜볼 때 화가 치밀어 오르기도 한다. 그의 성공이 나의 실패를 떠올리게 하기 때문이다. 불행하게 사는 사람은 가까운 친구가 갑자기 행복한 일을 만나면 배가 아프고 약이 올라 화를 낼 수 있다. 다른 사람의 행복을 보면 자신의 내면이 공허하고 불행하다는 것을 뼈아프게 깨닫기 때문이다. 불만이 많은 사람은 자신이 원하지만 가질 수 없는 것을 다른 사람이 가졌을 때 자기도 모르게 질투하게 된다.

다른 사람의 옷차림이나 말 또는 행동에 화가 난다면 거기에 자신의 좌절감을 투사하는 것이라고 볼 수 있다. 만약 자신이 그렇게 옷을 입거나 말을 하거나 행동하면 남들의 힐난을 받을까 두려워 그러지 못하기 때문이다. 또 우리는 부모의 특정한 면을 볼 때 화가 날 수도 있다. 우리가 하는 것과 똑같은 실수를 하고, 성격도 우리와 똑같아 보이기 때문이다.

범죄나 어린이 학대 등 불의한 일을 목격할 때 우리는 격분한다. 하지만 그 분노는 객관적인 외부 사건에 대한 반응이라기보다는 우리 자신의 과거 실수에 관한 숨겨진 기억이나 친한 친구가 우리에게 저지른 용서할 수 없는 잘못에 의해 촉발된다. 분노는 우리 내면 깊숙한 곳에 오랜 분개가 남아 있을 때 폭발한다. 사랑이 가득한 사람은 어느 누구에게도 화를 낼 이유가 없다. 그런 사람은 분노를 통해서는 자신에 관해 배울 게 없기 때문에 화를 내지 않는다.

"할 수 있다"와 "하지 않을 수 없다"

또한 분노는 우리 삶에서 무언가를 하지 않을 수 없다는 태도에서 비롯되기도 한다. 우리는 부모나 친구 또는 직장 상사에게 힐난을 받을까 두려워 우리의 행동과 행위를 정당화하려고 무엇을 "하지 않을 수 없다"라는 말을 사용하기 쉽다. "하지 않을 수 없다, 또는 반드시 해야 한다"라는 말은 우리에게는 선택의 여지가 없으며 스스로 결정을 내릴 자유가 없다는 사실을 무의식적으로 인정하는 것이다. 그래서 화가 나고 자존감이 낮아진다.

하지만 무엇을 "하지 않을 수 없다"라는 표현 대신 무엇을 "할 수 있다"라는 말을 사용하면 곧바로 선택의 여지가 커진다. "할 수 있다"라는 표현은 선택의 자유를 주지만 "하지 않을 수 없다"라는 말은 선택의 가능성을 완전히 차단한다. "오래 못 본 고모를 뵈러 가지 않을 수 없어"라는 말은 "오래 못 본 고모를 뵈러 갈 수 있어"라는 말과 어감이 판이하다. 이 두 표현은 몸과 마음에 상반된 영향을 미친다. 학력고사에 최선을 다하고 싶고 또 그렇게 할 수 있다고 생각하기보다 학력고사를 반드시 잘 치르지 않으면 안 된다고 느끼는 학생은 스트레스 호르몬 수치가 매우 높고 면역력이 저하될 수 있다. 시험만이 아니라 우리가 하는 모든 일에도 같은 원리가 적용된다. 이처럼 다른 사람의 기대에 맞춰야 한다는 부담이 스트레스의 주된 원인으로 작용한다.

우리는 말로 자신을 어떻게 표현하는지 객관적인 관점에서 의식적으로 관찰함으로써 스스로에게 가하는 제약을 인식할 수 있다. 그런 제약이 신체적인 문제로 나타나기도 한다. 다른 사람의 기대가 나의 삶을 지배하도록 허용할 수 있는 사람은 나 외에는 없다. 또 그런 제약은 마음속에만 존재하기 때문에 다음의 방법으로 자신을 재프로그램함으로써 그 환상에서 벗어날 수 있다. "내가 '할 수밖에 없어'라는 말을 할 때마다 잠시 멈춰 그 표현을 '할 수 있다'는 말로 바꾸려고 노력하겠다." (이 문장을 크게 소리 내어 외쳐라. 한 번만 하는 것으로도 충분하다.) 그렇게 하면 우리의 인식이 현재의 순간에 집중된다. 우리가 가진 힘의 실질적인 원천이 거기에 있다. 그 결과 우리는 완전한 자유를 느끼며 자신과 주변의 모든 사람에게 가장 이로운 방향으로 결정을 내리고 변화를 이룰 수 있다.

'노'라고 말해도 괜찮아!

또한 분노는 우리가 '노'라고 말할 수 없어서 하기 싫은 일을 그냥 하겠다고 동의할 때 생긴다. 대개 우리는 상대방이 '예스'라는 대답을 원한다고 여기기 때문에 그렇게 말해야 한다는 의무감을 갖는다. 만약 '노'라고 말하면 서로 간의 관계에 문제가 생기거나 상대방의 호감을 살 수 없다고 생각한다. 이런 '예스 태도'는 교육, 종교, 성별, 계급과 연결된 행동 규범과 뿌리 깊은 믿음의 결과일 수 있다. 만약 누군가가 나보다 더 강하고 영향력이 크다고 느끼면 나는 그의 요청에 '예스'라고 말할 가능성이 높다. 직장 상사가 비근한 예다. 반면 부하 직원에게는 더 편하게 '노'라고 말할 수 있다.

'예스'라고 말할 줄밖에 모르는 사람은 대부분 자존감이 낮다. 사회에서는 그런 사람이 남을 돕기 위해서라면 무엇이든 하려는 가장 이타적인 사람으로 비칠지 모른다. 하지만 그들의 이타심은 자존감이 낮다는 표시다. 그들은 사람들이 자기에게 고마움을 표하고 자기를 사랑하도록 만들기 위해 스스로를 희생한다. 그러나 거기에는 큰 대가가 따른다. 그들의 성격은 자기희생, 좋은 사람 되기, 늘 다정하고 행복해 보이려는 욕구로 특징지을 수 있다. 그러다 보니 자신에게 쏟아부을 시간이 없어 내부적으로 무너지기 쉽다. 사랑은 자신을 노예처럼 내주는 것이 아니다. 그렇게 하면 자신도 모르게 억울한 감정에서 원망이 싹튼다. 오히려 사랑은 남보다 자신의 삶을 더 존중하고 귀중하게 여기는 데서 시작된다. 그러면 내면의 사랑이 넘쳐나 다른 사람에게까지 흘러간다. 그런 사람에게는 주고받으며 나누는 것이 아주 자연스럽다. 누가 주고 누가 받았다는 사실을 굳이 따질 필요가 없기 때문이다.

'예스'와 '노'는 둘 다 삶의 부분들이다. 좋게 느끼면 '예스'라 대답하고, 싫어하는 일에는 '노'라고 말하라. 자신의 직감을 거스르면 내면의 갈등이 생기고 그에 따라 온갖 부작용이 발생한다. 반면 직감을 따르면 해결책이 보이고 새로운 기회가 열린다. 물론 '노'라고 말하면 당장은 일자리를 잃거나 파트너와 갈라서는 위험이 따를 수 있다. 그러나 장기적으로 보았을 때 자신의 내면적인 느낌을 존중하는 것이 더 이롭다.

자신에게 솔직한 것이야말로 가장 높은 차원의 정직이며, 그것만이 지속적인 행복을 보장해준다. 내면의 느낌을 자신이나 다른 사람에게 숨기는 것은 자아가 이상적인 이미지에 맞추려 하기 때문이다. 또한 다른 사람에게 정직하다는 것은 자신이 진짜 누구인지, 본심이 무엇인지 보여주기를 두려워하지 않는다는 뜻이다. 자기 자신에게 정직한 만큼만 다른 사람에게도 정직할 수 있다는 사실을 명심해야 한다.

우리는 문화적으로 '예스'라고 말하면 호감을 사고, '노'라고 말하면 미움을 받는다고 배우며 자랐다. 그래서 대다수는 의사소통의 '예스 버전'을 선호한다. 특히 직장 상사 또는 자신과 가까운 사람과 관련된 문제에서 그렇다. 어린아이는 싫으면 '노'라고 말하기를 서슴지 않는다. 그렇게 반응해도 부모는 여전히 자신을 사랑한다는 사실을 본능적으로 알고 믿기 때문이다. 하지만 그런 아이도 성장하면서 '예스'라는 작은 단어로 사랑을 '구입'하도록 배운다. 이런 현실이 무의식중에 그의 내면에 분노를 쌓는다.

실제는 '노'라고 말하는 게 옳은데도 '예스'라고 하면 내가 진짜 하고 싶은 것과 다른 사람이 나에게 기대하는 것 사이에서 내면적인 갈등이 생긴다. 부모나 교사 등의 권위를 가진 사람들이 만든 자기실현적인 규칙과 미묘한 협박 또는 뇌물이 우리에게 상대방이 바라는 대로 따르라고 가르쳤다. 그에 따라 '예스'라고 말하는 것이 우리가 원하는 것을 얻는 유일한 방법인 듯 보였다. 하지만 우리는 그로 인해 혹독한 대가를 치러야 했다. '노'라는 대답이 불러올 결과를 마주 보기 두려운 까닭에 좌절과 분노, 불안과 죄책감이 커질 수밖에 없다. 그런 감정이 정직하고 걱정 없는 존재가 될 수 있는 우리의 타고난 능력을 대체하기 시작했다. 더욱이 그게 전부가 아니다. 우리는 계속 성장하면서 다른 사람을 우리 뜻에 맞추도록 만드는 똑같은 방법을 배우기 시작했다.

여기서 한 가지 명심할 점이 있다. 우리가 솔직하고 정직하기를 상대방이 원한다는 사실이다. 예를 들어 어떤 행사에 우리를 초대했을 때 우리가 싫은데도 수락하기보다는 진심을 보여주기를 원한다. '노'라고 하고 싶은데 '예스'라고 하면 거짓말이라고 하겠지만 사실은 '자기 부인'이다. 따라서 다음에 '노'라고 말하고 싶은데 '예스'라고 말한다면 자신에게 분명히 경고하라. "진심이 아닌데도 또 '예스'라고 답했다." 그렇게 자신을 상기시키면 과거의 무의식적인 '예스 태도'를 의식적으로 인식하게 되어 대답을 번복해 진심을 밝힐 수도 있고, 거기서 교훈을 얻어 다음부터는 그렇게 말하지 않을 수 있다. 인식은 감정에서 교훈을 얻는 가장 빠른 방법이며, 삶에서 감정과 관련된 문제를 극복하는 안전한 방법 중 하나다.

활기찬 운동도 억압된 분노를 다스리는 데 도움이 된다. 운동은 몸에서 과다한 노르아드레날린(분노와 관련된 화학 물질)을 제거해준다. 운동은 몸의 화학적 균형을 회복시키고, 자존감을 높여준다. 또 친구에게 자신의 감정을 털어놓거나, 글로써 분노를 표현하거나, 상담을 받거나, 명상을 하는 것도 분노와 같은 파괴적인 감정을 누그러뜨리는 데 좋다. 이런 방법은 마치 압력밥솥에서 증기를 방출하는 것과 같다. 동시에 감정으로부터 더 깊은 통찰을 얻을 수도 있다.

분노와 좌절에 자주 시달리게 되면 간과 담낭에 담석이 많이 생긴다. 해묵은 원망과 억압된 분노를 빠르게 해소하는 방법 중 하나는 여러 차례의 간 청소를 통해 담석을 제거하는 것이다. 담석으로 담관이 막혀 담즙의 흐름이 차단되면 에너지와 즐거운 감정이 줄어들고 분노와 좌절이 심해진다. 담석은 짜증과 분노를 끊임없이 부추긴다. 먼저 담석을 제거하면 분노의 감정을 다루는 앞의 방법들이 훨씬 더 효과적일 수 있다.

반려동물의 혜택

반려동물과 함께 생활하면 감정의 균형을 이룰 뿐 아니라 질병 예방도 가능하다. 1992년 호주 멜버른의 베이커 의학연구소가 20~60세에 이르는 5,000명을 대상으로 실시한 연구는 반려동물과 함께 생활한 남성의 콜레스테롤과 중성 지방(심장병과 관련이 있다)이 크게 감소한 것을 보여주었다. 더구나 혈압도 남성과 여성 모두에서 반려동물이 없는 사람들보다 상당히 낮았다. 이 결과는 반려동물의 종류나 주인의 식단 또는 체중, 흡연 여부와는 상관없이 도출되었다.

　반려동물을 손으로 쓰다듬는 데서 얻는 긍정적인 감정은 몸과 마음을 차분하게 해주고, 심장병의 주요 위험 요인들을 크게 줄여준다. 반려동물과 놀아주거나 그냥 지켜보는 것만으로도 소통의 연결 고리가 만들어져 사랑과 기쁨을 얻을 수 있다. 동시에 생리적으로도 우리에게 긍정적인 변화가 일어난다. 따라서 반려동물은 정서적으로만 아니라 신체적으로도 우리에게 많은 혜택을 준다.

　반려동물도 우리에게서 혜택을 얻는다. 우리가 동물에게 보여주는 사랑 때문이다. 오래전 토끼를 대상으로 한 연구에 따르면, 사람의 따뜻한 감정이 동물에게 치유 효과가 있다. 연구팀은 토끼들에게 지방이 과다하게 포함된 사료를 먹였다. 그 사료를 먹은 토끼들에게 동맥경화증이 생겼고, 그 증상은 심장병으로 이어졌다. 그러나 한 그룹의 토끼들은 30%만 심장병에 걸렸다. 연구팀은 이해할 수 없었다. 그런 차이를 가져올 만한 물리적 요인이 전혀 없었기 때문이었다.

연구팀이 알아본 결과, 그 그룹의 토끼들을 맡은 학생이 그냥 사료만 준 게 아니라 토끼들을 우리에서 데리고 나와 사랑스럽게 속삭여주고 노래도 불러주고 쓰다듬어주고 안아주었다는 사실을 확인했다. 그 토끼들은 사랑스러운 돌봄을 받는다고 느꼈다. 그 토끼들은 사료에 들어 있는 과다한 지방을 나머지 그룹과는 다른 경로로 대사할 수 있었다. 또한 면역력도 강해 사료의 독성에 충분히 맞설 수 있었다. 사료는 똑같았지만 이 그룹의 토끼들은 특별한 한 가지 혜택을 누렸기 때문이다. 그것은 바로 학생의 넘치는 사랑이었다.

똑같은 원리가 사람에게도 적용된다. 주인의 손을 사랑스럽게 핥아주고 주인의 귀가를 고대하는 반려견은 주인의 몸에서 행복 호르몬과 항암 물질이 다량으로 분비될 수 있게 해준다. 동물은 순수하고 자연스러운 행동을 보여주고, 완벽한 건강이 가능하다는 사실을 상기시켜주기 때문에 우리를 행복하게 해준다. 동물을 곁에서 지켜보면 우리가 자연 세계와 재연결하는 데 도움이 되고, 우리의 정서 생활에도 균형을 잡아준다.

잘 먹으면 기분도 좋아진다

무엇이 기분을 변화시키는가

우리가 식품을 선택하거나 먹는 것도 감정 상태의 영향을 크게 받는다. 예를 들어 마트에서 쇼핑할 때 수많은 식품 중에서 우리가 하는 의식적·무의식적 선택은 주로 그 당시 우리가 느끼는 감정에 좌우된다. 삶에서 '달콤함'이나 만족감이 부족하다고 느낄 때는 과일이나 채소 진열대보다 과자나 케이크 진열대로 향할 가능성이 크다. 또 혈당 수치가 떨어지면 초조해지거나 기분이 우울해질 수도 있다. 그럴 때는 불안을 달래기 위해 빠른 해결책을 찾는다. 초콜릿 바나 케이크 한 조각 또는 사탕이 곧바로 당에 대한 갈망을 해소하고 혈당을 올려준다. 그러면 에너지가 회복되어 기분이 좋아진다.

하지만 안타깝게도 이런 상태는 결코 오래가지 않는다. 단것을 먹은 뒤 혈당 수치가 더 빨리 높아질수록 그 상태가 끝났을 때 혈당 수치가 더 빨리 떨어진다. 그러면 또다시 몸이 경보를 울려 불안과 초조를 부른다. 당에 대한 갈망이 다시 커지면서 단것을 더 많이 먹고 싶어진다. 몸이 부서지는 것처럼 느낄 수도 있다. 중추신경계에서 뇌 기능에 필요한 영양분이 고갈되기 때문이다.

일반적으로 건강에 좋은 식품은 뇌에도 좋다. 뇌 무게는 체중의 약 50분의 1에 불과하지만 뇌는 몸의 다른 어떤 부위보다 다음의 기본 영양분을 더 많이 필요로 한다.

- 연소용 산소와 연료용 포도당을 통해 공급되는 에너지
- 아미노산으로 구성된 효소와 단백질
- 아미노산이 적절히 기능하도록 해주는 비타민

다른 영양분에는 미네랄, 미량 원소 그리고 세포막 형성에 도움을 주는 지질(脂質) 등이 포함된다. 혈당 수치가 정상이고 안정적이라면 뇌는 효율적으로 기능한다. 그러면 기분이 좋아진다. 하지만 혈당이 큰 폭으로 오르내리며 요동치면 감정의 균형이 깨진다. 또 당 수치가 너무 높으면 흥분하고, 너무 낮으면 우울해진다.

혈액 속에 당이 너무 많으면 우리 몸의 세포가 손상될 수 있기 때문에 몸은 췌장 세포가 분비하는 인슐린의 도움으로 과다한 당을 대사하고 저장한다. 과다 자극(몸의 에너지원에 대한 학대에 해당한다)은 과소 자극으로 균형을 맞추기 때문에 혈류에서 당이 정상보다 더 많이 제거된다. 그에 따라 뇌와 몸의 다른 세포들은 영양분을 충분히 공급받지 못하면서 당에 대한 갈망과 불안, 초조감이 따른다.

기분을 좌우하는 화학 물질

우리가 머리로 하는 생각과 관련된 화학 물질에는 신경 펩티드와 신경 전달 물질 등이 있다. 우리의 뇌는 생각 하나하나마다 신경 전달 물질을 생산한다. 이런 단백질 화합물은 아미노산의 다양한 사슬로 구성되며, 생각의 내용을 한 신경세포에서 다른 신경세포로 전달할 수 있다. 그래야 생각을 행동(예를 들면 팔 들기나 책 읽기 등)으로 전환할 수 있다.

뇌의 아미노산 농도는 우리가 섭취하는 음식의 직접적인 영향을 받는다. 미국 매사추세츠 공과대학(MIT)에서 실시한 연구에 따르면, 뇌의 화학 반응은 단 한 번의 식사로도 달라질 수 있다. 균형이 맞지 않는 식단과 소화불량은 뇌에 영양분 부족 상태를 일으켜 신경세포 사이의 메시지 전달력을 약화시킨다. 정서적 트라우마, 불의의 사고 또는 부정적인 경험은 전부 다 소화 기능을 방해하기 때문에 비슷한 효과를 촉발해 기분과 행동에 큰 영향을 미친다.

행복한 느낌과 관련된 뇌 화학 물질 중 하나는 앞서 언급한 신경 전달 물질 세로토닌이다. 세로토닌은 진정 효과를 내며, 소화관에서 소화 흡수되는 음식에 대한 직접적인 반응으로 농도가 올라가거나 떨어진다. 긍정적인 효과를 내는 것으로 여겨지는 또 다른 신경 전달 물질은 도파민과 노르아드레날린이다. 둘 다 정신을 기민하게 만드는 효과를 낸다.

우리는 이런 물질 없이는 아무것도 할 수 없다. 하지만 지나친 도파민 분비는 정신분열병(조현병)과 관련이 있고, 노르아드레날린 과다는 폭력적인 분노 폭발을 촉발할 수 있다. 또 당과 지방이 너무 많이 첨가된 식품은 몸에서 주요 영양분을 고갈시키며, 슬픈 감정과 우울증을 유발하는 아세틸콜린의 과다한 분비를 자극한다. 그러나 자연적으로 단맛이 나는 식품(통밀, 쌀, 과일, 채소, 식물성 지방 등)을 섭취하지 않아도 똑같은 문제가 발생할 수 있다는 사실 역시 유의해야 한다.

다른 한편으로 아주 행복한 기분일 때는 해롭다고 여겨지는 식품을 섭취해도 뇌는 '행복한' 화학 물질을 만들어낸다. 그러나 우울한 기분일 때는 주요 영양분으로 채워진 건강한 식품을 섭취해도 뇌는 '행복한' 뇌 화학 물질을 만들어내는 원재료(아미노산)의 부족 현상을 겪는다.

마음과 몸의 관계는 너무 복잡해서 간단히 설명할 수가 없다. 우리 삶을 지배하는 것이 물질보다 마음인가, 아니면 마음보다 물질인가? 둘 다 옳다. 따라서 문제는 "기분이 좋아지려면 어떻게 해야 하는가?"이다.

뇌가 끊임없이 보내는 안락과 불편의 메시지는 우리가 삶을 어떻게 사는지 판단해준다. 행복과 만족의 신호는 우리가 올바른 궤도에 올라 있다는 증거다. 부정적인 감정은 우리에게 다시 균형 상태로 돌아가도록 동기를 부여한다. 이런 동기 부여는 행복을 추구하는 우리의 본성에 바탕을 둔다. 자연의 법칙과 조화를 이루면서 살면 자동적으로 행복해진다. 따라서 우리의 자연적 본능을 재발견하고 건강한 몸에서 건강한 마음을 발달시키는 것은 전적으로 우리 손에 달려 있다.

삶을 제어하는 두 가지 중요한 요소

건강한 식단

많은 사람이 체중을 줄이거나 피부 문제 또는 특정 질병에서 벗어나려고 다이어트를 한다. 하지만 그런 목적으로 택한 특별 다이어트는 별 도움이 되지 않거나 효과가 지속되지 않는다. 그런 다이어트에서 권장하는 식단이 그 자체로는 아무리 좋아도 대부분 자신이 두려워하는 무엇과 무의식적으로 연결되기 때문이다. 그에 따라 매번 먹을 때마다 뇌와 소화계는 '두려움의 화학 물질'을 생산해 소화, 흡수, 배출 기능을 억제한다. 그 식단을 무의식적으로 두려워하기 때문에 몸은 그 음식을 항원(파괴해야 할 이물질)처럼 취급한다. 그러면 음식과민증 또는 알레르기 반응이 나타난다.

그러나 다이어트의 목적을 바꾸면 문제가 해결될 수 있다. 예를 들어 외모 개선보다 전반적인 건강을 위해 체중을 줄이겠다고 마음먹는 것이다. 무엇보다 행복을 다이어트의 최우선 동기로 삼는 것이 중요하다. 몸이 진정으로 추구하는 것은 행복이다. 행복은 음식을 포함해 어떤 활동으로도 이룰 수 있다. 식사를 행복 증진의 수단으로 삼고, 우리의 진화 욕구를 고양시킬 수 있는 순수한 식품을 선택하는 것이 가장 바람직하다. 아유르베다는 그런 식품을 사트바(Sattva) 식품이라고 부른다.

"사트바 식단은 마음을 즐겁게 하며, 몸을 안정시키고, 장수에 도움이 되며, 몸과 마음에 힘과 건강을 안겨준다. 사트바 식단은 모든 생명체의 행복과 사랑을 증진한다."

사트바 식단은 달고, 가벼우며, 액상이고, 차갑다. 다음과 같은 식품이 포함된다.

- 모유(아기의 경우)

- 기(ghee, 정제 버터)

- 버터

- 밀

- 바스마티 라이스(Basmati rice, 쌀의 일종)

- 뭉달(Mung dal, 녹두의 일종)

- 익힌 신선한 채소

- 잘 익은 과일

- 참깨

- 암염 또는 천일염

- 참기름

- 생강

- 대추야자

- 아몬드

- 꿀

- 신선한 샘물

몸과 마음을 진정시키는 효과가 있고 소화하기 쉬운 먹거리는 기본적으로 사트바 식품에 속한다. 그러나 이러한 식품도 적당히 섭취해야 한다. 또한 다음 사항에 주의해야 한다. 위의 식품 목록 중 신체운동학에 기초한 맨손 근력 검사를 통과하지 못하는 것은 신선하지 않다는 증거다. 너무 일찍 수확했거나, 반대로 수확한 지 너무 오래되었거나, 비료의 유해한 화학 물질이 들어 있거나, 장기 보존을 위해 방부제를 사용했거나, 건강에 해로운 식품이나 성분과 혼합된 것이라고 보면 된다. 아유르베다는 힘과 활력, 강한 마음과 지속적인 좋은 기분, 젊음과 장수를 증진하는 데 가장 적합한 식품이 사트바 식단이라고 판단한다. 식단에 사트바 식품을 포함시키면 불건전한 습관과 중독, 신체적 불편함이 서서히 사라진다.

생각의 힘

우리의 생각은 강한 힘을 가진 뇌의 메신저 분자로 구현된다. 따라서 생각하는 방식을 바꿈으로써 몸 상태만 아니라 대인 관계와 자신의 운명까지 바람직한 방향으로 개선할 수 있다. 예를 들어 비행기 조종사가 항로의 진행 방향을 0.5도만 변경해도 비행기는 완전히 다른 목적지에 도달한다. 생각의 방향을 미세 조정해도 같은 효과가 나온다.

가까운 사람 중 누군가가 당신을 사랑하며 소중히 여긴다고 말해주었을 때 얼마나 기분이 좋았는지 돌이켜보라. 반면 친한 친구가 등을 돌리며 당신을 아주 경멸한다고 말하면 기분이 어떨지 상상해보라. 아주 작은 정보가 인생 전체를 바꿔놓을 수 있다. 지금 자신이 살아가는 방식이 마음에 들지 않는다면 오늘 당장 새로운 결정을 내리고 노선을 바꾸라. 잠시 시간을 내어 자신이 인생에서 무엇을 원하는지 명확히 파악하고, 그 목표를 이루기 위해 노력하겠다고 결심하라.

해결책이 보이지 않는 어려운 문제에 부닥치면 자신의 세계 전체가 무너지는 듯한 느낌을 받는다. 그러나 10년 뒤의 자신을 상상하고 그 시점에서 지금을 돌아본다면 그 문제로 인해 삶이 끝나지는 않았음을 알게 될 것이다. 불가능한 것에서 가능한 것으로 초점을 옮기는 일만으로도 정상 궤도로 복귀할 수 있다. 전혀 어렵게 생각할 필요가 없다. 인생에서 곤경에 처할 때마다 다음에 소개하는 간단한 방법을 사용하라. 당면한 상황보다 더 긍정적이고 건설적인 공간으로 이동할 수 있을 것이다.

1. 기분이 좋아지는 무엇 또는 누군가를 떠올려라. 그것이나 그 사람이 나에게 얼마나 중요한지, 또 그것과 그 사람을 곁에 둘 수 있어 얼마나 다행인지를 생각하라.
2. 노숙자나 병자 또는 굶는 사람 등 나보다 더 불행한 사람들을 생각하라.
3. 내가 진정으로 바라는 것을 얻었을 때의 성취감을 상상하라.
4. 자신의 목표를 달성하기 위해 가장 먼저 무엇을 해야 할지 생각하라.

자신을 행복하게 해주는 무언가를 하지 않는 것이 삶에서 문제가 생기는 이유 중 하나다. 흔히 우리는 "내가 이토록 뼈 빠지게 일할 필요가 없다면 얼마나 좋을까?", "내가 왜 이런 일을 당해야 할까?", "인생은 투쟁이야!" 같은 말을 함으로써 부정적인 메시지를 내보낸다. 몸과 마음의 현 상태를 포함한 우리의 삶은 우리의 생각과 느낌의 산물이다. 생각은 멀리 있든 가까이 있든, 물질적이든 비물질적이든 모든 것에 영향을 미친다. 어제 자신이 무슨 생각을 했는지 알고 싶다면 오늘 자신의 몸을 살펴보라. 내일 자신의 몸이 어떤 상태일지 알고 싶다면 오늘 자신이 무슨 생각을 하는지 살펴보라. 몸과 마음의 움직임은 그에 상응하는 신경 전달 물질에 의해 제어되고 촉발된다. 아주 작은 아이디어, 욕구, 느낌, 호불호, 이해와 오해라 해도 그것이 마음을 통과할 때는 그에 해당하는 신체적 반응이 반드시 일어난다.

행복은 자연 약국의 열쇠다

우리의 뇌는 우리가 허락만 하면 세상의 어떤 약도 만들어낼 역량을 갖고 있다. 뇌는 어떤 형태든 신체적 또는 정신적 문제를 치료할 아주 정교한 약을 개발하는 데 첨단 화학 실험실이나 많은 시간이 필요하지 않다. 위에서 언급한 자연식품 성분 가운데 몇 가지만으로 어떤 증상이든 치료에 필요한 신경 펩티드와 필요한 화학 물질을 만들어낼 수 있다.

예를 들어 우리가 통증에 시달린다면 뇌는 엔도르핀과 엔케팔린(enkephalin, 가장 강한 헤로인보다 4만 배 이상 더 강력한 모르핀 형태의 화합물)을 만들어낸다. 부상을 입었을 때 뇌가 즉시 이런 약물을 만들어내지 않는다면 우리는 통증을 견디지 못해 기절하거나 정신 이상이 될 것이다.

엔도르핀은 즐거움을 경험하는 일에도 관여하기 때문에 자신이 하는 일을 즐긴다면 이런 물질이 더 많이 분비된다. 감정적인 고통에 시달리는 사람은 신체적인 통증도 느낀다. 뇌가 방해를 받아 충분한 양의 진통제를 만들어낼 수 없기 때문이다.

몸이 '암'의 조짐을 파악하고 경보를 울리면 뇌는 우리가 알아차리기도 전에 문제를 해결하기 위해 항암 물질이나 면역력을 높이는 면역 체계 자극 물질을 합성한다. 매일 우리 몸의 세포 수백만 개가 변이를 일으켜 암으로 발전하지만, 우리 몸의 면역 체계가 화학요법이나 방사선 치료 또는 수술의 도움 없이 곧바로 그들을 처리한다. 우리 몸이 그 세포들을 즉시 파괴하기 때문에 우리는 매일 생기는 수백만 개의 새로운 암세포를 걱정하지 않아도 된다.

암은 균형 잃은 감정의 신체적인 대응 현상으로 "당신의 삶에 적대적인 요소가 있다. 그것이 당신의 몸을 쇠약하게 만들고 있다"는 메시지를 전한다. 그 적대적이고 이질적인 요소에는 낮은 자존감, 억압된 감정, 자기 삶에 대한 부정적인 전망, 감춰져 있거나 실현되지 못한 욕구, 적의를 품은 파트너나 환경에 대한 방어적인 대응, 균형이 맞지 않는 식단이 포함된다. 대개는 몇 가지 요인이 합쳐져 있다. 이런 이질적인 요소를 전부 다 제거하기는 거의 불가능하다. 따라서 그것을 역이용하는 것이 더 바람직하다. 해를 주지 않고 오히려 유익한 쪽으로 전환하는 방식이다.

일반적으로 우리는 전 세계의 주요 사망 원인으로 꼽히는 심장마비, 암, 골다공증, 에이즈 등을 두고 무조건 그런 질병이 무시무시한 괴물처럼 사람 목숨을 무차별적으로 앗아간다고 보는 경향이 있다. 그처럼 심각한 질병이 생기는 근본 원인에 관해 질문을 던지는 사람은 소수에 불과하다. 이미 불거진 문제에만 모든 에너지와 노력을 쏟아부으면 그 문제가 되레 덧나기 쉽다. 따라서 그보다는 근본적으로 우리의 행복에 기여할 수 있는 것에 관심을 집중하는 편이 훨씬 낫다. 행복을 우리 삶의 동기와 목표로 삼아라. 행동에 대한 보상으로 항상 행복을 추구하라. 그러면 나머지는 저절로 따라온다. 행복이 있는 곳에는 늘 해결책이, 불행이 있는 곳에는 늘 문제가 있다.

에너지는 생각을 따라간다

에너지가 생각을 따라간다는 말을 명심하라. 질병, 배우자나 파트너와의 꼬인 관계, 돈 문제 또는 짜증 나게 하는 이웃에 에너지를 낭비하지 마라. 그런 문제에 대한 생각으로 에너지가 몰려들어 문제가 힘을 얻으면서 더 커진다. 그러면 그게 현실이라는 환상이 생긴다. 역사를 봐도 이 세계의 어떤 문제이든 간에 문제 자체에서는 해결책이 나오지 않았다. 갈등, 전쟁, 경제난, 자연재해 등은 그와 관련된 집단이나 사람들이 불가능한 쪽보다 가능한 쪽에 초점을 맞추었을 때 극복할 수 있었다. 우리 앞에는 언제나 선택의 자유가 놓여 있다. 우리가 당면한 문제에 대한 책임이 무엇에 또는 누구에게 있느냐를 따지는 데 매달리거나, 가능한 해결책을 찾거나 둘 중 하나를 선택할 수 있는 자유다. 곧 새 아침의 동이 트는데 구태여 무엇이 밤의 어둠을 초래했는지 알아야 할 필요가 있을까?

흔히 우리는 어려운 문제에 부닥치면 낙담하지만 어느 정도 시간이 지나면 그 문제가 아주 멀리 있으며, 별로 중요하지도 않았음을 느낀다. 아주 골치 아픈 문제라 해도 거기서 시선을 다른 곳으로 돌리면 그 문제가 사라지기 시작한다. 예를 들어 수면 장애로 고생한다면 잠이 오지 않는 것을 걱정하고 불안해하기보다 자신의 호흡에 집중하거나 좋은 일 또는 좋은 사람을 생각하라. 그러면 잠이 오지 않는 것도 그리 나쁘지 않다고 느끼면서 자연스레 잠에 빠져들 수 있다. 수면 장애가 지속된다면 그 상황을 자신의 삶을 좀 더 자세히 들여다볼 기회로 활용하라. 밤에 기분이 좋지 않다면 낮에도 그랬을 가능성이 크다. 수면 문제를 계기로 자신의 삶에서 무엇이 행복을 가로막고 있는지 살펴본 뒤 해결책을 찾아라.

더 보람 있는 삶을 위해 더 나은 일자리를 찾기로 마음먹었다고 상상해보자. 이에 따라 목표를 세우고, 그것을 이루기 위해 노력하는 문제에서는 대범해야 한다. 시도하기도 전에 불가능하다는 생각으로 포기해선 안 된다. 더 나은 일자리를 얻기에 자신

의 능력과 머리가 부족하다는 생각은 환상에 불과하다. 마음에
드는 일자리를 얻으려고 마음과 정신을 집중하면 능력과 머리는
저절로 따라온다. 자신이 부족하다고 계속 생각하면 스스로 한
계를 설정하게 된다. 그러나 용기를 내어 얼마든지 잘할 수 있다
고 생각하면 그 한계는 깨끗이 사라진다.

우리가 꿈을 이루지 못하는 것은 다른 사람이나 사회, 국가 아
니면 운명 때문이라며 외부 요인을 탓하기 쉽다. 흔히 그렇게 믿
고 있다. 그러나 사실은 한계에 갇힌 우리의 생각이 우리를 실
패로 이끈다. "뜻이 있는 곳에 길이 있다"는 속담은 어떤 상황
에서든, 누구에게든 적용되는 원칙이다. 인내(patience)와 뚝심
(persistence)과 끈기(perseverance)를 뜻하는 3P는 평범한 보통 사람
이 뛰어난 선구자가 되는 데 필요한 주요 자질이다. 마하트마 간
디가 고난의 삶을 견뎌낼 수 있었던 것은 더 나은 사회를 향한
그의 비전 덕분이었다. 스티븐 호킹은 루게릭병으로 모든 근육
이 마비되고 말도 전혀 할 수 없었지만 세계에서 가장 뛰어난 물
리학자 중 한 명이 되었다. 그는 자신의 장애를 비관하거나 낙담
하지 않고 자신의 가능성을 믿음으로써 인류가 우주의 기본 법
칙을 이해하고 활용하는 데 큰 기여를 했다.

세계적으로 뛰어난 운동선수들도 대부분 극심한 어려움을 딛
고 정상의 자리에 올랐다. 대다수 저명한 예술가들도 실패하고
무시당하며 인고의 세월을 보낸 뒤에야 세계 최고라는 인정을

받았다. 그 사람들에겐 공통적인 삶의 원칙이 있다. 창의적이 되는 것이 행복의 유일한 원천이라는 사실 말이다. 그래서 그들은 창의적이 되려고 더욱더 노력했다. 우리는 모두 우주 전체를 창조하고 유지할 수 있는 무한한 잠재력을 똑같이 공유한다. 그러나 자신의 잠재력을 사용하기로 결심하고 삶에서 3P를 실천하는 사람은 성공하지만 그렇지 못한 사람은 실패한다. 바로 거기서 개인적인 차이가 크게 벌어진다. 누구나 그런 결심을 할 수 있다. 지금 바로 말이다. 생각과 믿음의 초점만 바꾸면 된다.

제6장

원시 치유의
원칙과 기법

이 장은 몸과 마음 그리고 영(靈)의 모든 차원에 폭넓은 영향을 미치는 원시(原始) 치유의 원칙과 기법을 설명한다. 원시 치유의 기법은 특별한 노력이 필요하지 않을뿐더러 누구나 사용하기 쉽다. 우리가 숨을 쉬는 것처럼 자동적이고 간단하다. 호흡을 치유 효과가 있는 특정한 소리와 결합하는 방식인데, 연속적인 두 부분으로 이루어진다.

의식적인 호흡의 기적

우리의 육신적인 존재는 온전히 호흡에 의존한다. 매번 숨을 들이쉴 때마다 생명이 새로 시작되고, 마지막 한 번의 내쉬는 숨으로 생명은 끝난다. 우리는 몸의 모든 세포에 산소와 프라나(Prana)라고 불리는 생명력 또는 활력을 공급하기 위해 외부 공기를 1분에 15차례 남짓 들이마신다. 우리 몸 안에서는 초당 수

조 가지의 화학 반응이 일어나는데 그 하나하나에 프라나를 운반하는 산소가 반드시 필요하다. 따라서 호흡은 우리 가슴 안의 폐에서만 일어나는 게 아니라 '세포 안에 있는 폐'에서도 일어난다. 우리는 몸의 모든 부분으로 호흡한다. 공기의 약 21%를 차지하는 산소는 연쇄적인 화학 반응에 관여해 영양소에서 에너지를 발생시킨다. 이 에너지가 세포의 모든 활동에 필수적이다.

몸의 문제는 해당 부위에 산소의 흐름이 제한되면서 생긴다. 정상적인 상황이라면 호흡은 자동적으로 이루어져 태어나서 죽을 때까지 몸이 필요로 하는 모든 것을 충족시킬 수 있다. 그러나 우리는 때로 호흡 과정을 의식적으로 제어하기도 한다. 그럴 만한 이유가 있다.

스트레스를 받으면 스트레스 호르몬의 분비로 인해 정상적인 호흡으로는 산소가 부족해진다. 늘어난 산소 요구량에 맞추기 위해 우리는 들숨에서 가슴을 더 크게 확대해야 한다. 그 작용은 의식적인 통제가 가능한 수의근(隨意筋) 반응을 통해 이루어져야 한다. 그러나 실제 고통이 닥치면 우리 대다수는 반대로 한다. 숨을 참으며 얕게 호흡하거나 입으로 숨을 쉰다. 그렇게 하면 아드레날린 분비가 촉발된다. 그리고 몸은 산소와 프라나 에너지 부족에 시달린다. 우리는 이런 상황을 피할 수 있다. 감정적이든 신체적이든 스트레스가 가져오는 부정적인 영향(질병 등)은 '의식적인 호흡'을 통해 줄이거나 통제하거나 제거할 수 있다.

어려운 상황에 처했다면 콧구멍 부위에 주의를 집중하고 심호흡을 하라. 날숨은 자동적으로 이루어지지만 들이마시는 공기의 양은 의식적으로 제어될 수 있다. 가슴이 확장하고 수축할 때 그 움직임을 정신적으로 따라가라. 몇 번 하다 보면 날숨과 들숨 사이의 짧은 순간 동안 마음의 평안을 느낄 수 있다. 그렇게 호흡에만 집중하고 다른 데는 신경 쓸 필요가 없다. 물론 의식적인 호흡만으로 처음부터 긴장을 유발한 상황 자체를 바꿀 수는 없다. 그러나 이를 통해 갈수록 마음이 안정되면 상황에 대한 반응 방식을 바꿀 수 있다.

그런 방식은 신체적으로 쉬면서 긴장을 푸는 것과는 별도로 상상 가능한 것보다 훨씬 큰 무언가를 활용할 수 있게 해준다. 호흡을 만들어내는 창조 주체와 연결되는 것을 말한다. 그 창조 주체는 우리 의식의 깊은 곳에 들어 있는 우주적 지능이다. 그건 다름 아닌 바로 우리 자신이다.

어떻게 시작해야 할까?

편안히 앉은 자세에서 눈을 감고 원시 치유의 기법을 수련하라. 똑바른 자세로 앉아야 힘들이지 않고 편하게 호흡할 수 있다. 효과를 극대화하려면 15분씩 하루 두 차례 실시하라. 아침과 저녁 식사 후 두세 시간 지난 뒤에 하면 좋다.

눈을 감고 코끝이나 가슴에 주의를 집중하면서 들숨과 날숨을 의식적으로 경험하라. 편안하고 자연스럽게 호흡하라. 이 과정이 익숙해지면 호흡의 리듬을 더 쉽게 타면서 효과적으로 긴장을 풀 수 있다. 평온한 상태에 들어가기 위해 억지로 다른 생각을 하지 않으려고 애쓸 필요는 없다. 생각을 하지 않으려고 애쓰는 것이 오히려 이 기법의 효과를 줄인다. 생각이나 느낌 또는 감정에 휩싸이면 그대로 받아들여라. 다만 코와 가슴에 주의를 집중하면서 의식의 초점을 호흡으로 돌려라. 다른 생각이 계속 떠올라도 상관없다. 생각이 늘어나는 것은 신경계에서 스트레스가 해소되고 있다는 뜻이다. 그러면 신체적 활동이 늘어나고, 이어 생각과 감정, 아이디어 등 정신적 활동도 증가한다.

15분이 지났다고 느낄 때까지 이 과정을 계속하라. 정확히 해야 한다고 부담을 가질 필요는 없다. 호흡은 자연스러운 일이며, 거기에 주의를 집중하는 것 역시 자연스럽다. 자연이 이미 완벽하게 하고 있는 일을 누가 더 낫게 개선할 수 있겠는가? 앉은 자세에서 정상적으로 할 수 있는 것보다 더 깊이, 더 강조해서 숨을 쉬려고 애쓸 필요는 전혀 없다.

코를 통해 신선한 공기를 몸 안으로 흡입하고 사용한 공기를 내보내는 과정에 계속 집중하다 보면 자연히 마음이 점차 조용하고 평온해진다. 짧은 순간이라도 마음이 차분해지면 다른 생각이나 느낌 없이 오직 자신만을 인식하게 된다. 그 순간 우리는 자아를 깨닫게 되면서 마음이 생각을 완전히 내려놓을 수 있다. 뒤이어 몸도 긴장을 풀고 느긋해진다.

그때가 되면 몸과 마음이 완벽하게 조화를 이루어 원시 치유가 시작된다. 이런 순간을 만들어내거나 경험하기 위해 자의적으로 할 수 있는 일은 아무것도 없다. 그 순간은 아주 느긋한 상태에서 크게 기대하지 않을 때 찾아온다. 의식적인 호흡법을 꾸준히 수련하면 이 같은 느긋하고 평온한 마음 상태가 시간적으로 연장되며, 다른 정신적·신체적 활동을 할 때도 늘 그런 상태가 된다. 그리고 스트레스가 많은 상황이나 소음과 혼란 속에서도 중심을 잃지 않고 자신감 있게 차분히 대처할 수 있다. 이 경험이 충분히 깊어지면 자신의 무한한 인식이 몸과 마음의 역동적인 활동과 공존하는 수준까지 이르게 된다.

성공의 비결은 '내려놓기'

지금까지 설명한 호흡법은 자기 계발의 가장 간단한 기법이지만 그 효과는 매우 크다. 명상을 포함해 자기 계발의 여러 기법에 대한 경험이 있든 없든 의식적인 호흡은 모두에게 유익하다. 누구든 꾸준히 수련하면 더 큰 발전을 이룰 수 있다. 호흡을 비롯한 명상 분야에서는 성취 수준이 투입하는 노력에 비례하지 않고 '적게 하고 많이 이룬다'는 규칙의 지배를 받는다.

그저 '내려놓는' 능력만 있으면 된다. 내려놓는다는 것은 끊임없는 창조의 한 측면이다. 새것이 등장할 수 있도록 옛것은 내려놓아야 한다. 우리 마음의 화면에는 하나의 생각이 나타났다가 사라진다. 그와 같이 우리는 숨을 들이쉬었다가 내쉰다. 숨을 내쉴 수 있다는 것은 몸과 마음 둘 다에 큰 안도가 된다. 숨을 내쉰 뒤에야 다시 숨을 들이쉴 수 있기 때문이다. 우리는 의식적인 호흡을 통해 '내려놓음'이라는 느긋하고 편안한 상태로 더 깊이 '가라앉을' 수 있다. 그러면 삶의 힘든 순간에도 자유롭게 중심을 잡고 대처할 수 있다. 이것이 스트레스 없는 마음과 건강한 몸으로 가는 길이다. '내려놓음'은 의지력이나 지적인 노력으로 되는 게 아니다. 호흡을 의식적으로 하면 그 능력은 자연스레 생긴다.

그러나 많은 사람에게 호흡은 의식적인 경험이 아니다. 스트레스와 긴장 탓에 날숨이 짧아지고 들숨은 얕아진다. 그처럼 불충분한 들숨과 날숨으로 인해 몸은 산소 부족에 허덕이게 되고, 이산화탄소 같은 노폐물이 폐 아래쪽에 적체된다. 그에 따라 몸의 스트레스 반응이 촉발되어 신경계가 더욱 과민해지면서 동요가 뒤따른다.

건강한 아기는 평온한 상태에서는 힘들이지 않고 자연스럽게 숨을 쉰다. 마치 폐가 배에 있는 것처럼 복부가 오르락내리락한다. 본성이 근심 걱정 없고, 순수하며, 행복하다는 표시다. 그러나 점차 학교와 부모 등 사회적 압력이나 영양 부족 또는 정서적 트라우마 등으로 인해 그들의 삶에 두려움이 끼어들면 호흡이 부자연스러워지기 시작하고, 천진난만한 정신과 즐거운 본성도 조금씩 줄어든다.

부정적인 경험이나 좌절이 호흡을 불안정하게 만들지만 의식적인 호흡을 수련하면 억압된 정서적 스트레스와 해결되지 않은 문제를 서서히 해소할 수 있다. 감정적인 독소는 마음과 몸의 연결을 통해 신체적 대응물을 만들어낸다. 그것이 궁극적으로 정신신체 질환으로 표출된다. 의식적인 호흡은 체내 순환을 촉진함으로써 노폐물 등의 불순물과 그와 관련된 정서적 스트레스를 효율적으로 제거할 수 있다. 의식적인 호흡법의 성공 비결은 최소 15분씩 하루 두 차례 꾸준히 수련하는 것이다. 호흡은 원래 자연스러워야 하며, 호흡에 주의를 집중하는 것 역시 자연스러운 일이다. 그것만 알면 의식적인 호흡을 영적인 성장과 자기 계발을 위한 효과적인 방법으로 활용할 수 있다.

주의 집중의 힘

주의 집중은 우리가 인생에서 원하는 바를 성취하는 데 쉽게 사용할 수 있는 가장 강력한 도구다. 에너지는 생각을 따라가기 때문에 우리가 주의를 집중하는 대상은 무엇이든 에너지를 받아 강해진다. 우리가 세계에 주의를 집중하지 않으면 우리는 세계를 인식할 수 없다. 책을 읽을 때도 주의가 다른 곳에 가 있으면 내용을 이해할 수 없다. 마찬가지로 식사를 할 때 TV를 보거나 잡지를 읽으면 자기가 무엇을 먹는지도 모르고 소화나 영양 흡수도 제대로 되지 않는다. 이렇듯 모든 일에는 주의 집중이 중요하다. 화장실에 갈 때도, 운전을 할 때도, 밥을 지을 때도, 악기를 연주할 때도 주의 집중은 필수적이다.

연인이나 부부 관계에서도 주의 집중이 반드시 필요하다. 그렇지 않으면 사랑과 관심의 결여로 관계가 위태로워진다. 주의를 기울이지 않으면 모든 것이 결국 쓸모없어진다. 우리 몸도 마찬가지다. 근육은 사용하지 않으면 위축된다. 자주 운동해야 하는 이유다. 몸도 건강을 유지하려면 주인의 주의를 필요로 한다. 주인이 무관심하면 몸에 탈이 나기 시작한다. 몸을 구성하는 세포나 그 안에서 일어나는 복잡한 과정을 우리는 인식하지 못하지만 아주 미세한 차원을 상정할 때 우리의 주의는 몸을 구성하는 유기적 조직의 가장 작은 부분에도 존재한다. 그 주의는 살고자 하는 욕구와 살아 있다는 인식에서 비롯된다. 이런 미묘한 형태의 주의가 우리 몸의 모든 세포, 분자, 원자를 온전하게 지탱하게 해준다.

우리는 몸의 어느 부위에서 통증을 느끼지 않는다면 몸이 우리에게 얼마나 중요한지 깨닫지 못한다. 몸이 긴급히 도움을 청할 때 우리의 민감한 인식이 즉시 작동하면서 해결책을 찾는 일에 집중한다. 음식과 소화, 노폐물 제거와 위생에 주의를 기울이지 않고 불편을 호소하는 몸의 메시지를 무시하면 몸과 마음의 정교한 연결선이 차단되기 시작한다.

호흡은 몸의 모든 부분에 필요한 산소를 공급하고, 모든 기능을 유지하는 데 필수적이다. 특히 의식적 호흡은 단절되고 오작동하는 부위나 조직 또는 세포에 우리의 주의를 다시 집중하도록 해주는 직접적인 방법이다. 생각과 주의를 따르는 에너지가 그 세포와 조직과 부위 등을 다시 깨워 원래의 활력을 되찾게 해준다. 가뭄으로 메마른 밭에 물을 대면 새싹이 돋고 꽃이 피듯이 말이다. 우리는 호흡의 전 과정에 주의를 집중함으로써 몸과 마음과 영혼에 활력을 공급할 수 있다.

나의 지각이 나를 만든다

우리의 몸과 마음은 원시 진동에서 창조된다. 이 진동은 인식의 고요함 속에 들어 있다. 거대한 나무로 자라는 데 필요한 모든 정보가 작은 씨앗 속에 들어 있듯이 말이다. 이 고요한 인식의 장(場)은 비어 있거나 혼돈 상태가 아니라 잘 조직되어 있고, 목적의식이 있으며, 활동적이다. 거기에는 우리 몸의 기본 요소를 만들어내는 설계도가 들어 있다. 보이진 않지만 아무런 흠이 없는 완벽한 설계다. 거기서 원시 자극(원시 소리)의 진동수가 물질의 형태로 변한다. 이처럼 우리 인식의 차원에서 소리(진동)가 물질 형태로 바뀌기 때문에 우리는 의식적인 의도만으로도 몸의 오작동을 고칠 수 있다.

우리는 우리 내부와 외부에서 지각하는 모든 것을 흡수하고 대사함으로써 그 모든 것이 될 수 있다. 실제로 우리는 우리가 떠올리는 생각, 우리가 촉발하는 감정, 우리가 이해하는 지식, 우리가 귀로 듣는 소리, 우리가 눈으로 보는 형태와 색상, 우리가 숨 쉬는 공기가 된다. 우리가 먹는 음식이 우리를 만들듯이 말이다. 주의를 무엇에 집중하든 그 대상과 정신적으로 접촉하기만 하면 우리는 그 정수를 흡수해 우리 자신의 일부로 만들 수 있다.

자연은 주변 생물체를 치유하는 능력을 갖고 있다. 우리는 자연 경관을 보는 것만으로도 우리의 내면에서 그와 똑같은 치유 효과를 얻을 수 있다. 아름다운 해넘이나 눈 덮인 산을 볼 때의 느낌은 사람마다 약간씩 다르지만 전반적으로 그런 광경은 마음을 고요하게 진정시켜주는 효과가 있다. 그와는 대조적으로 콘크리트와 철근의 정글 속에서 살거나 그런 풍경을 자주 보면 그처럼 차갑고 단단해진다. 미국의 여러 병원에서 실시된 연구에 따르면, 호수나 산 같은 자연 경관의 전망이 있는 병실에 입원한 환자는 창문 밖을 볼 수 없거나 콘크리트 건물만 보이는 병실에 입원한 환자보다 회복도 훨씬 빠르고 약도 더 적게 든다.

소리나 말, 색상이나 형태에서 발산되는 진동은 파장과 주파수가 다양한 파동을 일으킨다. 그것이 모든 유기적·무기적 생명체의 기본이 되고, 우리 삶에도 심대한 영향을 미친다. 우리는 마음과 지능 또는 감각을 통해 인식하는 모든 것과 하나로 통합된다. 파동은 물리적 세계에서 중요한 역할을 할 뿐 아니라 우리의 생각과 느낌을 구성하는 기본적인 에너지 패턴이기도 하다. 파동은 우리의 일부가 되면서 우리의 인식에 새로운 정보를 제공하며, 그로써 삶의 신체적·물질적·영적인 차원 전체에서 우리의 운명을 재형성한다. 소리의 파동이 우리의 행복과 건강에 가장 큰 영향을 미친다고 말해도 과언이 아니다.

원시 치유 기법의 요약

원시 치유 기법은 소리와 물질의 긴밀한 관계를 이용한다. 그것이 돌 조각이든 박테리아든 복잡한 인간 신경세포든 물질의 모든 부분은 특유의 진동수를 가진 소리를 만들어낸다는 사실을 바탕으로 한다.

우리 몸의 조직과 기관, 시스템은 기능과 모양이 다양하다. 따라서 그 각각이 만들어내는 소리도 다르다. 독소나 바이러스, 유해균, 오염원, 억압된 부정적 감정 또는 스트레스 반응이 만드는 저주파음은 몸 각 부위의 고유한 진동수를 떨어뜨려 허약함과 불안정을 초래한다.

몸의 특정 부위가 생명 유지에 필수적인 정보를 전달하는 원시 진동과 연결되지 못하면 질병이 생긴다. 몸의 각 부위는 특정 진동수에 담긴 이 내재적인 정보와 단절되면 혼돈과 혼란이 일어난다. 비근한 예가 악성 종양이다. 그와 달리 원시 소리의 고주파음은 해당 부위 발달의 핵심적인 단계에서 불균형을 수정함으로써 심오한 치유를 유도할 수 있다.

원시 치유의 소리는 각 소리에 해당하는 몸 부위의 진동수를 복원시키며, 그 소리의 반복된 사용을 통해 건강한 기능을 회복할 수 있다. 이 기법을 '의식적인 호흡법'과 함께 사용하면 몸과 마음 그리고 영의 균형 잡힌 발달에 필요한 소중한 자산이 될 수 있다.

몸의 에너지 센터나 다른 부위의 균형을 맞추기 위해 누구나 스스로 만들 수 있는 원시 소리가 여러 개 있다. 다음의 원시 소리는 쉽게 배울 수 있고 매일 사용할 수 있다. 집에서나 산책을 할 때 큰 소리로 다음과 같은 소리를 내면 된다.

일곱 가지 차크라에 작용하는 원시 치유의 소리

1. 람(Lam) 라아아아아암……: 척추의 기저부에 위치한 차크라(Chakra)인 람은 다리와 발, 생식기, 항문, 척추 하부, 신장을 제어한다. 몸의 생명력.

2. 밤(Vam) 바아아아아암……: 배꼽과 사타구니 사이에 위치한 차크라인 밤은 골반과 하복부, 성기, 신경계, 척추 하부를 제어한다. 부신, 생식선(난소와 고환).

3. 람(Ram) 라아아아아암……: 배꼽 위 상복부에 위치한 차크라인 람은 위장과 간, 횡격막, 담낭을 제어한다. 지라, 췌장.

4. 얌(Yam) 야아아아아암……: 심장 부위에 위치한 차크라인 얌은 심장과 가슴, 순환계, 폐, 팔, 손을 제어한다. 흉선.

5. 훔(Hum) 후우우우우움……: 목 부위에 위치한 차크라인 훔은 목과 음성, 폐와 가슴, 입을 제어한다. 상선, 부갑상선.

6. 옴(Om) 오오오오오옴……: 양 눈썹의 중앙과 콧등 위쪽 사이에 위치한 차크라인 옴은 귀와 코, 왼쪽 눈, 신경계, 두개저(頭蓋底)를 제어한다. 뇌하수체.

7. 소훔(So-hum) 소오오-후우우움……: 정수리에 있는 차크라인 소훔은 두개골 윗부분, 뇌, 오른쪽 눈을 제어한다. 송과선.

사용법 소리를 낼 때 위의 각 음은 몸의 해당 부위에 공명을 일으킴으로써 그 기능을 활성화하고 유지해준다. 언제 어디서나 소리 수련을 할 수 있지만 공복에 하는 것이 좋다. 숨을 깊이 들이마신 뒤 천천히 내쉬면서 앞에 제시된 순서대로 일곱 개의 에너지 센터에 관련된 일곱 가지 소리를 전부 낸다. 내키는 대로 반복하라. 이 수련은 차크라와 내분비선 그리고 그 기능을 조절하는 데 도움이 되며, 호흡 패턴도 개선해준다. 이 소리들은 자신의 에테르체(etheric body)에서 불순한 영향력을 제거해주고, 내적으로 더욱 편안하게 느낄 수 있도록 해준다.

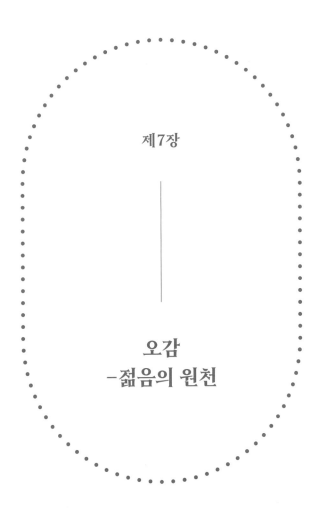

제7장

오감
-젊음의 원천

건강한 삶을 위한 건강한 감각

우리는 보고, 듣고, 만지고, 맛보고, 냄새 맡는 다섯 가지 감각을 통해 외부 세계와 교류한다. 이런 감각이 우리 마음을 채우면, 마음은 그에 맞게 우리 몸을 움직인다. 건강한 삶에는 건강한 감각이 필수다. 나쁜 시력 같은 감각 지각의 결함은 마음과 몸 둘 다에 장애를 초래한다. 음식과 공기, 물, 광경, 소리, 냄새, 맛, 더위와 추위, 건조함, 부드러움과 거칢 등 감각을 통해 신경계로 들어가는 모든 정보는 뇌에서 그에 상응하는 신경 전달 물질이나 관련 화학 물질로 바뀌어 우리 마음과 몸의 기능에 즉각적인 변화를 일으킨다.

예를 들어 아름다운 풍경이나 해넘이를 보면 혈압이 낮아지는 반면, 귀에 거슬리는 소음을 들으면 혈압이 올라간다. 폭력이 난무하는 영화나 비극적인 TV 뉴스는 스트레스 호르몬을 분비시키고, 면역 체계를 억제하며, 심지어 공황 발작을 일으키기도 한다. 면역력이 떨어지면 감염과 심장병, 암에 취약해진다. 맛있는 음식은 소화 효소의 생산을 촉진하지만 음식이 상했거나 고약한 냄새가 나면 소화 효소의 생산이 억제되고, 입맛이 없어지며, 심장 박동 수가 증가한다. 아유르베다는 우리의 다섯 가지 감각 전부에서 적절한 즐거움과 행복을 얻을 수 있어야 마음과 몸의 건강이 유지된다고 강조한다. 많은 쪽이든 적은 쪽이든 감각의 지나침은 몸과 마음, 영(靈)의 불균형을 초래한다.

몸과 마음이 건강하고 효율적으로 기능하려면 먼저 감각이 건강하고 효율적이어야 한다. 우리는 자연스럽고 간단한 기법과 운동으로 감각을 보다 높은 수준으로 발달시킬 수 있다. 그렇게 하면 내면적인 행복과 즐거움이 커진다. 젊음을 유지하면서 오래 건강하게 살고, 물질적으로나 영적으로 성공하는 데 필수적인 조건이다.

내면적 시력과 외면적 시력

근시와 원시 같은 제한된 시력은 삶의 즐거움을 빼앗고, 몸 전체에 해로운 화학적 변화를 초래한다. 그러나 이런 시력은 우리가 말하는 포괄적인 '시력'의 일부일 뿐이다. 나머지는 비신체적 감각을 통해 우리가 자신과 다른 사람을 보는 능력이다. 내면적 시력과 외면적 시력은 우리 내부와 외부의 삶에서 일어나는 모든 것과 긴밀하게 연결된다. 시력 결손은 간과 신장, 장 같은 기관의 기능 장애만이 아니라 우리 성격의 더 깊은 차원에서 발생하는 불균형과 관련이 있다. 이 불균형은 그와 상관된 상황을 초래한다. 그럴 경우 우리는 어떤 약물 또는 식품에 중독되거나, 유해한 생활 방식을 바꿀 수 없게 된다. 자신의 참된 본성, 다시 말해 '무한한 잠재력'을 꿰뚫어 보지 못하면 육신의 눈으로도 제대로 볼 수 없다.

우리는 살아가면서 마주치거나 보고 싶지 않은 사람들이 있을 수 있다. 그러나 다른 한편으로 우리는 불편하거나 보고 싶지 않은 일이 일어날 때마다 생기는 충동적인 거부 반응을 무시할 수도 있다. 제한된 시력은 긴급한 문제의 대면을 거부하는 것만이 아니라 너무 많이 보려 하거나 보고 싶어 안달하는 것과도 관련이 있다. 그런 상황은 모두 눈 근육의 기능을 방해함으로써 새로운 시각 세포의 영양 공급과 사멸한 세포나 대사 노폐물의 제거를 어렵게 만든다. 세포 잔해와 노폐물이 눈 내부와 주변에 쌓이면 눈에 문제가 생긴다. 이것이 눈병의 주된 원인이다. 그에 따라 눈 근육이 탄력을 잃어 뻣뻣해지면서 통증이 발생한다. 또 눈이 햇빛에 과도하게 민감해져서 두통을 유발할 수 있고, 안구가 건조해진 나머지 감염에 취약해지며, 어떤 경우에는 과도한 눈물을 생성해 시야를 흐릴 수도 있다.

간 청소와 균형 잡힌 식단의 중요성

잘못된 식습관은 눈 문제를 일으키는 데도 주된 역할을 한다. 눈에는 산소와 포도당 그리고 비타민 A 같은 미량 영양소가 많이 필요하다. 아그니(Agni, 아유르베다에서 말하는 '소화의 불')가 약하면 소화와 영양분 흡수에 지장이 생겨 대소변과 땀을 통한 노폐물 제거가 제대로 이루어지지 않는다. 그 때문에 산성화된 독성 화합물이 과도하게 축적되면 혈액도 그런 노폐물을 더는 효율적으로 녹이거나 제거할 수 없다. 처리되지 않은 노폐물은 찐득찐득한 교질 물질[아유르베다에서는 '아마(Ama)'라고 부른다]로 뭉쳐져 시각 세포를 공급하는 모세혈관 내부의 흐름을 차단한다. 이런 순환 장애가 눈의 정상적인 기능을 방해한다(충혈된 눈이 그 표시인 경우가 많다).

눈 문제의 대부분은 허약한 소화계에서 비롯된다. 각막의 건강에 필수적인 비타민은 비타민 A다. 소화와 합성 기능이 정상적으로 작동하면 비타민 A는 결핍될 이유가 없다. 담관과 담낭 내부에 담석이 있으면 음식물의 소화와 영양분의 합성, 대사가 제대로 이루어지지 않아 시력이 떨어진다. 눈에 비타민 A를 비롯한 영양분을 충분히 공급하고, 시력을 회복하기 위해서는 먼저 간 청소를 통해 담석을 제거하는 것이 좋다. 간 청소와 함께 균형 잡힌 식단을 채택하고, 눈 운동을 꾸준히 하면 대부분의 눈 문제는 쉽게 해결된다.

비타민 A가 풍부한 식품은 당근, 버터, 호박, 녹색 잎채소, 파인애플, 완두콩 등이다. 우리 몸의 70~80%가 알칼리성이기 때문에 식단의 대부분을 알칼리 형성 식품인 과일과 채소, 샐러드로 채우는 것이 바람직하다. 동물성 단백질이나 유제품, 밀 등의 곡물, 설탕, 지방, 견과류 등 산(酸)을 형성하는 식품을 너무 많이 섭취하면 혈액이 걸쭉해져 눈을 포함해 몸 전체에 해를 끼칠 수 있다. 눈 문제가 있는 사람은 특히 토마토, 식초, 피클, 양파, 마늘, 요구르트, 치즈, 육류, 생선, 달걀, 매운 양념을 피하는 게 좋다.

눈 운동은 원인이 먼저 해결된 뒤에 하거나, 원인 제거와 동시에 진행할 때 완전한 시력 회복에 도움이 된다. 다음에 소개하는 간단한 눈 운동은 망막 세포를 자극해 흰빛 수용 효율을 높이고, 색상 감지력과 수정체, 눈 근육의 유연성을 개선함으로써 시력 회복에 도움을 준다. 백내장이 있는 사람은 타액을 사용하는 운동이 효과적일 수 있다.

참고 모든 눈 운동에서 시력 교정 렌즈는 착용하지 않을 것을 권한다.

눈 운동

시력과 색상 인식력, 기억력, 창의력, 주의 집중력, 학습력 등의 감각 기능을 강화하는 운동이다.

1. 눈을 감은 채 태양이나 가시 파장의 모든 영역을 포함하는 풀 스펙트럼 빛을 약 20초간 바라본다. 그러면 망막 세포가 빛에 더 민감해진다.

2. 그다음 약 20초 동안 손가락 끝으로 안구를 부드럽게 마사지한 뒤 머리를 천천히 돌려 태양이나 빛의 출처에서 벗어났다가 다시 그쪽으로 향한다. 그에 따라 하나 이상의 색상을 인식하게 될 것이다.

그러면 그 색상이 사라질 때까지 거기에 집중하라. 이런 미묘한 색상은 색상을 인식하는 원추 세포를 자극하여 주변 환경의 색상이 더욱 풍부해지고 활기를 띠면서 심오한 치유 효과를 일으킨다. 이 운동은 개인별로 특성화된 색채 요법(color therapy)의 한 형태로 볼 수도 있다.

3. 가까이 있는 물체를 쳐다본 뒤 멀리 있는 물체를 쳐다보면 수정체의 유연성을 개선할 수 있다(예를 들어 자기 손을 쳐다본 뒤 수평선을 쳐다본다). 이 운동을 15~20회 반복한다.

4. 벽에 글이 적힌 종이를 붙인 뒤 편안하게 읽을 수 있는 정도

에서 최대한 떨어져 그 글을 읽는다. 하루가 지날 때마다 약간씩 더 뒤로 물러선다. 그러나 여전히 글을 편안하게 읽을 수 있어야 한다. 이 운동을 꾸준히 하면 원거리의 물체를 볼 수 있는 능력이 서서히 향상된다.

5. 거꾸로 그 종이를 보기 편한 수준에서 최대한 가까이 두고 거기에 인쇄된 글을 읽는다. 하루가 지날 때마다 그 종이를 눈에 좀 더 가까이 두고 읽는다. 그러나 여전히 글을 읽을 수 있어야 한다. 그러면 종이가 거의 코에 닿을 정도에서도 글을 읽을 수 있게 된다.

6. 눈 깜빡임 없이 30초나 그 이상 불편하기 전까지 달을 쳐다본다. 달빛은 눈과 신경계를 진정시키고 기능을 강화하는 효과가 있다.

7. 양치를 하고 손을 씻은 뒤 레몬을 씹는 상상을 하면 타액이 다량 분비된다. 그 타액을 손가락에 발라 눈을 감고 눈꺼풀에 충분히 바르며 문지른다. 아침에 일어났을 때나 밤에 잠들기 전 또는 아침저녁으로 하루에 두 번씩 하면 좋다.

참고 이 운동은 특히 백내장에 도움이 된다. 타액에는 눈에 축적된 단백질 노폐물(백내장의 주범이다)을 소화하는 효소가 들어 있다.

햇빛을 이용한 눈 운동

태양이 없으면 우리의 자연적인 시각도 없고, 색상도 지각할 수 없다. 따라서 태양은 모든 종류의 눈 문제를 극복하는 데 무엇보다 큰 도움을 준다. 담석 제거를 제외하면 자연의 햇빛보다 시력 개선에 더 효과적인 수단은 없다. 햇빛에 충분히, 그리고 자주 노출되지 않으면 눈은 정상적으로 기능할 수 없다. 대부분의 눈 문제는 햇빛 노출 부족에서 비롯된다. 지렁이 같은 지하 생명체는 시각 기관이 없다. 빛이 없는 곳에는 시각도 필요 없다. 깜깜한 바다 동굴 속에 사는 물고기는 시력이 필요 없기 때문에 눈이 있어도 외부 세계를 볼 수 없다.

광부 중에는 많은 이가 시력에 문제가 있고 눈에 염증이 잘 생긴다. 어두운 곳이나 실내 또는 인공조명 아래서 대부분의 시간을 보내는 사람은 모두 시력이 약하다. 그런 조건에서 일정 기간을 지내고 나면 시각 세포가 퇴화하기 시작한다. 눈을 포함해 몸을 구성하는 모든 세포는 성장과 분화를 자극하는 햇빛, 특히 자외선이 필요하다. "안 쓰면 못 쓰게 된다"는 속담처럼 햇빛에 자주 노출되지 않으면 눈은 어두운 곳에 놓아둔 화분의 꽃처럼 점차 시들어간다.

깜깜한 바다 동굴 속에 사는 물고기의 눈처럼 사람의 눈도 햇빛을 보지 않으면 빛을 싫어하게 된다. 햇빛을 잘 보지 않는 사람은 정상적인 햇빛에도 눈을 다치고, 화상을 입고, 손상된다. 어떤 사람들은 눈이 햇빛에 너무 민감해 실외에서는 반드시 선글라스를 착용해야 한다고 고집한다. 선글라스가 일종의 보호 장치 역할을 하지만 일시적으로 민감성을 누그러뜨려줄 뿐, 오히려 문제를 악화시킬 수 있다. 시간이 갈수록 그들의 눈은 더 어두운 선글라스를 필요로 한다. 그러면 시각 세포가 더욱 약해져 더 심한 기능 장애가 발생한다.

모든 차원에서 듣기

사람의 귀는 아주 정교하고 복잡한 기관으로서 놀라울 정도로 민감하다. 머리의 위치와 움직임을 인식하게 해주고, 중력의 방향 감각을 제공함으로써 균형 잡기와 부드럽고 조정된 동작을 용이하게 해준다. 외이(外耳)는 수많은 음파를 수집할 수 있고, 아주 복잡한 과정을 통해 그중 일부를 우리가 감지할 수 있게 해준다. 태아가 어머니의 자궁 속에서 네 달 반 정도 지나면 이런 능력을 갖게 된다. 이처럼 우리는 일찍부터 소리를 꽤 잘 들을 수 있고, 특히 음악에 반응한다.

음파의 주파수(진동수) 범위는 1Hz(초당 사이클)도 안 되는 것부터 수백만 Hz까지 아주 넓다. 돌고래, 박쥐, 고양이, 개 같은 동물은 20만 Hz 이상까지 감지할 수 있다. 사람은 약 20Hz 부터 최대 2만 Hz까지의 주파수에 의식적으로 반응할 수 있다. 17~20Hz보다 낮은 소리는 진동으로만 느낄 수 있다. 그러나 2만 Hz보다 높은 소리는 우리가 듣거나 느끼기에 너무 높아 초음속으로 불린다.

귀 외에 우리 몸의 나머지 부분은 소리의 모든 주파수를 감지할 수 있으며, 주위의 소리 에너지와 공명할 수 있다. 우리는 귀에 들리지 않는 수많은 소리에 끊임없이 노출되고, 거기에 무의식적으로 반응함으로써 모든 소리의 영향을 받는다. 아래 소개되는 소리 운동은 이 과정을 좀 더 의식적으로 만들어줌으로써 정상으로 여겨지는 수준을 훨씬 능가할 수 있도록 청각 능력을 강화하기 위해 고안되었다. 이를 통해 소리의 궁극적이고 완전한 세계와 연결되면 각 소리들의 귀중한 의미를 파악하는 데 도움이 될 것이다. 이처럼 고양된 청각은 '신의 청각'이라고 할 수 있다. 창조의 가장 미묘한 차원에서 만들어지는 자연의 가장 아름다운 교향악을 들을 수 있기 때문이다.

사이매틱스(cymatics)는 파동 에너지를 연구하는 학문으로, 사진 영상을 통해 소리에 내재하는 패턴과 형태를 보여준다. 실제로 모든 물질이나 형태는 소리를 통해 만들어진다(제6장 참조). 우리 몸은 소리의 진동을 통해 표출되는 수많은 자연법칙의 산물 중 하나다. 그 진동이 우리 신체적 존재의 복잡성을 빚어낸다.

우리 몸의 세포가 효율적으로 기능하지 못하는 것은 자연의 소리에 들어 있는 지시를 인지하고 따르는 능력이 손상되었기 때문이다.

체내에 독성 잔여물이 쌓이면 세포막이 두꺼워져 세포 내 수용 영역이 주변 세포나 기관, 시스템 또는 환경에서 보내는 소리 정보를 충분히 받아들이지 못하게 된다. 이처럼 소리의 세계에서 점차 차단되면 세포는 퇴화하기 시작하면서 조직이나 기관이 노화되고 질병이 생길 수 있다. 청소 방법(필자의 책 《건강과 치유의 비밀》을 참고하라)을 통해 세포막에서 독소 잔여물이 쌓인 층을 제거하고 특정 소리를 치유 방법으로 사용하면 청각이 개선되고 체내 모든 세포가 소리를 더 잘 감지할 수 있다. 이를 '생체 공명 효과(bio-resonance effect)'라고 부른다.

우리 몸의 세포가 받아들이는 가장 효과적인 소리 중 일부는 우리가 말을 할 때 생성된다. 세계의 모든 언어에 공통으로 들어 있는 다섯 가지 모음이 대표적이다. 우연한 일치가 아니라 생존과 끊임없는 재생에 반드시 필요하기 때문에 존재하는 소리다. 우리는 이 모음을 사용해 몸의 모든 세포와 공명함으로써 세포의 활력을 유지한다. 다음에 소개되는 소리 운동은 체내의 '잠든' 세포를 깨우고, 세포 내부의 균형을 회복하는 데 큰 도움이 된다.

소리 운동

모음의 힘

아-에-이-오-우. 숨을 깊이 들이마신 뒤 내쉬면서 이 다섯 가지 모음을 이어 붙여 큰 소리로 내뱉는다. 아니면 한 번에 모음 하나씩 선택해도 좋다. 3~5차례 반복한다. 이 운동은 우리 몸을 구성하는 60조~100조 개 세포 전부의 균형을 회복하는 데 도움이 된다. 최대의 효과를 얻으려면 이 운동을 매일 해야 한다. 다음의 소리들은 똑같은 방식으로 사용되지만 각각 몸의 서로 다른 부위에 좀 더 효과가 있다.

콧소리

우리가 내는 가장 좋은 소리 중 하나는 단순한 '콧소리'다 우리는 만족스럽거나 행복하거나 모든 것이 조화로울 때 자연적으로 콧노래를 부른다. 자연적으로 내는 콧소리의 방식에는 세 가지가 있다.

1. "음음음". 입을 꼭 다물고 혀를 입안 바닥에 두고 내는 소리다. 입천장의 구개에 진동이 느껴질 것이다. 이 소리는 폐, 비강, 부비강, 두개골과 공명한다. 천식, 축농증, 부비동 두통 등 이 부위와 관련된 모든 문제를 완화하는 데 도움이 된다. 아울러 좌뇌와 우뇌 둘 다를 활성화시키고 조화를 유도하기 때문에 기억력,

집중력, 학습력 증진에도 유용하다.

2. "은은은". 혀를 입천장 맨 앞쪽 경구개에 붙이고 내는 소리다. 이 소리로 생기는 진동은 귓속으로 퍼져 귀앓이와 난청 등 모든 귀 문제의 완화에 도움이 된다.

3. "응응응". 혀를 뒤로 당겨 입천장 뒤쪽의 연구개에 가까이 대며 내는 콧소리다. 이 소리에서 생기는 진동은 목구멍과 목으로 퍼져 목 통증과 목 결림, 또 목구멍과 관련된 모든 문제의 완화에 도움이 된다.

음악 요법

자연의 소리는 마음과 몸, 행동과 환경 등 존재의 모든 차원에서 균형을 유지하는 데 매우 중요하다. 청각을 상실하지 않는 한, 우리는 소리 없는 세상을 상상조차 할 수 없다. 폭포에서 물이 떨어지는 소리, 새의 울음소리, 벌의 웅웅거리는 소리, 나뭇잎 바스락거리는 소리, 풀이 움직이며 휙 하는 소리, 잔잔히 흐르는 강물의 속삭임, 귀뚜라미가 귀뚤귀뚤 우는 소리. 이런 소리가 없는 환경을 상상해보라. 삭막하다는 표현으로도 부족하다.

자연의 소리는 만물의 지속적인 진화와 존재를 보장하는 결정적인 진동수를 유지하는 데 필수적이다. 우리 역시 자연의 진화가 만들어낸 산물이다. 자연의 소리는 우리 몸을 포함해 모든 물질을 만들어내고 구성하는 데 필요한 정보와 지시를 담고 있다. 돌고래나 고래가 내는 큰 소리와 곤충, 아메바, 미생물이 내는 '극미한' 소리들 전부 다 태초부터 우리 지구의 성장과 진화를 유지해왔다. 자연의 소리는 우주의 모든 물질적·비물질적 생명의 기본을 형성한다.

자연의 소리를 이용하면 그 모든 역효과를 내는 소리에 의해 왜곡되고 손상된 생명체를 복구할 수 있다. 자연의 소리를 차단하면 생명체가 해체된다. 동식물과 인간이 건강한 성장 패턴을 따르려면 자연의 '음악'이 반드시 필요하다. '자연 교향곡'의 이런 내면적인 필요성 때문에 모든 문화권은 기후와 지리적 여건에 따라 고유한 전통 음악을 창작했다. 음악은 서로 다른 사람들을 화합하게 해주고, 우리와 환경 전체에 행복과 사랑을 만들어내는 효과가 있다. 행복과 사랑의 진동수는 질병과 부조화, 범죄와 환경 파괴 문제를 해소하는 가장 강력한 수단이다.

예를 들어 온실과 밭에 심은 작물은 부드러운 음악을 들려줄 때 더 빨리 성장한다. 정교하게 고안된 식물 연구에 따르면 음파는 발아, 성장, 개화, 열매 맺기, 종자 획득에 영향을 미친다. 특히 100Hz에서 600Hz 사이의 저주파수 음악 소리가 효과가 크다. 또 젖소들에게 음악을 들려주면 우유 생산량이 늘어난다. 사람도 부드러운 음악을 들으면 긴장이 완화되고, 혈압이 정상으로 돌아가며, 기분도 좋아진다. 하루에 적어도 한 번 음악을 들으면 내면의 균형을 찾고 유지하는 데 큰 도움이 된다.

우리는 음악을 두 가지 방법으로 사용할 수 있다. 첫 번째 방법은 자연 속의 조용한 공간을 찾아 주변에서 나는 자연의 소리에 마음을 집중하는 것이다. 어떤 소리가 들리고 그에 대한 나의 반응은 어떤지 글로 적어보면 효과가 더 좋다. 그렇게 하면 소리를 더 구체적으로 인식하고, 소리의 의미가 더 커지며, 주변의 소리를 더 잘 받아들이게 된다. 어떤 소리는 다른 소리보다 더 명확하게 들린다. 지배적인 큰 소리와 배경으로 깔리는 작은 소리 중 어느 것이 더 듣기에 좋은가? 고음보다 저음이 더 편안하게 느껴지는가?

주변의 소리에 대한 느낌은 우리가 자신에 관해 갖는 느낌을 반영한다. 모든 소리는 우리 내부의 불균형을 바로잡는 데 도움을 준다. 소리가 지루하게 느껴진다면 자신이 내부적으로 지루하다는 뜻이다. 그럴 때는 그 소리에 계속 집중하면 지루함이 사라질 수 있다. 이 과정은 자신의 본질에 더 가까이 다가가는 기회를 준다. 그 본질은 결코 지루하지 않다. 자연의 소리는 우리가 필요할 때 얼마든지 도움을 얻을 수 있는 훌륭한 치료사 역할을 한다. 예를 들어 강물이 흐르는 소리를 들으면 인내심이 생기고 마음이 평화로워질 수 있다. 새의 울음소리는 기분을 쾌활하게 만들어주고, 산들바람의 부드러운 소리는 마음을 명료하게 해준다.

몸과 마음의 모든 균형을 되찾는 두 번째 방법은 좋아하는 음악을 듣는 것이다. 눈을 감고 앉거나 누워 집중하면서 음악을 들을 때 가장 효과가 크다. 음악은 매우 강력한 치료 도구가 될 수 있다. 마음과 정성을 다해 음악을 들어라. 좋은 음악을 집중해서 들으며 그 음악이 수많은 방식으로 자신과 접촉하게 하면 더없는 행복의 깊은 상태로 빠져들어 정신적 스트레스와 부정적인 감정, 심지어 질병도 완화할 수 있다.

음악을 고를 때는 자신의 직감에 맡겨라. 인기 추세를 따를 필요가 없다. 음악이 피부를 통해 내면으로 들어와 혈액과 뼈와 신경에 '스며들도록' 하라. 음악은 세포를 더 강하고 건강하게 만들어준다.

몸과 마음을 치유의 음악에 맞춰라

건강한 몸은 수많은 리듬 패턴으로 구성된다. 그 전부는 행복한 마음과 조화롭게 연결된다. 그러나 화가 날 때는 이런 내면 음악의 리듬 패턴이 왜곡되어 신체적 문제로 이어진다. 분노는 단지 하나의 생각이 아니라 몸의 모든 세포가 정상적인 기능을 하지 못하도록 만드는 전신적인 감각이다. 화를 낼 때 우리 몸에서는 말 그대로 음과 리듬이 맞지 않는 불협화음이 생긴다. 그로 인해 눈과 얼굴 근육이 긴장하고, 피부가 붉어지거나 창백해지기 시작하며, 심박수가 증가하고, 내면의 느낌에 따라 자세가 바뀐다. 감정 상태에 대한 미세 근육의 반응은 제5장에서 설명한 '몸의 언어'로 표출된다. 우리 몸은 행복을 만들어내는 자연의 소리와 리듬에 맞추려고 노력하지만 일단 균형이 깨지면 가혹한 말과 커진 목소리와 악감정이 터져나온다. 우리 몸이 완벽한 균형과 건강을 만들어내는 음악에 맞추지 못한다는 신호다. 그에 따라 우리는 자연과 단절되어 빈곤함과 외로움을 느끼며, 영적인 인식의 상실감에 시달린다.

음악 요법 연구팀을 이끈 데이비드 올드리치(David Aldrich) 박사는 심장병 환자의 경우 뮤직메이커가 생성하는 기계적 리듬에 몸을 맞추기 어렵다는 것을 실험을 통해 보여주었다. 음악의 치유 효과는 오래전부터 알려졌지만, 이제는 음악이 단순히 즐거움을 얻는 수단이 아니라 건강의 회복과 유지에 필수적이라는 사실이 분명해지고 있다.

독일의 통증 전문가인 랄프 슈핀트게(Ralph Spintge) 박사는 9만 명 이상의 환자에 대한 음악의 강력한 효과를 보여주는 데이터베이스를 만들었다. 모든 환자가 회복의 질과 속도 양면에서 유의미한 개선을 보였다. 아울러 수술에 필요한 진정제와 마취제의 양을 권고 수준의 50%로 줄일 수 있었다. 심지어 요즘 어떤 시술은 음악의 도움이 있으면 마취가 아예 필요 없다.

물론 음악이 환자의 마음을 통증에서 다른 쪽으로 주의를 돌리게 해주는 부분도 있지만 음악의 치유 효과 대부분은 몸의 주요 기능에 내재하는 생물학적이고 신경생리학적인 리듬을 회복시킴으로써 발휘된다. 음악은 불안을 누그러뜨리고 긴장을 풀어주며, 뇌에서 자연 진통 물질의 분비를 촉진하고, 마음과 정신의 민첩함과 명료함을 증진한다.

연구에 따르면, 음악은 감정과 움직임, 의미와 관련 있는 우뇌 측두엽을 활성화한다. 그러나 현대 사회는 좌뇌를 중시한다. 논리와 이성적인 행동, 분석적인 사고를 성공의 열쇠로 받들기 때문이다. 따라서 이런 문화에서 균형을 생각한다면 음악의 중요성이 더 커진다. 음악은 우뇌를 활성화한다. 직관력과 예술적 재능이 거기서 나온다. 음악으로 우뇌를 자극하면 스트레스와 긴장을 삶의 긍정적인 변화를 이끌어내는 새로운 기회로 전환할 수 있다.

어쨌든 우리가 반쪽 뇌만 갖고 태어나는 건 아니다. 우뇌의 측두엽은 놀라운 능력을 갖고 있지만 좌뇌를 중시하는 교육 시스템 때문에 우뇌의 잠재력을 충분히 발휘하지 못할 뿐이다. 이 같은 공백을 음악이 메워줄 수 있다. 우뇌의 활동을 촉진하는 것이 우리 사회의 절박한 필요성이다. 많은 젊은이가 하루 종일 음악을 듣는 주된 이유가 그것 때문일지 모른다.

우뇌 음악 천재의 전형적인 예가 토니 드 블루아(Tony de Blois)다. 뇌 손상과 시각 장애, 자폐증을 갖고 태어난 그는 성년이 되어도 신발 끈조차 묶지 못했다. 하지만 그는 놀랍게도 7,000곡 이상의 노래를 완벽하게 기억할 수 있다. 구성이 복잡한 재즈곡을 즉흥 연주할 수 있는 그의 능력은 부족한 지적 능력을 보충하고도 남는다. 그의 음악 기억력은 비상하다. 자신이 기억하는 7,000여 곡 전부를 어떤 스타일로도 실수 없이 연주할 수 있으며, 클래식에서 현대 대중음악까지 자유자재로 넘나든다. 어머니는 그에게 첫 전자 키보드를 사주면서 어떤 식으로든 정신적인 자극이 되기를 기대했다. 처음엔 그가 무작위로 아무렇게나 건반을 눌러 어머니는 실망했다. 하지만 약 6주 뒤에는 〈반짝반짝 작은 별〉의 첫 세 음을 정확히 누를 수 있었다. 거기서 그의 음악 재능이 피어나기 시작했다.

악기 연주는 본인에게도 큰 영향을 미친다. 따라서 가능하다면 누구나 악기 연주를 배울 것을 권하고 싶다. 예술적이거나 지적인 능력이 있어야 할 필요는 없다. 토니도 이전에는 아무런 능력이나 기술이 없었다. 그래서 처음엔 의미 없이 무작위적으로 건반을 눌렀다. 하지만 그것이 자극제가 되어 그의 우뇌 기능을 활성화시켰다.

우리는 모두 우뇌 측두엽이 있기 때문에 누구나 예술적·음악적 재능을 어느 정도 타고난다. 따라서 악기를 연주하거나 노래를 부르면 그 부위가 더욱 발달한다. 반드시 뛰어난 연주자나 가수가 되어야 소리의 진동에서 혜택을 얻는 것은 아니다. 연주와 노래를 통해 소리를 내는 것만으로도 뇌에 큰 변화를 일으킬 수 있다. 음악을 연주하거나 노래를 하면 건강한 마음과 건강한 몸에 필수적인 행복감과 만족감이 생긴다. 또 음악은 노화 방지 효과도 있다. 티나 터너, 바브라 스트라이샌드, 안드레아 보첼리, 데이비드 보위, 클리프 리처드, 다이애나 로스 같은 가수들이 오랫동안 젊음을 유지할 수 있었던 것이 그 증거다.

건강을 증진하는 촉각

촉각은 언어나 감정적인 접촉보다 훨씬 강한 효과를 낸다. 피부는 호르몬과 면역 세포의 보고 중 하나다. 따라서 촉각은 모든 감각 중에서 가장 영향력이 클 수 있다. 한 연구에서 '운동 감각적 촉각 자극' 방법에 따라 조산아를 하루 세 차례 부드럽게 쓰다듬어주었더니 아기의 일간 체중 증가율이 49% 높아졌다. 피부에는 성장 호르몬 같은 성장 인자가 풍부하게 존재한다.

아유르베다가 가르치는 자가마사지는 질병 예방과 치료에 탁월한 효과가 있는 물질을 혈류로 다량 분비시킨다. 또 마사지는 피부와 조직에서 유해한 지방산과 독성 노폐물을 제거하고,

전반적인 순환을 촉진하며, 관절의 유연성을 개선하고, 동맥경화증을 역전시키는 데 효과적이다. 여기서는 부드러운 브러시를 사용하는 '건식 브러싱'과 허브 오일을 사용하는 '아비양가(Abyanga)'를 소개한다.

먼저 동물의 털이나 천연 수세미로 만든 보디 브러시로 온몸을 부드럽게 쓸어내는 식으로 마사지하라. 혈액 순환을 증진하고, 피부를 강화하는 동시에 젊게 만들며, 림프 부종 치료에 도움이 된다. 아울러 피부를 브러시로 쓸면 땀구멍이 열려 오일 마사지의 효과를 증대시킨다. 그다음 참기름이나 코코넛 또는 올리브 오일(건강식품 가게에서 판매하는 냉압착, 무정제 제품이 좋다)로 머리부터 발끝까지 5~10분간 마사지하라. 이 마사지는 혈액 순환과 독소 배출을 돕는다. 마지막으로 따뜻한 물로 목욕을 하거나 샤워를 하라.

세 번째 아유르베다 신체 기법은 마르마 요법이다.

마르마 요법

마르마(marmas)는 의식과 몸 사이의 연결점이다. 아유르베다는 생명력을 일컫는 프라나 에너지가 집중된 108개 포인트(중의학 침술의 경혈점과 비슷하다)를 가르친다. 우리 몸에는 세 개의 주요 연결 부위가 있다. 이를 마하-마르마(Maha-marmas)라고 부른다. 이 세 부위가 몸의 모든 다른 기능을 제어한다. 바타와 카파형 체질은 냉압착한 무정제 참기름으로, 피타형 체질은 호호바, 코코넛, 아몬드 오일로 이 부위를 부드럽게 마사지하라. 각 부위를 시곗바늘 방향으로 원을 그리면서 몇 분씩 마사지한다(압력을 주지 말아야 한다). 이 마사지는 마음과 몸의 건강한 관계를 확립함으로써 건강을 보장해준다. 구체적으로 설명하자면 약간의 오일로 다음 부위를 2~3분씩 부드럽게 마사지하라.

- 양 눈썹 사이: 평온하면서도 기민한 상태를 유도하며 몸 전체에 심오한 생화학적 변화를 일으킨다.
- 심장 위의 중앙 부분: 분노와 조바심, 슬픔 같은 감정에 균형을 맞추는 효과가 있다.
- 위장 윗부분: 소화와 식욕을 증진한다.

또 다른 중요한 마르마는 발바닥이다. 발바닥을 부드럽게 마사지하면 몸 전체의 신경계 균형을 맞추고, 몸의 다른 기능을 활성화한다. 아침에 발바닥을 마사지하면 운동 감각 활동의 증진에 도움이 되고, 저녁에 하면 뇌의 수면 중추를 자극해 숙면을 유도한다(특히 잠드는 데 어려움을 겪는 어린이나 성인에게 효과가 크다). 그 외 다른 중요한 마르마는 목 뒤쪽, 머리 꼭대기, 손바닥, 팔꿈치 안쪽, 무릎 뒤쪽, 꼬리뼈 부위다.

각 마르마에 2~3분씩 또는 불편함을 느끼지 않을 만큼 오래 오일로 마사지하라. 마르마는 매우 민감한 부위이기 때문에 압력을 가하지 말고 부드럽게 원을 그리면서 마사지하라. 바타형과 카파형은 참기름을 사용하는 것이 가장 좋고, 피부 문제가 있는 피타형은 호호바, 코코넛, 아몬드 오일을 사용하면 좋다.

맛, 그 은밀한 즐거움의 원천

미각은 우리의 삶에서 가장 즐거운 경험 중 하나를 제공한다. 생명을 유지하기 위해 우리가 반드시 해야 하는 '먹는 일' 말이다. 모두가 알다시피 먹는 데서 얻는 즐거움이 건강 유지에 무엇보다 중요하다. 음식 맛보기와 먹음으로써 얻는 즐거움은 몸에서 생성되는 천연 모르핀이자 진통제인 엔도르핀을 포함한 '행복 호르몬'뿐만 아니라 몸에서 생성되는 천연 항암제인 인터류킨과 인터페론도 분비한다. 음식에서 얻는 즐거움을 잃으면 그런 중요한 호르몬이 부족해지고, 감기부터 악성 종양까지 온갖 질병에 걸리기 쉽다. 또 소화와 대사 활동에 장애가 일어나고, 체중 문제가 발생하며, 에너지와 활력이 떨어진다.

혀에서 감지되는 미각은 우리가 섭취하는 음식의 종류와 양을 뇌에 정확히 전달함으로써 소화 효소의 분비를 조절하고, 또 추가로 필요한 영양소가 무엇인지 알려준다. 혀에 있는 여섯 종류의 미뢰가 여섯 가지의 맛을 감지한다. 단맛, 신맛, 짠맛, 톡 쏘는 맛, 쓴맛, 떫은맛이다. 우리에게 미뢰가 있는 이유는 이 여섯 가지 맛 전부를 하루에 적어도 한 번은 경험하기 위해서다.

여섯 가지 맛 전부를 경험할 수 있는 식사를 정기적으로 하면 몸은 필요한 영양분을 전부 다 얻는다. 그러나 화학 비료로 재배되고, 정제되고, 가공되고, 보존되고, 인공 조미되어 자연의 맛이 약간만 남아 있는 식품은 몸에 필요한 영양소가 거의 없다.

우리 몸에는 하루에 필요한 아미노산, 비타민, 미네랄, 미량 원소의 정확한 양을 결정하거나 칼로리를 계산하는 시스템이 없다. 이런 '약점'에도 불구하고, 아니 오히려 그 때문에 인간이라는 생명체는 수백만 년 동안 존재해왔다. 우리의 몸이 그런 시스템 없이도 평형 상태를 유지하는 데 무엇이 필요한지 완벽하게 알기 때문이다. 건강한 성장에 필요한 음식의 종류와 양을 본능적으로 안다는 뜻이다. 따라서 우리가 '가면을 쓴' 식품에 속지만 않는다면 영양실조에 걸릴 일은 거의 없다.

예를 들어 몸이 쓴맛(혈액 정화와 관련 있다)을 좀 더 원한다면 우리는 자연적으로 꽃상추나 로메인 상추 등의 녹색 잎채소나 토닉 워터, 레몬 껍질 또는 강황이나 호로파(葫蘆巴) 같은 향신료에 끌리게 된다.

커피나 초콜릿도 쓴맛이 강하지만 가공하지 않고 그대로 먹으면 너무 맛이 없다. 가공하고 설탕과 우유를 섞으면 쓴맛이 달콤하게 변하면서 맛이 난다. 하지만 그렇게 하면 쓴 식품을 너무 많이 먹게 되어 오히려 몸에 독으로 작용하면서 강한 면역 반응을 일으킨다. 미뢰가 쓴 음식을 달콤한 음식으로 오해하여 허용치를 초과한 양을 받아들이기 때문이다.

여섯 가지의 맛 중 한두 가지라도 부족하면 영양적 균형이 틀어져 몸의 불편함을 일으키고, 결국 질병으로 이어진다. 예를 들어 피타형 체질이 단맛과 신맛, 짠맛의 음식만 섭취하면 몸은 필요한 부분을 채우기 위해 음식에 대한 갈망을 더 많이 생성한다. 그러나 미뢰가 세 가지 맛만 경험했기 때문에 똑같은 맛을 가진 음식(예를 들면 감자튀김과 토마토케첩을 곁들인 햄버거)을 더 많이 먹도록 몸에 요구한다. 그에 따라 나머지 세 가지 맛이 계속 부족하다 보면 기본 영양소 공급이 더 줄어들어 특정 음식에 대한 중독이 심해지는 악순환이 지속된다.

아유르베다는 여섯 가지 맛에 대한 확고한 이해를 갖고 있으며 개인별로 각각의 맛을 얼마나 필요로 하는지 안다(사람마다 체질이 제각각이므로 식단도 다를 수밖에 없다). 여섯 가지 자연의 맛 전부를 정기적으로 공급하면 몸은 모든 기능을 유지하는 데 필요한 비타민과 미네랄 같은 기본 영양소의 정량을 얻을 수 있다. 일단 균형이 갖춰지면 몸은 그 상태를 유지하기 위해 본능적으로 그에 적절한 음식을 원한다. 그렇게 되면 더는 식사 규칙이 필요 없어진다. 하지만 그 수준에 도달하려면 먼저 몇 가지 간단한 식생활 규칙을 익혀야 한다.

건강한 식사를 위한 간단한 규칙

미각은 음식을 먹는 즐거움을 제어한다. 체중 문제나 다른 신체적 불균형은 음식을 먹는 진정한 즐거움을 잃으면서 시작된다. 음식을 진실로 즐길 수 있다면 체중 문제는 걱정할 필요가 없다. 다음에 소개하는 인식 기법은 음식을 먹는 즐거움을 극대화하고, 소화와 대사를 개선하며, 에너지와 활력을 증진하는 데 도움이 된다.

• 아무리 적은 양이라도 무엇을 먹거나 마실 때는 반드시 자리에 앉는 것을 규칙으로 삼는다. 음식은 앉은 자세에서 먹을 때만 제대로 소화될 수 있다. 누워서 먹으면 위장관에 혈액과 림프의 흐름을 방해한다. 걸어가면서 먹거나 서서 먹으면 소화불량이 올 수 있다.

• 먹을 때는 다른 일을 하지 않는다. 먹으면서 라디오를 듣거나, TV를 보거나, 신문을 읽거나, 운전하는 것은 금물이다. 미뢰

가 혀에 위치한 주된 이유는 어떤 종류의 음식이 얼마나 많이 소화계 안으로 들어오느냐에 관한 정보를 뇌가 받을 수 있도록 하기 위해서다. 그 정보에 따라 몸은 소화에 필요한 여러 효소를 적절히 생산한다. 그런 장치가 없다면 소화계는 효소를 마구잡이로 분비해 몸이 감당할 수 없다. 식사 시간에 우리가 먹는 음식 외에 다른 것에 집중하면 미뢰가 음식과 그 맛에 '의식적으로' 충분히 접촉할 수 없다. 그로 인해 적합한 소화 효소의 분비가 제한되어 '소화의 불'인 아그니가 줄어든다. 아울러 몸이 특정 맛의 포화점에 도달했는지 알 수 없기 때문에 불충분하게 소화되고 흡수된 음식과 연결된 음식에 대한 갈망이 생기기 시작한다. 또 음식을 집중해서 먹을 때 정상적으로 분비되는 행복 호르몬도 부족해진다. 먹는 것은 즐거움의 행동이기 때문에 마음이 산만해져서는 안 된다. 우리가 주의를 집중해서 즐기는 일은 전부 다 몸에 이롭다. 반면 산만한 상태에서 즐거움 없이 하는 모든 일은 문제를 일으킨다.

• 공복일 때만 먹는다. 그렇지 않으면 음식을 즐길 수 없다. 위가 차 있는 상태이거나 소화가 진행 중일 때는 음식 섭취를 차단하기 위해 미뢰가 둔감해진다. 자연적인 배고픔은 위가 비었을 때만 느낄 수 있다. 반면 '가짜' 배고픔과 음식에 대한 갈망은 자연적인 식생활의 기본 규칙이 오랫동안 무시되고 감정적 불균형이 존재할 때 나타난다. 이 두 가지 원인은 위와 미뢰에서 나

오는 포만감의 정상적인 신호를 차단한다. 위에서 소화가 진행되는 동안에도 음식을 먹고 싶은 갈망이 생기는 것은 간과 담낭에 생긴 담석과 연관된 경우가 많다. 따라서 간 청소를 통해 담석이 제거되면 그런 갈망은 사라진다.

• 씹은 음식을 넘기기 전에는 새로 음식을 입에 넣지 않는다. 먹는 과정은 마음 챙김과 인내를 수련하는 좋은 기회다. 음식이 잘게 부서져 단맛의 액체가 나올 때까지 씹으면 먹는 즐거움이 커지고 현재의 순간에 주의를 집중하게 된다. 그런 집중이 모든 행복의 열쇠다. 마하트마 간디는 고체 음식물은 '마시고', 음료는 '씹어 먹으라'고 권했다. 고형물이 액체가 될 때까지 잘 씹어서 넘기고, 음료도 씹어 먹는 식으로 조금씩 천천히 마시라는 뜻이다. 그렇게 먹고 마시는 것이 삶에서 감정 문제를 극복하는 가장 강력한 수단 중 하나다.

• 입안에 음식이 있을 때는 말을 하지 않는다. 먹으면서 말을 하면 음식이 적절히 분쇄되기 전에 그냥 삼키기 쉬워 먹는 즐거움을 놓치게 된다. 따라서 음식을 다 삼킨 뒤에 말을 하는 것이 바람직하다.

• 식사할 때는 우선 손바닥을 위로 해서 오므린 두 손에 가득한 정도의 양을 먹는다. 그러면 위의 약 3분의 2가 찬다. 나머지 3분의 1은 위가 음식을 굴려 소화 효소와 뒤섞는 데 필요한 빈 공간으로 둬야 한다. 아직 배가 고프다면 5분을 더 기다린다. 그

래도 배고픈 느낌이 가라앉지 않으면 좀 더 먹어도 좋다. 배가 약간 고픈 상태에서 식탁에서 일어서는 훈련을 하면 의지력과 결단력, 자신감이 강해질 수 있다. 위를 가득 채우면 소화불량, 둔감, 무기력, 음식에 대한 갈망을 초래하기 쉽다.

• 여섯 가지의 기본 맛을 적어도 하루 한 번씩은 경험한다. 그렇게 하면 음식에 대한 갈망을 줄이고 영양실조를 예방하는 데 효과적이다. 한 끼를 먹을 때 주요 성분 3~4개 이상 또는 한 종류 이상의 탄수화물이나 단백질을 섭취하지 않도록 조심한다.

입맛 돋우기

먹는 즐거움을 배가하기 위해 미뢰의 기능을 향상하는 방법에는 두 가지가 있다.

1. 설태가 끼어 혀가 허옇거나 누럴 때는 매일 아침 일어난 후, 그리고 밤에 잠자리에 들기 전 클리너로 혀를 깨끗이 한다. 미뢰에 들러붙은 끈적끈적한 아마(Ama, 노폐물)의 제거가 목적이다.

2. 매일 아침 냉압착한 무정제 해바라기씨 오일이나 참기름을 티스푼 1~2개 정도 분량으로 입안에 머금고 3~4분간 헹군다. 밤에 잠자리에 들기 전에도 하면 좋다. 그렇게 하면 목과 편도,

귀, 눈, 혈액, 가슴 등에서 독소와 박테리아를 오일이 흡수한다. 충분히 헹군 다음 뱉어내고 물로 다시 입안을 헹군다. 혀가 깨끗하고 미뢰에 불순물이 끼지 않으면 음식에서 얻는 자연적 포만감에 더 쉽고 효율적으로 도달할 수 있어 과식하지 않게 된다. 미뢰에 아마가 많이 끼면 과식과 흡연을 하게 된다. 또 포만감을 얻기 위해 더 자극적이고 많은 음식이 필요해져 음식에 대한 갈망과 니코틴이나 알코올 중독으로 이어질 수 있다.

후각을 최대한 활용하라

후각은 미각과 긴밀하게 연결된다. 후각이 음식 맛의 80%를 좌우한다. 따라서 식사의 즐거움은 후각에도 달려 있다. 후각은 시상하부에 직접적인 영향을 미친다. 시상하부는 몸의 기능 대부분을 조절하는 중요한 부위로 '뇌의 뇌'라고 불린다. 그러므로 후각의 기능을 개선하면 몸 전체가 잘 돌아간다. 아유르베다는 후각을 발달시켜 먹는 즐거움을 충분히 누리고, 체질에 적합한 향기(아로마)를 사용해 질병에 대한 몸의 자연적인 저항력을 강화하는 방법을 가르친다. 이런 향기는 몸이 가진 치유 화학 물질의 분비를 촉진함으로써 몸과 마음 전체의 건강과 행복을 증진하는데 도움을 준다.

후각 기능을 개선하는 방법

하루 한두 차례 약간의 참기름을 면봉에 바른 뒤 콧속을 부드럽게 마사지한다. 새끼손가락을 사용해도 무방하다. 이 마사지를 하면 콧속의 냄새 수용체가 활성화되어 냄새 감지 기능이 개선되고 감기도 어느 정도 예방할 수 있다. 비행기를 타고 오랜 시간 여행할 때 이 마사지를 자주 하면 시차와 멀미 완화에도 도움이 된다.

아로마 오일은 각각의 특별한 향기로 시상하부에 신호를 보내 각 체질의 균형을 회복시킨다.

바타형은 따뜻한 성질에다 달콤한 맛과 신맛을 내는 아로마 오일을 섞어 사용하면 좋다. 바질, 오렌지, 로즈제라늄, 정향 등이 대표적이다.

피타형은 차가운 성질에다 달콤한 맛을 내는 아로마 오일을 섞어 사용하면 효과적이다. 샌들우드, 장미, 페퍼민트(박하), 재스민 등이 여기에 해당한다.

카파형은 따뜻한 성질에다 매운맛을 내는 아로마 오일을 섞어 사용하면 쉽게 균형을 잡을 수 있다. 주니퍼(향나무), 유칼립투스, 장뇌, 정향, 마조람 등이 그 예다.

요점만 말하자면:

꽃 아로마는 바타형과 피타형,

박하 아로마는 피타형,

사향 아로마는 카파형의 균형 회복에 효과적이다.

제8장

영적 지혜
-자연에서 얻어야 할
궁극적인 교훈

사랑의 진동수를 찾아라

우리의 지상 최대 목적은 가장 순수한 의미의 사랑을 발견하고, 그 사랑으로 살고, 그 사랑을 표현하는 것이다. 그것이 우리의 존재 이유다. 사랑은 지상에서 천국을 건설하는 데 필요한 정보의 보고를 열 수 있는 열쇠다. 그 천국은 상상할 수 없는 장려함과 아름다움으로 가득한 낙원이다. 인간이 지구에서 사는 것은 단지 시간을 보내거나, 부와 소유를 얻거나, 약간의 재미를 보기 위해서가 아니라 훨씬 더 큰 목적이 있다. 지구에서 일어나는 모든 일은 우주 전체와 모든 다른 차원의 현실에 자동적으로, 또 동시에 영향을 미친다. 다양한 차원의 우주적인 삶 안에서 살아가는 모든 생명체는 영적 깨달음의 날이 오기를 학수고대한다.

이 과정에서 자연이 우리를 돕는다. 자연은 우리가 누구인지, 다른 사람과 자신에게 무슨 일을 하고 있는지, 매 순간 필요한 변화가 무엇인지 우리에게 비춰주는 거울의 역할을 완벽하게 수

행한다. 우리가 자연을 싫어하면 자연은 우리를 따분하고 비협조적으로 대하고, 심지어 우리의 생명을 위협하기도 한다. 반면 우리가 자연을 사랑하면 자연은 우리의 모든 것을 보살펴준다. 어린 자녀를 보듬는 부모처럼 말이다.

우리 대다수는 히틀러나 스탈린 같은 아주 불행하고 분노로 가득한 사람들에 관한 이야기를 잘 안다. 그들은 엄청난 파괴력으로 자신과 수많은 사람의 삶을 생지옥으로 만들었다. 반면 우리 중 일부는 그와는 다른 형태의 힘, 다시 말해 사랑의 진동수 안에 들어 있는 힘을 보여주는 사람들을 만난다. 예를 들어 마더 미라(Mother Meera)는 아무 조건 없는 순수한 사랑의 화신이다. 아바타(Avatar, 힌두교 용어로 '신의 분신'이라는 뜻)인 마더 미라는 가장 따뜻하고 가장 강력한 침투성을 가진 사랑을 발산한다. 그는 사람으로서는 형언할 수 없는 수준으로 인류를 위해 봉사했으며, 인간의 지능으로는 그가 아무 말 없이 행한 모든 일의 가치를 완전히 이해하기가 불가능하다.

그 외에도 스리 아우로빈도(Sri Aurobindo), 마하트마 간디, 알베르트 슈바이처, 마더 테레사, 브루노 그뢰닝(Bruno Groening) 등 사랑의 파동과 그 진동수를 통달한 사람들이 많다. 영국의 다이애나 왕세자빈은 생전에도 그랬지만 지금도 수많은 사람의 가슴에 사랑의 파동을 불어넣고 있다. 그들로부터 영감을 받아 그 본을 따르는 사람도 많다. 그들이 보여준 '사랑의 손길'이 인류의 깨달음 과정에 기여하지 않았다면 세계는 지금보다 더 황폐해졌을 것이다. 어쩌면 우리는 이미 스스로를 파괴했을지 모른다.

그보다 덜 알려지고 덜 이해되고 있는 것이 마야, 잉카, 북아메리카 원주민, 고대 이집트 등 과거 위대한 문명들의 놀라운 기여다. 그중 일부는 비교적 짧은 기간에만 우리 행성에 존재했다. 그러나 세계 곳곳에 사랑의 진동수를 유지하기에는 충분했다. 그 문명들의 등장은 인류가 하나의 집단으로서 사랑의 본질을 발견하고, 그들과 같은 수준의 발달 단계에 도달할 그날을 준비하기 위해 반드시 필요했다. 과거의 위대한 가르침이 우리를 지금의 단계로 이끌었다. 하지만 오늘날의 인류는 깊은 바다에 던져진 채 외부의 스승이나 학습 수단의 도움 없이 스스로 헤엄쳐 나오는 법을 배울 수밖에 없는 처지다.

지금까지 우리는 교사나 교육 체계 그리고 다양한 학문을 통해 물질세계에 관해 많은 것을 배웠다. 그러나 우리 자신이 누구인지 올바로 알려면 외부의 다른 누구가 아니라 우리 자신에 의지해야 한다. 우리는 무력하고 의존적이었기 때문에 삶에서 외부의 인도자가 필요했다. 하지만 그런 스승-제자 관계의 시대가 끝나면서 이제 삶의 참된 가르침과 배움은 우리 내면에서 이루어진다.

지금까지 우리는 인류라는 자만심에 가득 차 자연과 거리를 뒀다. 우리는 우등하고 자연은 열등하다는 믿음을 가지고 행동했다. 또한 생존하려면 자연과 싸워 자연을 굴복시켜야 한다고 배웠다. 동물을 노예로 취급하고, 생명체를 향한 존중이나 공감 없이 동물을 도살하면서 자연과 우리 사이에 단절을 불렀다. 숲을 불태우고 물과 공기를 오염시키면서 나무와 식물, 꽃, 곤충, 산과 하천에 담긴 놀라운 지혜를 무시했다.

북아메리카 원주민이나 다른 고대 문명들이 지구 위에 존재하는 모든 것과 소통할 수 있었다는 사실을 아는 사람은 아주 드물다. 지금 우리가 친구나 연인과 소통하는 것처럼 말이다. 그들은 자연을 상대로 우등하다거나 열등하다는 개념이 아예 없었다. 그들은 자신들이 동물과 꽃, 새, 나무와 동등하거나 '하나(일체)'라 믿고, 실제로 그런 경험을 했다. 그들은 자신과 서로를 존중하듯, 지구상의 모든 생명체를 깊이 존중했다.

의식은 우주 만물의 내부로 속속들이 스며든다. 모든 존재의 기저에는 의식이 자리 잡고 있다. 그러나 대다수 사람들은 자신이 어떤 존재인지 모른다. 그들은 자신의 정체성을 가리는 무지의 베일을 외부 물체나 존재에도 그대로 적용하여 고양이나 개, 소, 개미, 꽃, 나무, 몸의 세포, 원자 등도 스스로의 존재를 올바로 알지 못한다고 생각한다. 그러면서 우리가 다른 존재나 동식물과 소통할 수 없다는 믿음을 더욱 굳혔다. 그러나 의식이 있다면 자신과 다른 존재의 정체성을 바로 알아야 한다. 그것이 의식의 본질이다. 이 원칙은 존재하는 모든 것에 적용된다.

의식이 열쇠다

우리가 흔히 신으로 부르는 '우주적 의식(Universal Consciousness)' 이 만물의 본질적인 '성분'이다. 따라서 그 의식이 어떤 형태로 발현되든, 다시 말해 그 의식이 사람의 뇌를 사용하든, 개미 같은 비교적 간단한 신경 시스템을 사용하든 그 중요성과 가치는 똑같다. 모든 존재는 의식의 지능에 의해 지탱된다. 우리가 육신적 존재로 살 수 있는 것도 우리 몸에 의식이 있기 때문이다. 마찬가지로 개미도 그 몸에 의식이 있기 때문에 개미로 살아갈 수 있다.

개미나 아메바의 DNA가 가진 지능은 우리의 DNA 지능과 크게 다르지 않다. 이 세상에서 생존하려면 개미 세포에서 활동하는 의식의 지능도 인간 세포의 경우와 마찬가지로 많은 것을 알아야 하기 때문이다. 그 두 형태의 DNA 모두 자기 몸의 정교한 기능에 관해서만이 아니라 소우주와 대우주의 복잡한 연결, 그리고 오랜 세월에 걸쳐 이루어진 지구의 진화와 관련된 방대한 정보를 전부 담고 있다. 개미도 사람도 생존하려면 그 모든 것이 필요하다.

대개 우리는 동물이나 식물 또는 곤충이 그런 사실을 전혀 모른다고 생각한다. 하지만 우리 대다수도 모르기는 마찬가지다. 우리는 현실을 이해하기 위해 지적이고 과학적인 개념을 사용하지만 그로 인해 오히려 현실의 진정한 경험을 하지 못하고 있다. 실제로 식물, 미네랄, 곤충, 새, 옹달샘, 바다, 산이 자신들의 존재와 상호 연결성을 우리보다 훨씬 더 많이 인식하고, 더 잘 맞춘다. 우리 인간과 달리 그것들은 세계를 이해하는 데 지적 능력을 사용하지 않기 때문이다.

현실은 속성상 이지적으로 이해될 수 없다. 어떤 지적인 프레임이나 이론도 피조물의 모든 부분에 존재하는 방대함과 복잡성을 묘사하기엔 역부족이다. 근래 호주의 과학자들은 환자가 단지 소화불량인지 아니면 심장마비의 전조 증상인지 판단할 수 있는 바이오센서를 선보였다. 혈액이나 타액 한 방울로 정확하게 진단할 수 있다. 혈액 입자 하나에 몸 전체의 모든 정보가 들어 있다. 심지어 아원자 입자도 우주 전체의 청사진을 담고 있다. 아무리 작은 입자라 해도 자신이 어디에 속해 있고, 무슨 역할을 해야 하는지 알기 위해서는 전체 이야기를 알아야 하기 때문이다. 이런 본질적인 지혜가 없다면 우주와 우리는 모래성처럼 허물어질 것이다. 이런 체제나 지혜를 우리는 '자연'이라고 부를 수 있다.

우리는 흔히 "어떻게 체계화하고 조직할지는 자연이 가장 잘 안다"고 말한다. 자연을 의식적인 존재로, 지능의 한 형태로 본다는 뜻이다. 모든 종의 동식물, 꽃, 곤충, 광물, 심지어 원자도 고유한 지능이나 영혼을 갖고 있다. 동화는 여러 가지 형태의 존재를 묘사한다. 우리가 더는 실체로 인식하지 않는 것들이다. 요정과 정령, 천사는 우리가 그들을 볼 수도 없고 소통할 수도 없기 때문에 '비현실적인' 세계 속으로 사라진 것처럼 보인다. 우리는 자신의 현실적이고 과학적인 면을 강조하기 위해 "나는 볼 수 있는 것만 믿는다"고 말한다. 그러나 실제는 그 정반대다. 사람들은 자기가 믿는 것만 본다. 우리의 뇌는 진실이고 실제라고 우리가 이미 알고 믿는 것만 인식하도록 허용한다. 나머지 정보는 자동으로 걸러져 차단된다. 우리의 의식적인 마음으로 들어오는 것들은 이미 우리가 진실이라고 알고 믿는 것을 재확인할 뿐이다.

하지만 이제 우리는 이렇게 우리의 인식을 제한하는 모든 믿음을 버려야 할 시점에 이르렀다. 그런 믿음은 사상누각에 불과하다. 우리가 진실이고 실제라고 생각하는 것에만 의존한다는 것은 과거에 산다는 뜻이다. 유일한 현실인 '현재'에서는 그것이 진실과 실제가 아닐 수 있다. 현재는 매 순간 새롭기 때문에 과거의 기억으로는 헤아릴 수도, 체험할 수도, 이해할 수도 없다. 믿음은 우리가 과거에 배웠거나 경험한 것에 관한 기억일 뿐이다. 순서로 보면 언제나 경험이 먼저다. 경험을 한 다음에야 그 경험을 설명할 수 있는 지적인 개념이나 이해가 따른다. 그러나 지적인 이해로는 경험을 다시 체험할 수 없기 때문에 그런 이해는 언제나 현실의 외부에 머물 뿐이다.

동물은 우리가 모르는 것을 안다

다른 한편으로 동물은 우리보다 훨씬 영리하다. 동물은 죽음이 존재의 종말인 것처럼 행동하지 않는다. 죽을 장소를 두고 고심하지 않으며, 죽은 동물이 생전에 아무리 막강한 위세를 떨쳤다 해도 그를 위한 장례를 치르지 않는다. 또한 동물은 은퇴를 대비한 연금도 들지 않는다. 사람은 죽음에 대한 두려움 때문에 땅한 뙈기를 얻거나 권력과 부를 거머쥐려고 싸우지만 동식물과 나무는 사람과 달리 죽음을 두려워하지 않는다. 그것들은 그들의 존재 근원과 직접 소통하기 때문에 자신의 영혼이 신으로부터 왔다고 말해줄 종교도 필요하지 않다.

동식물, 곤충, 숲, 구름, 개울, 바다, 태양, 달, 별은 모두 의식의 원소를 통해 서로 연결되어 있다. 우리가 우리 자신의 의식을 인식하지 못하면 그것들의 3차원적 겉모습만 지각할 뿐, 우리와 조금도 다르지 않은 그들 내면의 의식을 알 수 없다. 우리는 존재의 내면적 차원에서 창조의 각 측면이 관여하는 그 거대한 작용을 모두 알지 못하지만 그런 작용이 없다면 진화의 바퀴는 도는 일을 멈출 것이다. 흔히 우리는 스스로 동식물이나 광물만이 아니라 심지어 다른 사람보다도 자신이 우등하다고 믿는다. 이와 같은 왜곡된 현실 이해가 오늘날 인류의 사회경제적 문제를 낳았다.

우리는 결코 무엇보다 우등하지 않다. 우리는 모든 존재와 동등하고, 그것들과 '하나 됨'을 이룬다. 동물은 이런 일체성을 직관으로 인식하며 그 속에서 살아간다. 그들은 비록 다른 동물을 사냥할지라도 늘 사랑의 진동수 안에서 행동한다. 그들은 자기가 속한 종이나 다른 종의 수를 늘리거나 줄임으로써 생태학적 균형 그리고 전체의 조화와 진화에 기여한다는 사실을 본능적으로 안다. 그들은 자신을 희생해서라도 우리 인간 역시 그와 똑같이 할 수 있다는 사실을 우리에게 가르치려 한다. 그것이 그들이 존재하는 주된 목적이다.

개는 주인을 사랑하게 되면 나중에 주인으로부터 부당한 대우를 받아도 아무 조건 없이 계속 그를 사랑한다. 소와 닭을 비롯한 가축은 사람으로부터 얼마나 오랫동안, 또 어떻게 학대당했는지 알지만 그들 대다수는 여전히 사람에게 자신의 모든 것을 내준다. 그러나 갈수록 더 많은 동물이 더는 학대를 견디지 못하고 사람들이 자신의 몸을 먹을 수 없도록 스스로 질병에 걸림으로써 지구를 떠나기를 원한다. 우리가 심리적인 문제로 정신신체 질환에 걸리듯이 동물도 극심한 정서적·심리적 고충이 질병으로 나타난다. 물론 그런 사실을 과학자들이 인정하기까지는 시간이 꽤 걸리겠지만 말이다.

모든 생명체를 존중하라

모로코에 처음 갔을 때 사람들이 낙타를 타고 사막을 가로지르는 모습을 보았다. 나는 그중 한 사람으로부터 낙타는 매우 예민하기 때문에 배려심과 존중으로 다뤄야 한다는 말을 들었다. 낙타는 자기 등에 탔던 사람을 절대 잊지 않는다고 그는 설명했다. 또 낙타는 자신을 함부로 대한 사람을 40년이 지난 뒤에도 기억할 수 있다고 했다. 그들은 다시 학대당할지 모른다는 두려움 때문에 그 사람이 가까이 다가오면 뒷발로 찬다. 마찬가지로 낙타는 자신에게 친절하게 대해준 사람을 늘 기억하고 평생 충성하며 복종한다.

동물은 아직도 우리를 사랑하지만 그들 중 대다수는 사람을 두려워한다. 이 때문에 그들은 방어적이고 적대적이며, 심지어 공격적인 모습을 보인다. 동물은 약 2만 5,000년 전 사람으로부터 학대를 받기 전에는 사람에게 아주 우호적이었다. 사자와 물소도 사람의 말을 잘 들었다. 그러나 이후 세계 도처에서 벌어진 불필요한 도축과 사냥이 동물의 두려움과 적대감을 키웠다. 지금도 마찬가지다. 동물은 사람과 달리 지구상의 다른 동물에게 일어나는 모든 일을 감지할 수 있다.

식물도 그와 비슷한 수준으로 진화했다. 그들은 지구에서 일어나는 사건들의 소식을 마치 라디오 방송국처럼 전파한다. 지구의 뼈대 역할을 하는 암석도 방대한 양의 정보를 담고 있어 사랑의 진동수를 발달시킨 사람들은 그 정보를 활용할 수 있다. 이집트의 피라미드, 그리스 아테네의 아크로폴리스, 영국의 스톤헨지 그리고 페루의 마추픽추 등 남아메리카 고대 문명의 성지에 사용된 돌들은 우주에 관해 우리가 상상하는 것보다 훨씬 더 많이 알고 있다. 그것들은 고대의 '컴퓨터 칩' 역할을 하도록 선택되었다. 밀도가 높고, 안정적이며, 구조가 질서 정연하고, 수명이 길기 때문이다.

특히 수정(크리스털)은 고도로 발달된 기억 저장소다. 방대한 양의 정보를 저장할 수 있는 놀라운 능력은 결국에는 마이크로 칩을 완전히 대체할 것이다. 지금까지 우리는 시계나 통신 장비에 쿼츠 크리스털만 사용하고 있다. 그러나 현재 사용할 수 있는 컴퓨터보다 훨씬 빨리 정보를 흡수하고 처리하는 수정의 능력이 머지않아 널리 활용될 전망이다. 우리는 수정에 정보를 저장했다가 다른 기술을 사용하지 않고 생각만으로 그 정보를 다시 불러낼 수 있을 것이다.

우리가 지구와 '하나 됨'을 인식하고 실제로 그 일체성을 경험한다면 우리는 우리의 진정한 위치를 깨닫고 고대 문명을 그토록 위대하게 만든 비밀 지식을 활용할 수 있을 것이다. 고대인들의 '마음 기술'은 현재 우리의 첨단 기술보다 훨씬 더 진보했다. 그들은 생각만으로 무엇이든 건설하고 실현하는 방법을 알고 있었다. 사실 '우리'가 바로 그 고대인들이었는데, 그에 대한 의식적인 기억이 거의 없다는 게 아이러니가 아닐 수 없다. 그러나 이제 우리도 서서히 사물의 진정한 본성을 어렴풋이나마 보기 시작했다.

관찰력을 가진 사람이라면 누구나 볼 수 있듯이 사람만 지능 있는 존재가 아니라 우주의 다른 모든 것도 지능의 표출이다. '존재'란 말 자체가 지능을 암시한다. 지능이 없으면 존재가 불가능하다. '존재'는 어디에나 있다. 다만 우리 감각으로 분명하게 감지할 수 없을 뿐이다. 모래알 하나에도, 아메바에도, 사자에게도 '존재'가 있다. 돌 조각의 미세 성분도 우리 몸의 세포 안에 들어 있는 미세 성분만큼 그 내부 공간에서 왕성하게 활동한다. 그 성분들은 모든 곳으로 스며드는 의식, 즉 '존재'에 의해 조정되고 유지되면서 창조 과정에서 매우 중요한 역할을 한다. 우리라고 해서 땅이 품고 있는 물이나 공기 중의 산소 분자보다 결코 우등하지 않다. 그것들이 없다면 우리는 말라비틀어진 채 썩어가는 세포일 뿐이다.

피조물의 모든 부분은 지구 전체를 지탱하는 시스템 안에서 각각 중요한 역할을 맡고 있다. 우리의 역할보다 결코 덜 중요하지도, 더 중요하지도 않다. 깨달음이나 영적인 각성의 열쇠는 존재하는 모든 것이 이 세계를 유지하는 데 반드시 필요하다는 사실을 직관적으로, 또 인지적으로 깨닫는 것이다. "너 자신을 알라"는 격언은 우리에게 주어진 목적이나 역할을 올바로 알라는 뜻이다. 우리가 자신을 다른 것들과 본질적으로 동등한 것으로 볼 때 우리 안에서 더없이 행복한 '하나 됨'이 발달하기 시작한다. 그에 따라 삶의 모든 형태와 표출을 깊은 사랑과 존중으로 대하게 된다. 삶의 비밀을 푸는 열쇠인 겸허함과 내면의 평화는 바로 거기서 시작된다.

지구는 살아 있다

물질은 생명이나 의식이 없다는 낡은 믿음 때문에 우리는 지구가 우리처럼 생생하게 살아 있다는 기본 진리를 무시해왔다. 자기 자신을 영혼 없는 물질적인 몸으로만 생각하는 사람은 지구도 의식이 없는 물질로 보기 마련이다. 그러나 모든 물리적 물체에도 비물리적 측면(의식)이 있다는 사실을 깨닫는 사람이 점점 늘고 있다. 그들은 우리가 지구라고 부르는 거대한 의식적 존재에 대해 존경하고 감탄하고 사랑하는 법을 배운다.

우리 지구를 채우는 방대한 공간에서 기적처럼 어우러져 활동하는 천문학적인 수의 원자 각각은 생명체 전체의 존재를 위해 적시 적소(適時適所)에 존재한다. 그중 일부가 특정 지역에 응축되어 금이나 은 또는 에메랄드 광맥을 형성하는 것도 자연의 실수가 아니라 모두 필요에 따라 이루어지는 일이다. 또 어떤 원자는 식물의 양분이 되거나 공기의 균형을 맞춰 우리와 동식물이 산소를 공급받을 수 있도록 해준다. 무한한 수의 원자가 한 치의 착오 없이 서로 잘 맞물려 돌아가도록 조절하는 일은 아무리 뛰어난 지능으로도 할 수 없다. 모든 식물과 꽃의 적절한 생장과 색상에 필요한 적정량의 빛을 제공하기 위해 태양의 광선 스펙트럼에 들어 있는 광자의 정확한 수를 파악해 조정하는 일은 우리의 상상을 뛰어넘는다.

지구를 생명체가 살기에 적합한 곳으로 유지하기 위해서는 지구의 온갖 사소한 측면까지 균형을 맞춰야 한다. 따라서 최고의 지능을 가진 어머니 대지로 불리는 지구의 의식적 존재는 가장 미세한 세부 사항도 한 치의 오차 없이 작동되도록 만전을 기한다. 모든 다양한 종의 미생물, 곤충, 동식물 그리고 인간(모든 인종)은 각각 전체를 구성하는 일부분으로 그 필요성과 중요성이 동등하다. 그것들은 모두 함께 진화를 통해 더 차원 높은 생명 형태를 만들어낸다. 지구는 이런 우주적인 조직 속에서 어느 정도까지는 간섭과 방해를 견딜 수 있다. 그러나 포화 상태에 이르면 독성(毒性)의 위기가 발생한다.

우리 몸과 마찬가지로 지구도 격변과 독성의 위기를 거치도록 설계되어 있다. 지구 위에 덧씌워진 불균형을 제거하기 위해서다. 그 같은 위기는 지구 면역 체계의 강력한 반응을 촉발한다. 널뛰는 기온을 포함해 예상이 불가능한 이상 기후가 자주 발생하는 것은 지구가 태양의 활동에 맞춰 실시하는 정화 과정의 일부다. 우리 몸에서 열이 날 때 오한이 따르는 것과 같다. 지구의 그런 자정 프로그램은 원래의 자연법칙이 균형 유지에 더는 효과적이지 못할 때 이를 대체하는 새로운 자연법칙을 바탕으로 한다. 따라서 현재의 극적인 기후 변화와 그에 따른 재난을 지구의 해체나 파괴의 조짐으로 보는 것은 옳지 않다. 물론 개인적으로나 집단적으로 파괴의 비극을 겪는 사람들이 있지만 말이다. 하지만 그런 일은 오랜 세월에 걸쳐 인류가 지구에 가한 스트레스와 긴장, 오염을 지구 스스로 제거하고 정화하려는 시도라고 보는 게 옳다.

지구의 모든 변화는 생명체를 돕는다

현재 지구에서 일어나는 변화를 실질적인 본바탕에서 올바로 이해한다면 우리는 공황에 빠질 이유가 없고, 지구의 자정 노력을 거부하려 해서도 안 된다. 우리의 스트레스와 두려움은 파괴적 에너지의 진동수를 갖고 있다. 그런 진동수는 지구의 균형을 유지하는 자기장을 교란한다. 그 결과, 정화의 효과가 필요 이상으로 파괴적이 된다. 예를 들어 발열 현상은 우리 몸이 침입한 독소나 감염 병원균을 제거하기 위해 면역 세포와 항체를 동원하고 활성화하는 데 필요하다. 그러나 열을 억누르면 우리는 독소를 더 깊숙이 밀어 넣어 몸의 특정 부위를 말 그대로 질식시키게 된다.

이와 함께 균형을 잃은 생활 방식과 과잉 자극 또는 두려움이 일으키는 부정적인 영향이 지속되면 더 심각한 독성의 위기가 찾아온다. 그 결과가 암이나 에이즈, 다발성 경화증 등으로 나타나고, 그에 따라 더 과격한 정화 작업이 필요해진다. 지구의 경우도 마찬가지다. 지구에 분노와 두려움의 '미사일' 공격이 퍼부어지고, 매일 수억 명의 인구가 자연의 법칙을 어기면, 지구는 그 상황을 극복하고자 더욱 극단적인 조치로 반응할 수밖에 없다.

우리가 두려워해야 할 것은 지구나 태양 또는 생명체가 아니라 자연의 법칙을 끊임없이 훼손하는 행위다. 그런 행위가 오늘날의 세계에서 우리가 직면하고 있는 모든 문제를 일으킨다. 많은 과학자와 전문가가 지구 온난화 같은 현상이 지구 생명체의 생존을 위협한다고 말한다. 지구의 현 상태가 엉망이라는 소리로 들린다. 그러나 실제는 그렇지 않다. 지금 지구와 우리는 치유의 위기를 지나가고 있을 뿐이다.

우리 지구가 급속히 파괴되고 있다는 섬뜩한 이야기를 믿거나 지지하는 사람이 많아질수록 지구 치유의 부작용은 더 심해질 수밖에 없다. 사람들이 일으킨 두려움의 감정 하나하나가 지구의 에너지 순환망에 두려움과 부정적인 믿음을 더 많이 주입하면서 많은 사람이 향후의 환생에서 더 큰 어려움을 겪게 된다. 찰스 다윈은 동식물의 행동을 관찰한 결과, 자연의 생존 전략을 밝히는 법칙을 제시했다. 그것이 '적자생존'의 법칙이다. 적응을 잘하는 생물만 살아남는다는 뜻이다. 바로 그 법칙이 현재의 지구 변화에도 그대로 적용된다.

다만 우리와 지구 사이의 관계에서 '적응을 잘한다'는 말은 '사람들이 두려워하지 않고, 정직하며, 영적인 면을 중시하고, 자연의 법칙을 따르며, 몸과 마음이 건강한 것'을 뜻한다. 그런 의미에서 지구가 맞닥뜨린 현재의 상황을 현대 과학 이론과 점술가들의 끔찍한 예언보다 더 긍정적으로 보는 것이 우리 모두에게 혜택이 된다.

자연의 지혜를 우리 것으로 만들자

몸은 영혼의 열쇠다. 몸을 존중하고 지혜롭게 사용하면 우리에게 최고의 스승이자 최고의 친구가 될 수 있다. 예를 들어 균형 잡힌 식단으로 적절한 영양을 공급하고, 깨끗한 공기를 호흡하며, 치유력 있는 햇빛을 쬐고, 아름다운 해넘이를 보며, 영감을 주는 음악을 듣고, 천연 섬유로 지은 옷을 입으며, 기분 좋게 하는 향기를 맡고, 오일 마사지와 간 청소를 하며, 몸에 이로운 환경을 조성하라. 두려움을 갖고 행동해서는 절대 안 된다. 우리는 모두 삶이 주는 최고의 선물을 받을 자격이 있다.

자연에서 시간을 보내고, 나무와 식물을 만지며, 발밑의 땅과 풀을 느끼고, 자연의 숨을 호흡하라. 우리의 사랑 가득한 접촉으로 번성하는 지구의 대지는 우리가 곁에 있는 것을 매우 소중하게 생각한다. 대지는 우리가 신의 에너지를 전하는 통로가 되기를 바란다. 그 통로가 하나라도 막히면 고통을 당한다. 따라서 우리 한 명 한 명 모두 똑같이 중요하다. 통로가 막혀 자연을 느끼지 못하고 환경을 계속 훼손하는 사람들에게 신체적으로, 정서적으로, 그리고 영적으로 문을 활짝 열 기회가 지금 주어졌다. 그들에게 질병과 고통의 경험은 자연의 법칙과 다시 연결하는 길이 된다. 따라서 몸에 생기는 악성 종양은 현세의 삶이나 전생에서 쌓은 모든 부정적인 진동수(카르마)를 해소할 수 있다. 묵은 카르마를 태워 없애는 이 아주 극단적인 방법은 지구의 진동수를 크게 높이는 효과가 있다.

한 가지는 확실하다. 자연은 우리를 절대 벌주는 게 아니라 치유하려고 한다는 사실 말이다. 모든 사람은 자연으로부터 사랑받고, 존재와 역할의 중요성을 인정받는다. 성자든 거지든 범죄자든 모두 마찬가지다. 어떤 식으로든 카르마를 통해 자신을 개조하는 사람은 최고 형태의 존중을 받을 자격이 있다. 여기에는 다른 사람에 대한 비판이 설 자리가 없다. 비판은 겉보기와는 다른 더 큰 그림을 인정하지 않기 때문이다. 예를 들어 화장실 청소나 환경 미화 일을 하는 사람들이 우리의 상상보다 인류를 더 많이 돕는 영혼들이다.

자연과 대화하기

식물과 대화할 수 있다고 상상해보라. 실제로 식물은 우리의 생각과 느낌, 접촉에 특정 페로몬(호르몬과 유사한 물질)을 분비함으로써 반응한다. 이 페로몬이 공간파를 채우면서 주변 환경에 우리의 존재를 알린다. 이 페로몬은 우리의 생각이나 느낌의 질에 따라 다른 식물과 나무, 곤충과 동물의 적대적이거나 우호적인 반응을 촉발할 수 있다. 꽃을 부드럽게 만지며 다정하게 말을 걸면 꽃은 마치 '방송'을 하듯이 "여기에 지구의 친구가 있다"고 주변 환경에 널리 알린다.

건강한 사람의 오라(aura)는 확산 반경이 약 50m에 이른다. 우리의 오라는 우리 생각과 느낌, 우리가 먹는 음식, 우리가 호흡하는 공기, 우리가 입는 옷 등등의 질에 따라 색상과 형태, 폭을 바꾼다. 우리가 들판이나 숲속을 걸을 때 주위의 식물이나 꽃, 나무는 우리의 오라와 접촉한다. 우리가 두려워하거나 분노하면 우리 오라의 색과 형태가 바뀌면서 가까이 있는 동물이나 식물에 두려움과 방어적 태도를 유도할 수 있다.

반면 행복하거나 만족스럽게 느끼면 주변 환경이 평화로운 감각을 더 많이 생성한다. 숲속을 산책하거나, 바다에서 수영을 하거나, 신선한 음식을 먹거나, 명상을 하면 오라에 생긴 왜곡을 바로잡고 마음과 몸의 균형을 회복할 수 있다. 특히 냉수욕은 오라에서 부정적인 감정이나 불쾌한 생각을 제거하는 효과가 뛰어나다.

식물은 고도로 진화한 존재로, 지구에서 아주 중요한 목적을 갖고 있다. 식물은 침묵을 통해 소통한다. 식물이 전하는 '침묵의 말'을 들으려면 마음이 조용하고 평화로워야 한다. 우리가 식물과 같은 진동수를 갖게 되면 우리는 그들의 지혜를 받을 수 있다. 식물은 자신이 아는 것을 우리에게 전해주기를 좋아하며, 더 높은 의식의 세계로 가는 우리의 여정에 도움을 주고자 한다. 우리가 식물을 존중하고 고마움을 표하면 식물은 우리와 지구의 연결을 강화해줌으로써 그에 보답한다. 이 과정은 우리의 몸과 마음 그리고 영(靈)의 심오한 치유로 이어질 수 있다.

우리는 꽃과 식용 식물을 질병 치료용으로 재배할 수 있다. 식물은 음악 '감상'을 좋아하며, 우리의 생각과 느낌에 매우 민감하게 반응한다. 채소 씨앗을 혀 밑에 넣고 9분이 지나면 그 씨앗은 우리가 가진 모든 질병이나 결손의 진동수를 '읽을' 수 있다.

그 씨앗을 땅에 심어 재배하면(물은 사흘 뒤부터 주어야 한다) 질병을 치료하고 결손을 제거하는 데 도움이 되는 개인 맞춤형 약이 되는 식품으로 자란다. 특히 틈날 때마다 자라는 채소 주변을 맨발로 걸으면 약효를 극대화할 수 있다. 식물은 발을 통해 흙으로 전해지는 정보를 쉽게 습득한다.

채소와 과일은 자신을 있는 그대로 존중해주는 사람과 동물에게 기꺼이 자신을 내준다. 그들의 목적은 번식이다. 우리는 그들을 먹음으로써 씨앗을 다른 곳으로 퍼뜨린다. 적어도 이것이 자연의 원래 계획이다. 지금도 전통적인 농사법이나 유기농법은 작물의 비료로 두엄을 사용한다. 또 바람과 비가 씨앗을 다른 지역으로 옮겨 새로운 식물과 꽃과 나무의 번식을 돕는다.

채소와 과일은 순전히 상업적 이유로만 재배될 때, 우리의 소화 효소에 저항한다. 온실 재배의 경우도 마찬가지다. 작물이 자연의 영향을 제한적으로 받기 때문이다. 화학 비료와 살충제를 사용하면 작물의 오라가 위축되어 그들의 생명 에너지가 감소한다. 화학 약품이 들어간 비료나 살충제를 밭에 뿌릴 때마다 모든 식물의 내적 존재가 공포에 떨며 그 밭을 떠난다. 그렇게 되면 작물은 화학 약품에만 완전히 의존한다. 그런 약품을 사용하지 않으면 작물들은 곤충과 달팽이에게 먹히거나 병으로 죽어가게 된다.

반면 자연 또는 자연의 내적 존재와 대화하면 작물과 가축을 건강하게 기르는 데 훨씬 효과적이다. 제2장에서 식물 실험이 보여주었듯이 식물을 대하는 우리의 태도에 따라 그들의 성장 패턴은 크게 달라진다. 사랑의 진동수는 모든 것을 황금으로 바꿀 수 있다. 이 원리는 동물에게도 적용된다. 다른 먹거리가 없어 불가피하게 동물을 도축해야 한다면 먼저 고마운 마음으로 그 동물을 축복해야 한다. 그러면 그 동물은 우리에게 자신을 기꺼이 내주고, 우리가 최대한 기력을 되찾을 수 있도록 도와준다. 북아메리카 원주민들에게는 그것이 오랜 관행이었다.

상상이 현실을 만든다

우리는 다른 사람이나 물체에 사랑 가득한 주의를 기울일 때마다 재충전으로 활기를 되찾는다. 물리적인 겉모습을 넘어서 바라보면 모든 사람과 물체에서 작동하는 거대한 지능을 지각할 수 있다. 꽃을 신선하고 완벽하게 보이도록 해주는 꽃 내부의 주신(主神)을 상상해보라. 그리고 상상할 수 있는 것은 무엇이든 실재(實在)라고 믿어보라. 삶의 모든 한계는 상상력이 부족한 데서 비롯된다. 꽃 내부에 주신이 있다고 상상하지 못한다면 우리 안에도 없다.

우리가 삶에서 무엇이든 만들고 성취하기 위해 언제든 동원할 수 있는 도구 중 가장 멋진 것이 상상력이다. 자동차 엔지니어는 새롭고 더 나은 차를 상상할 수 있어야만 실제로 그런 차를 만들어낼 수 있다. 컴퓨터 과학자는 더 빠르고 정교한 소프트웨어를 상상할 수 있어야 그런 소프트웨어를 개발할 수 있다. 뛰어난 작곡가는 무한한 음악 창작의 세계로 상상력을 펼치기 때문에 새로운 음악을 계속 창작해낸다.

우리가 만들어내는 모든 것은 상상력에서 나온다. 우리는 어떤 것이든 마음이 가는 대로 상상할 수 있다. 또 상상한 것이 실현되는 것을 믿고 지켜보면 그대로 이루어진다. 상상 속에서 자신이 만든 것에 감사를 표하라. 감사는 자신이 받은 것을 에너지로 갚는 행위다. 모든 것은 물리적 형태로 구현되기 전에 먼저 에너지 차원에서 만들어지기 때문에 바라는 바의 성취 여부는 자신에 대한 신뢰에 달려 있다.

식물이나 동물과 소통하는 자신의 능력을 불신하면 자연 세계와 단절될 수밖에 없다. 의심은 우리가 사람 이외에는 무엇과도 대화할 수 없다는 믿음을 굳힐 뿐이다. 하지만 그런 한계에 관한 믿음은 우리가 어렸을 때 현실로 믿고 받아들이도록 배운 것일 뿐이다.

의심은 두려움에서 비롯되고, 두려움은 우리의 상상력을 제한한다. 무엇이든 너무 쉽게 상상하던 어린 시절을 기억하는가? 어떤 사람은 천사나 요정, 나무와 꽃 속에서 미소 짓는 얼굴 또는 미소 짓는 구름을 보았다거나, 바람 속에서 속삭이는 목소리나 빗방울의 노랫소리를 들었다고 기억하기도 한다.

이 모든 것이 사실이 아니라고 누가 말하는가? 이성적으로 사고하는 과학자는 이렇게 주장할 것이다. "입증할 수 없다면 그건 실재가 아니다. 과학적인 것만이 실재라고 말할 수 있다. 어린이가 이런저런 상상을 할 수 있는 것은 실질적인 세상이 어떤지 아직 모르기 때문이다. 천사가 무지개를 타고 내려온다든가, 작은 요정이 버섯 주위에서 춤추는 것을 과연 누가 믿을 수 있는가?" 그 질문의 답은 이렇다. 천사나 요정 또는 그와 비슷한 비물질적인 존재를 상상할 수 있다면 누구나 그들의 실재를 보고 느끼며, 그들로부터 지혜를 얻을 수 있다.

창조의 모든 차원에 비물질적인 존재가 들어 있다. 그들의 에너지와 진동이 없다면 당근도 꽃도 우리의 몸도 쓸모없는 물질 더미로 변할 것이다. 비타민 C 정제와 오렌지의 차이는 비타민 정제에는 비물질적 존재가 들어 있지 않지만 오렌지에는 아주 많이 들어 있다는 점이다. 정제에는 비타민 C의 주요 성분이 들어 있겠지만 생명력은 거의 없다. 무엇이든 그것의 생명력은 자유롭고 행복한 비물질적 존재에서 나온다. 유기농으로 재배한 오렌지에는 아주 행복한 자연의 영(靈)과 천사들이 가득하지만, 화학 비료와 살충제를 뿌려 재배한 오렌지에는 비물질적 존재가 들어 있긴 해도 전부 '사슬에 묶여 있거나 우리에 갇혀' 있다. 그런 처지가 일으키는 비애 때문에 그들은 빛을 거의 발산하지 못한다. 그래서 그런 오렌지의 오라는 활기가 없다.

진정한 현실 세계로 들어갈 수 있는 '비밀번호'는 상상력이다. 우리의 내면이 달라지면 세계도 달라진다. 세계는 이 세상의 인구만큼 많다. 우리 각자는 서로 다른 의식 상태에서 살아가기 때문에 세계를 서로 다른 방식으로 상상한다. 물론 우리 대다수는 거의 똑같은 교육을 받으면서 세계가 어떠해야 하고, 어떻게 보여야 하는지에 관한 집단적인 합의를 수용했다. 그럼에도 우리 각자는 자신의 고유한 개인적 현실 안에서 살아간다.

세계를 생존의 희망이 없는 끔찍한 혼돈 상태로 상상하면 실제로 그렇게 된다. 반면 세계를 큰 도전의 대상이지만 낙원이 될 엄청난 잠재력을 가진 곳으로 상상하면 그 또한 그대로 이루어진다. 어느 쪽이 나은지는 분명하다. 우리가 삶을 어떻게 접근하느냐에 따라 큰 차이가 난다.

이제 우리 모두 깨어나 지구에서 우리의 목적을 달성하게 해주는 모든 것을 이룰 우리의 생득권을 찾을 시기가 왔다. 우리 각자는 삶에서 서로 다른 고유의 목적을 갖고 있다. 이 목적을 정확히 인식하고 그 길로 매진하려면 우리에게 완벽한 건강과 풍요 그리고 영적인 지혜가 필요하다. 우리는 상상력을 도구로 사용하여 지구에 머무는 동안 이곳에 개인적인 천국을 건설할 수 있다. 다음 장에서 소개되는 '지상의 천국으로 통하는 열두 관문'에 인식의 뿌리를 깊이 내리면 건설 과정에 큰 도움이 될 수 있다. 부담 없이, 또 구체적이고 즉각적인 결과를 기대하지 않고, 담담하게 그 내용을 여러 번 반복해서 읽기를 권한다. 성공적이고 보람 있는 삶의 기본 원칙이 우리의 인식 속에 확고히 자리 잡으면 우리와 세계의 새로운 현실이 자연스럽게 열린다. 그 현실이 바로 '지상의 천국'이다.

제 9장

지상의 천국으로 통하는
열두 관문

다음의 열두 관문을 열어 효과적으로 활용하면 모든 개인이나 사회, 정부 또는 국가는 완벽한 삶과 지속적인 풍요, 한계로부터의 자유를 누릴 수 있다.

하나 됨의 관문

'하나 됨(Oneness)'은 두려움을 모르는 인식 상태를 가리킨다. 모든 물체와 사람이 서로 긴밀히 연결된 상태로 존재한다는 사실을 아는 데 필요한 가장 자연적이고 효과적인 기준이다. 우리는 우주에 존재하는 모든 생명의 형태를 제어하는 똑같은 의식(또는 지능)을 공유한다. 생명체의 수많은 종(種)과 입자, 에너지 형태를 가진 자연 세계는 하나의 완전체로 행동한다. 거기서는 사랑과 목적의식이 모든 것을 연합시킨다. 모든 사람은 똑같은 영혼 의식에서 생겨났다. 우리는 하나의 나무에서 피어난 각각의 꽃,

또는 하나의 바다에서 생긴 각각의 파도와 같다. 그러나 두려움은 우리를 서로 분리시킨다. 두려움은 우리가 모두 하나이며 똑같은 근원에서 나왔다는 사실을 모르는 데서 비롯된다.

두려운 마음은 경쟁을 부른다. 그와 대조적으로 신뢰하는 마음은 모두를 위한 때와 위치가 따로 있기 때문에 모두가 적시 적소에 존재한다는 사실을 안다. 우리가 만물과 하나라는 것을 알고 하나가 되는 경험을 하고 나면 물질적으로나 신체적으로나 언어적으로나 감정적으로 서로 경쟁하거나 자신을 방어할 필요가 없어진다. 두려움의 진동을 내보낼 때만 보호가 필요하다. 그런 진동수는 주변 사람들에게 위협이 되기 때문이다. 두려움을 일으키는 것이 우리 삶에서 갈등과 분쟁의 가장 흔한 원인이다. 그러나 모두가 하나라는 사실을 아는 사람은 두려움의 영향을 받지 않는다.

자신과 주변의 모든 생명체를 소중히 여기기 시작하면 모든 자연의 법칙으로부터 자발적인 지지를 얻게 된다. 필요한 모든 것이 자동적으로 공급된다. 우리는 흔히 일생의 특정 사건들을 '나쁜' 일이라고 부른다. 그러나 거의 모든 경우에서 나쁜 일은 결국 '좋은' 일로 판명된다. 우리가 말하는 '어려운 문제'는 베일에 가려진 '기회'일 뿐이다. 따라서 나에게 무엇이 좋고 무엇이 나쁜지 판단할 필요가 없다. 우리는 늘 우리에게 가장 좋은 것을 받는다. 지금은 나쁜 일로 보일지라도 궁극적으로 그것은 우리의 개인적 성장에 도움이 된다.

지금은 우리를 즐겁게 해주고 행복하고 만족스럽게 해주는 것만을 우리 삶에 끌어들여야 할 때다. 강은 상류로 흐를 수 없다. 자연의 법칙은 우리가 주변의 다른 사람들과 자연을 동등하게 생각할 때만 우리를 돕는다. 모든 것이 우리 각자에 속한다. 우리야말로 우주적 의식의 표출이기 때문이다. '하나 됨'은 생명의 자연적인 상태로서 생명의 강이 우리를 통해 흐르도록 해준다. 그 강은 지금 바로 이 순간, 우리 영혼의 발달에 필요한 모든 힘과 영양 그리고 지혜를 가져다준다.

모든 것이 근본적으로 하나라는 사실을 의식적으로 인식하면 속박의 고통에서 자유로워질 수 있다. 우리는 물질(사람의 몸)로 생겨나기 전에는 특정한 카르마 학습의 이유에 따라 검은색이나 노란색 또는 흰색이 되기로 선택했을 수 있다. 마찬가지로 우리의 직업 선택은 이번 생애 동안 영혼의 완성을 위해 배워야 할 교훈을 반영한다. 예술가든 과학자든 저술가든 걸인이든 간에 우리는 모두 하나의 '생명나무'를 구성하는 부분들이다.

의식은 모든 물체와 사람을 살아 있게 해준다. 우리는 무슨 색이고, 무슨 종교이며, 무슨 직업인지 따지지만 의식은 그런 것을 초월한다. 어떤 직업을 가졌고, 어떤 종교를 믿으며, 어떤 정당에 가입했고, 어느 나라 사람인지는 중요하지 않다. 무엇보다 자기 자신이 되는 것이 가장 중요하다. 제한과 법과 규정은 영혼의 본질이나 '상위 자아'의 일부가 아니다. 모든 것과 하나가 되는 데는 내가 나 자신이라는 사실만으로 충분하다. '하나 됨'에 대한 인식을 잊어버렸다면 다시 기억해서 되찾으면 된다. 주변의 물체나 사람을 볼 때 그들 내부에 스며들어 있는 '하나 됨'을 상상하며 우리 모두 하나라는 사실을 명심하라. 그러면 삶에서의 단절과 갈등이 허상임을 깨닫고 거기서 벗어날 수 있다.

우리가 목에 거는 목걸이의 보석을 구성하는 원자 중 다수는 찰나에 우리 몸 안으로 들어가 눈이나 피부, 심장 또는 우리가 마시는 공기를 구성하는 원자를 대체한다. 우리가 책을 읽을 때는 우리 몸과 책 사이의 공기가 우리를 책과 연결시키고 통합시킨다. 생명의 강은 우리 눈에 살아 있든 죽어 있든 모든 것을 관통해 흐르면서, 모든 것을 하나로 묶어 지탱한다. 이처럼 모든 것의 상호 연결을 깨달으면 모든 존재와 의식적으로 연결되는 데서 비롯되는 혜택을 누릴 수 있고, 생명의 강을 우리가 원하는 곳으로 흘려보낼 수 있다.

모두에게 영양을 공급하는 생명의 강에 우리 자신을 열어젖히면 무엇을 잘못하거나 가까운 사람의 마음을 상하게 할지 모른다는 두려움이 사라진다. 모든 것에 내재된 '하나 됨'을 깨달으면 두려움이 가라앉는다. 두려움이 없으면 그만큼 자유롭다. 자유로우면 마음이 열리기 시작한다. 열린 마음은 사랑을 퍼뜨리고, 서로 다른 것들을 통합한다. 사랑은 오랜 상처를 치유하고, 증오와 불화를 제거하며, 모두에게 행복의 파동을 전한다. 행복을 퍼뜨리지 않는 것은 무엇이든 관심을 가질 가치가 없다. 따라서 삶에서 가장 중시할 것이 '하나 됨'이다. 돌 하나하나에서, 모든 곤충에서, 구름에서, 비에서, 태양에서, 그리고 또한 자신에게서 '하나 됨'을 볼 수 있어야 한다. 우리가 생명의 강과 연결되어 있다는 기억만 되찾으면 그런 일은 얼마든지 가능하다.

첫째 관문 열기

"나는 모든 사람과 물체, 자연을 나 자신과 연결하는 내재적인 '하나 됨'에 나의 주의를 집중함으로써 '하나 됨'의 관문을 연다. 나는 나에게 일어나는 모든 일에 더 큰 목적이 있으며, 생명의 강이 나와 모든 피조물을 통해 흐른다는 사실을 인식한다. 이러한 깊은 연결은 생명의 모든 형태를 똑같이 중요하며, 유용하고, 소중하게 만든다. 모든 다양성 안에는 '하나 됨'이 있기 때문에 나는 두려워하거나 겁을 먹거나 나 자신을 보호할 이유가 없다. 나는 삶에서 행복을 계속 증진하는 데 초점을 맞춘다. 그렇게 함으로써 나는 아무 조건 없는 사랑의 통로가 되어 더욱 조화로운 세계에 기여한다. 나는 '하나 됨'이 내 삶의 지배적인 경험이 되기를 원한다."

문제 해결의 관문

우리가 삶에서 극복할 수 없을 것 같은 문제에 부닥친다면, 그것은 우리가 현재로서는 더 큰 그림을 볼 수 없음을 의미한다. 그런 문제는 우리에게 고통을 안기려는 게 아니라 우리가 무엇을 잘못했고, 그 실수를 고치려면 어떻게 해야 하는지 알려주는 교훈을 주기 위해 생기는 것이다. 삶에서 생기는 모든 문제는 우리가 생명 에너지의 흐름을 거부하고 있다는 표시다. 어려운 문제가 생겼을 때 우리의 첫 반응은 그 문제를 무시하거나 억누르거나, 또는 그 문제와 싸우는 것이다. 문제가 지속되면 우리는 다른 사람이나 상황 또는 우리 자신을 탓한다. 아기가 계속 울면 우리는 그런 '성가신' 울음을 멈추게 하려고 소리를 지를 수도 있고, 입에 먹을 것을 넣어주어 입을 '다물게' 할 수도 있다.

머리나 몸의 어느 부위에 통증이 있다면 우리는 먼저 진통제로 문제를 '해결'하려 한다. 통증이 지속되면 그 상황을 '고치려고' 병원을 찾는다. 차를 수리하려고 카센터에 가듯 말이다. 경제적으로 어려움이 닥치면 그 문제를 '극복하려고' 우리는 은행에서 대출을 받는다. 배우자나 파트너가 예전 같지 않다면 우리는 헤어질 결심을 하고 별거나 이혼의 절차를 밟는다. 원치 않는 임신을 했다면 낙태 수술을 받고자 한다. 국가가 적에게 침략당한다면 대량 살상 무기로 싸운다.

이렇듯 개인적으로나 집단적으로 우리를 괴롭히는 문제가 생길 때 처음에는 그 원인이 우리의 통제권이나 영향력 밖에 있는 외부 요인이라고 믿는 것이 논리적으로 타당해 보인다. 그러나 실제는 우리가 삶에서 만나는 모든 문제가 개인적으로나 집단적으로 우리 자신에 의해 생긴다. 그런데도 우리 대다수는 문제의 증상과 그 원인을 연결하는 '끈'을 보지 못한다.

이 때문에 어려운 문제는 항상 외부에서 일어난다고 생각하기 쉽다. 피부와 혈액은 우리 몸의 완전히 다른 측면이지만, 혈액이 독성을 갖게 되면 피부가 터지거나 노화되거나 괴사한다. 우리 몸의 외부는 내부의 상황을 그대로 반영한다. 외부에서 생긴 문제가 우리에게 어떤 식으로든 영향을 미친다면 우리가 그 문제의 발생에 기여한 것이 분명하다.

우리가 부닥치는 문제는 우리 스스로 끌어온 것이다. 이것이 전 지구적인 변화의 현 시기에 배워야 할 중요한 통찰이다. 우리가 무엇을 걱정하거나 현재의 두려움을 미래의 사건에 투사한다면 우리는 이런 불완전하고 치유되지 않은 우리 자신의 측면들을 개인적인 어려움으로 드러내게 된다.

모든 문제는 '문제'라는 탈을 쓴 '기회'다. 이러한 사실을 깨닫지 못한다면 우리는 어딜 가든 문제를 달고 다닐 것이다. 우리가 시작하는 새로운 대인 관계로, 또 우리가 택하는 새로운 일자리로 문제를 가져간다는 뜻이다. 문제를 피해 달아나거나 무시하면 문제는 더욱 끈질기게 달라붙는다. 그러나 뒤집어 생각하면 그런 문제의 집요함이 오히려 우리에게 큰 이득이 될 수 있다. 우리가 문제를 정면 돌파하면서 거기서 교훈을 얻으면 문제는 저절로 사라지고 새로운 기회가 열리기 시작한다.

삶의 '부정적인 경험'으로 불리는 모든 것은 그 속에 깊숙이 숨은 목적을 갖고 있다. 그 목적, 다시 말해 그 경험이 전하려는 메시지를 발견하느냐 못 하느냐는 우리에게 달려 있다. 문제가 클수록 메시지의 의미가 더 크다. 문제는 우리와 관련해서만 존재한다. 또한 문제는 지금 우리가 이해하는 것보다 더 큰 목적이 삶에 있다는 사실을 우리에게 상기시키기 위해 우리를 '뒤쫓는다'고 말할 수 있다. 그뿐 아니라 문제는 중대한 변화가 필요하다는 사실을 일깨워주고자 우리 존재의 핵심을 뒤흔들 수도 있다. 세계는 무엇이든 양극으로 구성되기 때문에 문제가 있으면 언제나 그 뒤에 해결책이 있다. 빛을 원한다면 거기에는 어둠도 따른다는 사실을 받아들여야 한다. 어둠이 있어야 빛이 분명히 드러나기 때문이다.

사람들은 수 세기 동안 "문제는 무조건 나쁘기 때문에 반드시 피해야 한다"고 배웠다. 그 결과, 우리는 모든 문제를 불필요하고 쓸데없으며 해롭다고 생각한다. 하지만 그런 가정은 유익하지 못하다. 문제는 우리를 목적지로 안내하는 지도와 같기 때문이다. 삶의 문제를 해결하는 첫 단계는 외부에 있는 누군가가 또는 무언가가 나의 삶에 문제를 일으킨다는 잘못된 생각에서 벗어나는 것이다. 두 번째 단계는 모든 문제가 불확실성과 연관되어 있음을 인식하는 것이다. 질병의 경우, 이런 불확실성은 심각한 문제가 되거나 무해한 상황이 되기도 한다. 어떤 결과가 될지는 우리의 결정에 달려 있다. 세 번째 단계는 마음 챙김이다. 문제에 수반되는 불확실성을 의식적으로 느끼고 그것을 받아들이면 두려움이 가라앉고, 그에 따라 문제의 불가피성도 사라진다.

우리의 발목을 잡는 문제는 언제나 우리에게 좀 더 참거나 현재의 순간에 머물라고 가르친다. 또한 우리를 괴롭히는 문제는 우리가 너무 빨리 움직이거나 자신을 지치게 만들 때 제동 장치 역할을 할 수도 있다. 문제를 피해 달아나거나, 문제가 없는 체하지 않고 움직이는 속도를 늦추며 문제와 함께 머물면 우리는 문제와 관련해 '아무 일도 생기지 않고 있음'의 단계로 들어갈 수 있다. 이런 유보 상태와 불확실성의 시간 또는 순간은 우리의 두려움과 한계, 허약함을 뛰어넘는 수단으로 작용한다. 그런 시간이 실제로 문제 해결의 가장 중요한 부분을 형성한다. 터널 끝에는 늘 빛이 있다. 두려움을 견뎌내거나, 처음부터 끝까지 문제와 함께 머물면 넉넉하고 자신감 넘치는 존재가 될 수 있다. 그러면 삶에서 어느 때보다 더 새롭고 더 큰 기회가 펼쳐진다.

예를 들어 배우자가 당신의 삶을 통제하거나 선택의 자유를 억압하거나 당신이 하는 모든 행동을 비난한다면 당신은 견디기 힘들 것이다. 그러나 배우자의 그런 '가혹한' 태도는 당신이 자신을 대하는 태도를 그대로 반영한다. 스스로 자신의 감정을 억누르거나 낮은 자존감에 얽매이거나 통제력을 잃었다고 느낌으로써 당신은 무의식적으로 자기 성격의 이런 잠재의식적인 측면을 대변하는 사람을 배우자로 택했다는 뜻이다.

삶의 어려운 시기를 의식적으로 겪으며 배우자 문제를 자신의 내부적인 문제로 파악하면 배우자를 바꿀 필요성이 자동으로 사라진다. 그 결과, 자신의 이미지가 훨씬 나아져 배우자에게서만이 아니라 주변의 모두에게서 호의적인 대우와 도움을 받게 된다. 물론 배우자가 자기 자신의 문제를 이와 같은 방식으로 해결하지 못하면 관계는 깨지기 쉽다. 설사 그렇다 해도 중요한 점은 당신이 개인적인 성장에서 '양자 도약'을 이루었다는 사실이다.

아인슈타인에 따르면, 삶에서 문제가 생기면 그것은 생각을 바꿔야 할 때라는 신호다. 그는 "문제를 초래한 바로 그 생각으로는 문제를 해결할 수 없다"고 말했다. 생각을 바꾸면(누구든 언제든 마음만 먹으면 할 수 있다) 문제의 원인이 사라져 삶에서 전진할 수 있는 새로운 기회가 열린다. 문제 해결의 관문을 연다는 것은 우리 삶에서 문제를 완전히 없앤다는 의미가 아니라 우리 자신을 바꿀 때 문제에 대한 우리의 반응도 달라진다는 뜻이다. 그에 따라 문제를 효과적으로 다룰 수 있는 공간과 에너지가 생길 뿐 아니라 거기서 삶의 지혜도 배울 수 있다.

둘째 관문 열기

"나는 나의 모든 문제가 나의 내부에 존재하는 부정적인 믿음이나 감정을 바꿀 절호의 기회라는 사실을 인지하고 이해함으로써 문제 해결의 관문을 연다. 나는 문제를 처음부터 끝까지 의식적으로 경험함으로써 내가 더 강하고 더 유능하며 더 독립적인 사람이 될 수 있다는 사실을 깨닫는다. 나의 삶에서 모든 기회는 비록 문제의 탈을 쓰고 찾아오지만 그런 기회가 주어진 것 자체에 나는 감사한다.

문제는 나의 두려움을 해소하는 데 도움이 되기 때문에 성급하게 해결책을 찾는 것은 아무런 이득이 없다는 사실을 나는 이해한다. 나는 개인적인 문제에 부닥칠 때마다 그 문제를 온전히 경험함으로써 그 문제가 나에게 가져다주는 두려움이나 부정적인 믿음을 정확하게 인식한다. 그러면 나는 두려움에서 완전히 벗어날 수 있다. 만약 내가 어둠을 무서워해 잠을 잘 때도 전등을 켜놓아야 한다면 처음에는 전등을 몇 초 정도 껐다 켜고, 그 다음엔 시간을 좀 더 연장하는 식으로 불을 꺼두는 시간을 차츰 늘려가면 나 자신의 두려움을 좀 더 잘 알게 되고, 그 두려움이 나의 몸에 미치는 정서적인 영향도 느끼게 된다. 이 원칙을 삶의 다른 상황에도 적용하면 나는 이번 생이나 전생에 쌓은 모든 두려움에서 서서히 벗어날 수 있다.

나는 문제를 해결해야 할 때나 질병을 극복해야 할 때 성급하게 지름길을 택하지 않겠다고 결심함으로써 두려움과 현재의 어려움을 함께 사라지게 할 수 있다. 문제는 나에게 최고의 스승이 될 수 있기 때문에 문제를 대하는 나의 태도는 '우호적'이다. 나는 내 삶의 모든 문제가 나를 더욱 독립적이고 행복하며 자유로운 사람으로 만들어주는 데 기여한다는 사실을 안다."

시간 지배의 관문

이 관문의 메시지는 시간의 노예 노릇을 그만두라는 것이다. 시간은 인식적인 변화의 측정 수단일 뿐이다. 어떤 것은 1초의 100만분의 1 사이에 변하는 반면, 또 어떤 것은 변화에 한평생 이상이 걸린다. 그러나 인식하는 주체인 우리는 늘 그대로 있다. 존재한다는 것은 현재에 고정되어 있다. 그리고 현재는 영원하다. 우리가 현재이기 때문에 우리 안에 있는 존재는 진실로 시간을 초월한다.

시간에 쫓기거나 시간의 지배를 받는다는 느낌은 시간이 충분하지 않다는 잘못된 생각에서 비롯된다. 시간이 충분하지 않다고 느낀다면 시간을 초월한 영원한 순간에 대한 인식력을 잃었거나 미지의 두려움에 휩싸였다는 뜻이다. 시간을 초월한 무한함을 인식하면 '하나 됨'이 이루어진다. 그에 반해 미지의 두려움은 '분리됨'의 환상을 낳는다.

우리 마음은 현재의 순간에 고정되지 않고 미래의 사건에만 매달리기 쉽다. 그럴 경우 그 사건이 다가올수록 시간은 더 짧아진다고 느낀다. 마감 시간에 맞추지 못하면 어쩌나 하는 끊임없는 두려움이나, 비행기를 놓칠지 모른다는 불안감은 몸 안에서 스트레스 호르몬을 분비시켜 시간이 실제보다 더 빨리 흐른다고 느끼도록 만든다. 그러면 시간이 말 그대로 사라져간다. 사람들이 "나 자신을 위한 시간이 늘 충분하지 않아" 또는 "시간이 너무 짧아"라고 말하는 것은 곧 어려운 문제가 닥친다는 예고다. 그 문제에 대응하려면 우리의 속도를 늦추거나, 우리의 시간 개념을 바꾸어야 한다.

우리는 먹는 음식이나 들이마신 공기를 대사하는 것과 비슷한 방식으로 시간의 경험도 대사한다. 우리의 시간 인식이 우리의 개인적인 현실이 된다. 자신을 위한 시간이 더 많기를 바라지만 그럴 시간을 '찾을' 수 없다고 생각되면 우선순위를 바꾸어야한다. 자신의 행복이 걸린 문제이기 때문이다. 다른 사람들에겐 이기적으로 보일지라도 자신을 우선으로 생각해야 한다. 시간에 '쫓기는' 사람은 갈수록 불행해지며, 자신의 건강과 영적인 욕구, 대인 관계를 소홀히 하고, 자신에게 자유의지와 선택의 자유가 있다는 사실을 잊기 쉽다. 자신에게 충분한 시간을 할애하면 삶의 모든 것을 위한 시간이 늘 있게 마련이다. 자신에게 사용하는 시간은 자신에 대한 투자다. 이 투자는 시간이 나의 삶을 통제한다는 환상을 지운다.

모든 일에는 그에 적합한 시간이 필요하다. 조급하게 서두르면 애써 얻은 시간도 잃게 된다. 이렇게 말하는 사람들이 있다. "내가 이 일을 더 빨리 끝내면 다음 일에 쓸 시간이 더 많아진다." 이것이 현대 경영학의 기본 개념이다. 그러나 시간을 절약한다는 환상은 우리를 '시간의 노예'로 만들 수 있다. 시간 절약의 원칙은 우리 삶의 쳇바퀴를 더 빨리 돌린다. 직장에서 승진하면 책임도 그만큼 커진다. 그러면 이전보다 더 빨리 업무를 처리해야 한다. 책임이 커지면 일도 많아지기 때문이다. 우리는 첨단 기술이 진보를 '가속화한다'고 믿는다. 그러나 우리 자신의 삶을 사는 데 필요한 시간이 그만큼 줄어든다는 게 역설이다.

시간 절약의 혜택은 언급할 가치조차 없다. 시간을 절약해서 일을 많이 하면 자신을 위해 쓸 수 있는 돈은 늘어나겠지만 그런 방식으로는 시간의 압박과 그에 따른 스트레스로 잃는 활력과 건강, 행복을 되찾을 수 없다.

건강과 정서적인 행복, 영적인 욕구를 위해 충분한 시간을 할애하는 사람, 다시 말해 자연에서 시간을 보내거나 명상을 하거나 악기를 연주하거나 아이들과 자주 노는 사람은 시간이 멈추는 그 순간의 더없는 행복으로 보상받는다. 인생에서는 주어진 일을 얼마나 '빨리빨리' 처리하느냐보다 그 일을 하면서 얼마나 큰 행복을 얻느냐가 더 중요하다.

진실로 창의적인 사람은 시간의 개념이 없다. 창의력은 우리의 중심이 순간의 무한함에 있을 때만 우리에게 주어진다. 창작활동 그 자체가 너무 큰 기쁨을 주기 때문에 창작자는 미래를 기대하거나 과거 사건의 기억에 빠져 있을 필요가 없다. 바로 그때 우리는 시간에 대한 지배력을 갖게 된다. 시간을 지배하고 마음대로 통제한다는 것은 모든 한계에서 자유로워진다는 뜻이다. 한계는 우리가 영원의 현재 순간에서 '떨어져' 나와 돈과 시간과 경쟁력이 최고의 대접을 받는 소위 '현실' 세계에 휘말릴 때만 존재한다. 하지만 그 '현실' 세계에서는 우리에게 만족감을 주는 창작의 기쁨이 없다.

시간 지배의 관문은 지금 우리가 하고 있는 일에만 주의를 집중할 수 있게 해준다. 그 일이 작고 하찮은 것이든, 크고 중요한 것이든 상관없다. 마음이 앞서 미래로 향하면 부드럽게 잡아 천천히 현재로 되돌려놓아야 한다. 운전을 하든, 세미나에서 발표를 하든, 그림을 그리든, 우편물을 배달하든, 딸기를 수확하든, 밭에서 김을 매든, 무엇을 하든 간에 지금 자신이 하는 일에 마음을 집중하라. 무엇을 하느냐보다 어떻게 하느냐가 훨씬 더 중요하다.

명상을 꾸준히 하면 현재의 순간에 머무는 습관이 생긴다. 명상이나 활동 중의 마음 챙김에 필요한 '의식적인 호흡'은 현재의 순간에 계속 집중하는 데 도움이 된다. 일방적으로 말하는 대신 다른 사람의 말을 경청하라. 주어진 상황에서 한 걸음 뒤로 물러나 각 단계마다 상황이 어떻게 펼쳐지는지 객관적인 관점으로 관찰하라. 그림을 그리는 것도 마음 집중에 좋다. 반드시 그림에 소질이 있을 필요는 없다. 자신의 삶에 소음과 잡음 대신 침묵이 찾아들게 하라. 고요함은 과거의 황급한 뒤쫓음과 미래의 압박으로부터 우리를 해방시킨다.

셋째 관문 열기

"앞으로 시간의 압박을 받게 되면 나는 잠시 멈춰 눈을 감고 이 압박이 나와 나의 몸, 나의 배우자, 나의 건강과 행복에 어떤 영향을 미치는지 마음속으로 느껴볼 것이다. 나는 사람들이 나를 어떻게 생각하든 상관하지 않고 내 삶의 우선순위를 재설정함으로써 시간 지배의 관문을 연다. 나는 나 자신과 가족, 친구, 동료의 행복이 결국 내가 나 자신에게, 나 자신을 위해 얼마나 많은 시간을 할애하느냐에 달려 있다는 사실을 인식한다. 내가 행복하고 만족해야 내 주변도 나에게서 혜택을 얻는다. 나는 중요하든 중요하지 않든 모든 활동이 행복의 원천인 현재의 무한한 순간을 경험할 절호의 기회라는 사실을 이해하고 받아들인다. 나는 서두를 필요가 없다고 느낀다. 성급함은 시간을 초월한 이 순간의 만족스러움을 앗아갈 뿐이다. 나의 경험으로 들어

오는 새로운 순간 하나하나에 주의를 집중함으로써 나는 시간의
주인이 되어 미래에 대한 걱정이나 과거 사건의 두려움 없이 나
의 삶을 완전하게 살 수 있다. 나는 나 자신을 바퀴의 중심축으
로 본다. 변함이 없고 시간을 초월하며 모든 움직임을 내가 항상
주관한다. 나는 매 순간 시간을 초월하기 때문에 이 세계의 모든
시간을 내가 가졌다는 사실을 깨닫는다."

풍요의 관문

풍요와 빈곤 둘 다 마음의 표출이다. 외적인 빈곤은 내적인 빈곤
을 반영하고, 외적인 풍요는 내적인 풍요를 반영한다. 그러나 돈
을 포함한 물질적 소유의 양(量)은 삶의 풍요에 대한 믿을 만한
척도로 볼 수 없다. 부유한 사람 중 다수가 '빈곤 의식'에 시달린
다. 그 의식은 더 많은 물질적 소유를 향한 끊임없는 욕구로 나
타난다. 아무리 많이 가져도 충분치 않다는 불안감이 그들을 진
정으로 가난하게 만들어, 실제로 갖고 있는 부(富)조차 즐기지 못
하게 한다. 그들은 적은 소유에서 큰 즐거움을 얻는 가난한 사람
들보다 더 적게 소유하는 셈이다. 가진 것을 잃을지 모른다는 두
려움으로 그들은 물질적인 것에 매달린다. 그 가치가 언제라도
높아지거나 낮아질 수 있는데도 말이다.

참되고 올바른 풍요는 그와 완전히 다르다. 풍요는 무엇을 잃을 두려움이 없는 의식의 일종이다. 풍요는 돈이나 물질을 모아야 할 필요를 느끼지 않는 사람에게 존재한다. 그의 인식은 원하는 것을 언제나 얻을 수 있다는 깊은 신뢰를 바탕으로 한다. 게다가 그는 원하는 것을 얻을 수 없다 해도 거기에는 그럴 만한 이유가 있다는 사실을 안다. 그는 앞날을 걱정하지 않고 사람들에게 후하게 베푼다. 여러 방식으로 그에 대한 보상을 받으리라 믿기 때문이다. 풍요한 사람은 생명의 강에 연결되어 있다. 그가 어디에 있든, 무엇을 하든 그 강은 흐름을 멈추지 않는다. 빈곤은 자신의 내면적 자아와 연결된 이 생명선을 스스로 끊을 때 생긴다. 자신을 믿고 존중하면 삶의 풍요는 저절로 회복된다.

물론 돈을 마음대로 쓸 수 있다는 사실은 내면의 풍요를 말해줄 수도 있다. 그러나 물질이나 돈을 모으려는 마음을 버릴 때 풍요는 우리에게 살아 있는 현실로 다가온다. 두려움이 돈을 모으는 동기로 작용하면 '빈곤 의식'이 싹튼다. 하지만 선한 목적으로 돈을 모으는 것은 사려 분별의 표시이며, 주변을 풍요롭게 만드는 효과가 있다. 돈을 모으는 사람 중 어떤 이는 그 돈이 오래가지 않으리라고 느끼기 때문에 자신이 가난하다고 주장할 수 있다. 그와 달리 어떤 이는 자신의 소득 중 일부를 다른 사람들을 위해 사용할 때 행복하고 더 풍요롭다고 느낀다. 이것이 '빈곤 의식'과 '풍요 의식'의 차이다.

어머니의 젖을 빠는 갓난아기는 자기 소유가 없지만 빈곤을 모른다. 그럴 수 있는 비결은 무엇을 소유하겠다는 생각을 버리면 그 무엇이 저절로 우리에게 온다는 사실에 있다. 풍요는 풍요 의식 안에서만 존재할 수 있다. 단지 소유를 위해 돈에 매달린다면 이미 그 돈을 잃은 것과 다름없다. 그 돈이 더는 실질적인 즐거움이나 에너지의 원천이 되지 않는다는 뜻이다. 오히려 즐거움과 에너지를 사라지게 하는 효과를 낸다. 미래에 모자랄지 모른다는 두려움에서 돈을 모으면 풍요의 느낌이 위태로워진다. 우리는 돈이 마치 인생의 목표인 듯 생각하기도 한다. 그래서 그 돈이 사라지는 것을 그토록 두려워한다.

돈은 에너지의 한 형태다. 돈은 계속 흘러가는 한, 건강하고 생산적이다. 그러나 우리가 돈을 붙잡고만 있으면 이 에너지는 그곳에 고여 침체된다. 그 때문에 우리가 부자라는 생각이 들지만 사실은 아주 가난하다. 돈에 매달릴수록 그 돈을 잃을지 모른다는 두려움은 더 커진다. 결국 물질적인 부가 더는 행복의 원천이 되지 못하는 상황이 온다.

참된 풍요를 얻으려면 자신의 이익에 부합하는 것과는 별도로 소유의 아주 작은 일부를 떼어 사소한 일이라도 사람들에게 도움이 되는 데 사용하는 것이 바람직하다. 그러면 에너지가 자연스럽게 흘러 추진력이 커진다. 보답을 바라지 않고 선의의 목적에 돈을 쓰면 마음이 풍요로워지고 실제로 물질적인 부도 늘어난다. 그런 식으로 돈은 삶의 실질적인 풍요를 만들어내는 원천이 될 수 있다.

이런 형태의 에너지를 우리의 삶으로 끌어들이는 데 가장 중요한 도구가 돈에 대한 우리의 정신적인 태도다. 물질적 소유에 대한 애착을 버리면 풍요는 자연적으로 따라온다. 그렇다고 모든 소유를 포기해야 한다는 뜻은 아니다. 풍요는 우리가 필요할 때 언제나 거기에 있다. 생명의 강은 우리가 소유에 대한 애착을 버릴 때 우리를 통해 흐른다. 원하는 것을 충분히 갖지 못할 수도 있다는 두려움이 그 흐름을 방해한다.

자신의 삶에서 돈이나 물질이 부족하다면 빈곤의 두려움을 극복할 수 있는 기회라고 생각하라. 잠시 동안 적게 소유하고, 가진 것을 진정으로 고마워하면, 내면이 풍요로워지기 시작하며, 곧이어 외면의 풍요도 따르게 된다. 그러면 풍요로운 건강, 풍요로운 부, 풍요로운 지혜 등 궁극적으로 모든 차원에서 풍요를 경험할 수 있다.

넷째 관문 열기

"나는 우주의 풍요를 위한 통로가 됨으로써 풍요의 관문을 연다. 나는 나의 삶에 풍요를 받아들이는 것에 대한 거부가 빈곤을 부른다는 사실을 인식한다. 나의 자기 가치와 자존감이 커지면 우주의 모든 곳에 존재하는 부와 풍요가 나에게로 서서히 방향을 돌릴 것이다. 나는 주고받음의 원칙을 신뢰함으로써 내가 진심으로 더 많이 베풀수록 사랑과 감사, 기회와 물질적인 부의 풍요를 더 많이 받게 된다는 사실을 깨닫는다. 또한 나는 돈과 소유가 내 삶을 풍요로워지게 하는 원인이 아니라 내 마음이 풍요로워진 결과라는 사실도 깨닫는다. 물질적인 부는 소유에 대한 애착을 내려놓는 능력에서 비롯되는 결과다. 그 능력은 삶에서 더 높은 목적을 달성하는 데 필요한 것을 주고받는 자유를 나에게 부여한다. 참된 풍요는 내가 적시 적소에 존재한다는 사실을 확신하는 것이다. 나는 지금 생명의 강에 연결되어 있으며, 앞으로도 늘 연결되어 있을 것이라는 사실을 안다. 생명의 강은 내가 어디에 있든, 무엇을 하든 내가 필요한 것과 원하는 것을 전부다 안다. 이것이 나의 풍요로운 상태를 말해준다."

성공의 관문

성공은 우리가 스스로를 행복하고 만족스럽게 해주는 활동을 할 때 따라오는 자연스러운 결과다. 우리 각자는 고유한 목적을 갖고 있으며, 각 생애마다 하나 또는 여러 가지 역할을 수행한다. 각자의 목적은 다른 사람의 목적보다 더 중요하지도, 덜 중요하지도 않다. 우리가 이 세상에 태어나기 전에 우리의 영혼은 '다르마(dharma)' 협약을 맺었다. 삶의 특별한 목적을 찾아 이행하겠다는 약속이다. 많은 사람이 다르마를 찾으려고 평생 애쓰면서 불안과 스트레스에 시달린다. 그러나 다르마를 찾아 거기에 맞춰 살면 모든 것이 균형 잡히면서 평화로워진다. 다르마를 이행하며 살기 위해서는 자연법칙의 무한히 창의적인 힘과 우리 자신을 일치시켜야 한다. 이런 일치가 바로 성공적인 삶의 진정한 원천이다.

성공은 자연의 지혜를 나타내고 전달할 수 있는 인격을 형성하고, 의식을 더 높은 상태로 고양할 수 있는 신체적이고 정서적인 사전 조건을 충족시킨다. 이런 성공의 특징은 독특하게 표현되는 창의성으로 행복과 지속적인 영감을 가져다준다. 부를 얻는 것만으로는 성공의 표시가 될 수 없다. 부는 조화와 행복, 주변 전체의 풍요가 수반되어야만 삶에서 진정한 의미를 갖는다.

진정한 성공의 수준은 자기에게 주어진 일이나 과제를 완수하는 데서 얻는 기쁨의 양과 비례한다. 그러나 기쁨과 행복은 목표의 달성보다는 창의적인 행동이 주도하는 과정에서 나온다. 우리 대다수는 목표 지향적으로 살아간다. 목표만 생각하다 보니 그 과정에서 비롯되는 즐거움을 잘 모른다. 과제나 목표를 달성함으로써 얻는 만족감은 오래가지 않는다. 이와 달리 목표보다 과정을 중시하면 창의적 잠재력의 완전히 새로운 면이 열린다. 그 잠재력은 목표의 달성 여부와 상관없이 지속되는 혜택을 가져다준다.

주어진 일이나 과제를 수행하는 동안 매 순간에 집중하면 창의력의 원천에 자연스레 접근할 수 있다. 물론 그것이 겉으로 뚜렷하게 드러나기까지는 시간이 걸릴 수 있다. 실제적인 예를 들자면 학생의 경우 성적에만 매달리지 않고 학습 과정에서 얻는 혜택을 발견하려고 노력하면 훨씬 더 성공적인 삶을 살 수 있다. 지금 다니는 직장이 마음에 들지만 더 높은 연봉을 받으려고 직장을 옮기면 양을 위해 질을 희생하는 것이며, 그로써 삶에서 스트레스를 더 많이 받게 된다. 일자리에 대한 만족감은 신체적·정신적·영적 행복에 아주 중요하다. 일한다는 사실 자체가 즐거운 일자리를 선택하면 자신의 모든 면이 훨씬 더 좋아진다.

돈만으로는 문제를 해결할 수 없다. 예를 들어 생산 라인에서 일한다면 급여에 신경 쓰기보다 매 순간 자신이 하는 일에 집중하라. 그러면 큰 혜택이 따른다. 자신과 자신이 하는 일, 자신의 삶에 관한 소중한 통찰을 예상 밖으로 많이 얻을 수 있다.

가르침은 다양한 형태로 다가온다. 지구에 사는 모든 사람은 항상 배우는 과정에 있기 때문에 늘 필요한 때, 필요한 곳에 존재한다고 말할 수 있다. 멀리 있는 목표보다는 매 순간 자신이 하는 일에 마음을 집중하면 자신의 '상위 자아'와 의식적으로 연결된다. 그런 연결이 창의적인 생각의 원천으로 변한다. 예를 들면 어떤 제품이나 서비스를 개선하는 아이디어가 번쩍 떠오를 수 있다. 그런 아이디어는 승진으로 이어질 수 있다.

진정한 창의력을 발휘하기 위해서는 온전히 집중해야 한다. 일하는 동안 음악을 들으면 예술성과 관련된 우뇌가 활성화되지만 마음이 분산되어 몸이 약해진다. 주어진 일이 마음에 들지 않아 음악을 들을 수 있으나 그럴 경우 불만만 커질 뿐이다. 파업 같은 사회적 시위는 대부분 목표 지향적인 사고방식과 활동으로 만족스럽지 못한 결과를 얻었을 때 비롯되는 깊은 좌절감을 드러내는 동시에 창의적 잠재력을 제대로 발휘할 수 없는 현실을 반영한다.

우리 각자는 환경미화원이든, 전업주부든, 변호사든, 국가수반이든 상관없이 모두 똑같은 무한한 창의적 지능의 원천을 갖고 있다. 창조주의 관점에서 보면 어느 누구도 다른 사람보다 '더 낫지' 않다. 우리는 매 순간 우주의 무한한 창의적인 힘을 사용할 수 있다. 그러나 우리의 초점이 목표에 맞춰져 있는 한, 이 창의력의 원천에 접근하기란 거의 불가능하다. "에너지는 생각을 따른다"는 격언은 창의성과 성공에도 그대로 적용된다. 급여만 생각한다면 우리의 창의적 기술이 충분히 발달하지 못하고, 삶의 목적인 다르마도 불확실한 상태에 머물게 된다.

물론 외적인 자극이 많으면 창의적이 되기가 훨씬 쉽다. 그러나 우리는 흔히 스트레스가 많고 지루한 단순 반복적인 일을 떠맡는다. 이 역시 긍정적으로 받아들일 필요가 있다. 우리 내부의 좀 더 특이한 창의적 소질을 개발하는 자극이 될 수 있기 때문이다. 필요가 발명의 어머니라는 말이 있듯이 혁신적인 해결책을 요구하는 문제적 상황에서나 현 상태에 만족하지 못할 때 우리의 창의적 소질이 표출될 가능성이 더 크다. 창의적이 되어야겠다는 내면의 충동과 필요성으로 우리에게 새로운 기회가 열리는 것이다. 그런 기회는 삶에서 독특한 창의력의 원천인 우리의 다르마를 우리 자신과 더욱 확실하게 일치시킬 수 있다.

세상의 변화를 일으킴으로써 진정으로 성공한 사람들은 대부분 창의적인 활동을 하면서 특정한 목표에 매달리지 않았다. 그들을 성공으로 이끈 것은 창의적인 노력과 기술 또는 통찰을 다른 사람과 나누는 데서 얻은 기쁨이었다. 그 기쁨을 통해 자신의 창의성에서 끊임없이 영감을 받은 그들은 이른바 기적이라고 생각하는 업적을 자연스럽게 이루었다. 베토벤, 아인슈타인 또는 미켈란젤로는 명예나 영광을 좇기보다 자신이 하는 일을 사랑했을 뿐이었다. 그들은 자신의 다르마와 조화를 이루었다.

이런 위인들처럼 우리도 저마다 특별한 재능을 갖고 있지만 아직 표출되지 않았을 뿐이다. 중요한 일이든 사소한 일이든 진실한 마음으로 봉사함으로써 우리는 자신의 삶에서 더 성공적이 될 필요성을 만들어낸다. 수요와 공급의 균형이 맞아야 하고, 서로 주고받아야 한다는 영원한 법칙이 모든 성공과 풍요의 비결이다. 보답을 기대하지 않고 후하게 베풀면 진정한 성공과 부는 저절로 따라온다. 우리의 활동이나 상품 또는 서비스가 더 많은 사람에게 긍정적인 영향을 미칠수록 더욱 보람찬 성공을 이루게 된다.

다섯째 관문 열기

"나는 내가 타고난 목적인 다르마를 찾아 그에 맞춰 살아감으로써 성공의 관문을 연다. 이를 위해 다음의 단계를 따른다.

• 나는 무엇을 할 때마다 내 활동의 결과물(목표)에 주의를 집중하는지 아니면 그 목표를 이루는 과정에 초점을 맞추는지 점검한다. 만약 내가 돈 버는 것을 목표 달성의 수단으로 본다면 나는 돈을 버는 데서 즐거움을 얻는지 자문한다.

• 나는 삶에서 내가 하는 모든 일에 행복의 증진을 주된 동기로 삼는다. 직장에서 행복하지 않다면 상품이나 작업 환경, 동료 관계 등 무엇이든 내 마음에 들지 않는 것을 개선하는 방안을 찾아 실행한다. 나의 그런 노력이 급여나 승진에 반영되는지 여부는 상관하지 않는다. 내가 하는 일이 스트레스나 피로 또는 우울의 근원이 된다면 매일 약간의 시간을 할애해 다른 직장에서 좀 더 보람 있고 만족스러운 일이 있는지 알아본다.

• 투쟁과 집요한 노력만이 안락과 행복을 가져다준다는 생각을 버리고 나 자신을 스스로 편안하게 대할 때 성공은 저절로 따라온다고 굳게 믿는다.

- 나의 이익만이 아니라 다른 사람의 이익을 도모하는 일에도 나의 기술을 사용하면 나는 삶에서 계속 성공할 수 있다는 사실을 명심한다.

- 나는 창의적 활동의 현재 순간에 집중함으로써 큰 기쁨과 만족을 얻을 수 있다는 사실을 인식한다. 창의적인 행동에는 어려움이나 스트레스가 없다."

무비판의 관문

다른 사람의 행동이나 생각을 교정하거나 개선하려는 시도는 그런 교정이 반드시 필요하다는 믿음에서 비롯된다. 누군가의 잘잘못을 가려 비판해야겠다는 생각은 사랑의 결핍을 드러낸다. 사랑은 상대방을 비판하지 않는다. 용서할 수만 있을 뿐이다. 용서란 다른 사람의 잘못을 '눈감아'주는 것을 말한다. 사랑이 상대방을 비판하지 않는 이유는 모든 것과 모든 사람을 '하나 됨'의 관점에서 인식하기 때문이다. 잘잘못을 따지는 곳에는 사랑이 있을 수 없고, 사랑이 있는 곳에는 비판이 있을 수 없다.

누군가의 행동을 두고 잘잘못을 따진다는 것은 우리가 자기 자신을 사랑하지 않거나, 과거에 사랑받지 못했다는 사실을 무의식적으로 인정한다는 뜻이다. 상대방을 비판할 때 우리는 우리 자신도 비판한다. 누군가를 사랑할 때 우리는 우리 자신도 사랑한다. 우리가 세상을 보는 방식은 우리 자신을 보는 방식을 반영한다. 따라서 배우자나 학생, 자녀나 친구가 저지른 실수를 두고 따지면 실제로는 우리 자신의 잘못이나 연민 결여를 지적하는 것이 된다. 다른 사람의 결함을 보고 지적하는 것은 '틀어진' 시각 탓이다. 그것은 자아의 한계와 단점에 근거한 시각을 말한다. 모든 일에 사랑으로 반응하는 사람은 다른 사람의 결함이나 잘못에서 용서와 개선의 여지를 본다.

우리가 살면서 하는 모든 다른 행위와 마찬가지로 비판도 우리 내면에서 저절로 나오는 것이다. 특히 우리 내부의 무엇인가가 혼란스럽고 부정직하며 모호할 때 나타난다. 해결되지 않은 문제를 직면하기 두렵거나, 그 문제가 자신의 약점에서 비롯되었다는 사실을 알기 때문에 우리는 그런 두려움과 약점을 다른 사람에게 전가한다. 누군가를 비판하고 싶은 충동을 느낄 때는 자신의 내부에서 무엇이 행복과 만족감을 방해하는지 자문하라. 모든 비판은 우리가 스스로를 어떻게 생각하느냐에서 비롯되며, 우리가 자신에게 부여하는 가치를 나타낸다. 나보다 더 부유하고 행복하고 지위가 높은 사람을 비판하는 것이 혹 내가 가질 수 없거나 나에게는 거부된 무엇을 그들이 갖고 있다고 생각하기 때문은 아닐까?

우리는 머릿속에 떠오르는 모든 사람에게 자신의 생각을 보낸다는 사실을 끊임없이 되새길 필요가 있다. 심지어 언론을 통해 누군가에 관한 기사를 접할 때도 우리는 그 사람을 향해 우리의 부정적이거나 긍정적인 생각을 투사할 수 있다. 그 생각이 부정적이라면 우리는 그와 비슷한 과거(전생도 포함된다)의 부정적인 경험과 연결 짓는다. 그 결과, 우리가 그 사람에게 내리는 부정적인 판단의 수준이 증폭된다. 부정적인 생각은 우리의 정신과 정서에 쌓여 에너지를 고갈시킨다. 신체운동학의 맨손 근력 검사를 사용하면 그런 에너지 손실을 실제로 확인할 수 있다.

다른 사람에게 무슨 잘못이 있는지 찾기보다 칭찬할 만한 좋은 점을 찾으려고 노력하라. 사람은 모두 물질(육신)로 태어난 영(영혼)이다. 영혼은 언제나 순수하고 신성하며, 사랑이 충만하다. 그럼에도 영혼이 육신으로 들어가면 신성한 본성에 대한 기억이 희미해지면서 카르마의 법칙이 인식을 지배하기 시작한다. 과거의 행동 때문에 지금 하는 모든 일은 카르마를 해소하려는 시도다. 그로써 지구의 진동수를 올리게 된다. 모든 면에서 칭찬할 만한 일이다. 카르마에 따른 의무와 계약으로 끔찍해 보이는 일을 할 때도 영혼의 본질은 여전히 순수한 상태다. 우리의 영혼은 우주의 모든 생명체가 더 나은 삶을 갖도록 하기 위해 카르마를 쌓고 해소하는 이런 힘든 일을 자발적으로 행한다. 최고의 사랑과 존경을 받아 마땅하다.

나의 내부에 있는 무언가가 내 마음에 든다면 다른 사람의 내부에도 내 마음에 들 만한 무엇이 있게 마련이다. 유유상종의 법칙이다. 다른 사람을 깎아내리기보다는 그에게 희망을 주고 격려하는 일에 집중하라. 자기 내부에서 마음에 드는 점을 찾아 음미하라. 그러면 곧 다른 사람에게도 똑같은 좋은 점이 반영되는 것을 볼 수 있다. 무엇을 긍정적으로 보든 부정적으로 보든 우리의 지각은 변하지 않는다. 자신의 삶을 어떻게 보는지는 생각에 달려 있지만, 생각은 자신이 보고 싶은 것에 대한 선택을 반영한다. 따라서 자신의 선택만 바꾸면 다른 사람이나 심지어 세계도 변화시킬 수 있다. 누구나 지금 당장 할 수 있는 일이다.

여섯째 관문 열기

"나는 내가 할 수 있는 모든 방법으로 나의 행복을 증진함으로써 무비판(無批判)의 관문을 연다. 이것이 다른 사람을 좀 더 긍정적인 관점으로 바라보고, 남을 비판하려는 생각을 버리는 유일한 방법임을 나는 인식한다. 살면서 누군가에게 또는 무엇에 대해 대립각을 세우면 나 자신을 약하게 할 뿐, 아무런 기쁨이 없다. 나는 다른 사람을 변화시키려는 생각을 포기함으로써 마침내 나 자신을 있는 그대로 편안하게 받아들일 수 있다. 나는 우리 각자가 조건 없는 사랑과 용서, 인내, 연민, 수용과 봉사의 교훈을 배우기 위해 나름대로 자신이 살아가는 방식을 스스로 만들어낸다는 사실을 깨닫는다. 또 '뿌린 대로 거둔다'는 법칙이 모든 사람의 잘못을 적절한 시기에 적절한 방법으로 바로잡는데 충분하기 때문에 내가 굳이 다른 사람의 잘잘못을 따질 필요가 없다. 다른 사람을 변화시키고 싶은 생각을 내려놓는 데는 사랑이 필수적이다. 따라서 나는 사랑을 증폭시키는 일을 삶의 최우선 목표로 삼는다. 나는 지금 이 순간의 나를 그대로 받아들인다. 그렇게 함으로써 나는 다른 사람도 지금 이 순간 있는 그대로 받아들일 수 있다. 이것이 세계의 평화와 조화에 직접 기여하는 길이다."

'최고 이상'의 관문

'최고 이상'의 원칙은 다음의 문장으로 가장 잘 설명된다. "먼저 천국을 구하라. 그리하면 지상에서 필요한, 원하는 모든 것을 얻을 수 있다." 사소한 기회에 매달리지 말고 언제나 자신보다 더 큰 목표를 세워라. 또한 작게 말고 크게 생각하라. 현실은 생각하는 그대로 구현되기 때문이다.

제약과 한계는 의식의 본질에선 설 자리가 없다. 속박의 개념은 두려운 생각에 속하고, 두려움은 자유와 성공, 풍요를 가로막는다. 우리의 참된 내적 본성은 무한하며 무엇이든 할 수 있다.

우리의 의식은 지능이 무한하고 창의적이어서 이처럼 특이하게 설계된 우리의 몸에 관한 개념과 그 구성을 지휘할 수 있다. 우리 몸은 우주의 구조만큼이나 복잡하고 정교하게 만들어졌다. 흔히 사람들은 자신의 육신을 두고 어머니가 자궁 속에서 만들었다고 생각한다. 그러나 물질과 에너지를 적절히 구성함으로써 먼저 배아로, 그다음은 아기로, 마지막에는 성인으로 몸을 구현하도록 해주는 것은 우리의 의식과 영혼의 창의적인 지능이다.

얽매임 없이 무한한 우리의 의식은 수조 개에 이르는 우리 몸의 세포 전부가 매년 교체되도록 지시하고 그 과정을 감독한다. 제한된 마음으로는 말할 것도 없고, 아무리 성능 좋은 컴퓨터도 결코 할 수 없는 일이다. 그럼에도 '우리는 모든 것의 제약을 받으며 무력할 수밖에 없다'는 잘못된 믿음이 아직도 우리를 지배한다. 바로 거기서 우리 몸에 모든 한계와 어려움이 생긴다. 우리의 억눌린 지적 능력이 만들어낸 이런 오해가 질병과 불행의 근원이다.

시간은 우리가 무가치하고 무능하다는 잘못된 생각을 과감히 지울 것을 요구한다. 우리의 본질은 유일하게 무한하며, 가장 높은 의식으로서 생물이든 무생물이든 생명의 모든 형태에 스며들어 있다. 만물에 영양을 공급하는 생명의 '수액'이 바로 우리다. 우리는 이곳 지상에 머무는 동안 천국을 경험할 자격이 있다. 우리의 본성 자체가 신과 직접 연결되어 있기 때문이다. 언제나 가장 좋은 모든 것을 가질 수 있다는 게 우리의 생득권이다. 이제는 우리가 본질적으로 누구인지 정확히 알아야 할 때다.

천국은 소수만 아는 신비의 개념도, 종교적인 개념도 아니다. 조건 없는 사랑과 행복의 집합체인 우리 자신에 대한 지각이 바로 천국이다. 자신의 거대한 잠재력을 인식하고 활용하기 시작하면 이 잠재력이 모든 사람과 물체에 반영되는 것을 볼 수 있다. 지상의 천국에서는 구체적인 물질로 이루어지는 3차원적 현실에다 4차원 또는 그 이상 차원의 경험이 함께 어우러진다. 그 경험은 사랑과 영적인 빛이 지배한다. 이 새로운 시대는 영적인 빛이 물질 속으로 '하강'하는 축복을 받는다. 그로써 우리의 인식이 깨어나고 지난 수천 년 동안 이곳 지상에서 일어난 모든 '잘못된 일'이 바로잡힌다.

이제 우리는 이 영적인 빛의 통로이자 수호자가 되기 위해 초대받았다. 천국이 안에서 기다리고 있는데 그냥 밖에 서 있어서는 안 된다. 자신이 하는 모든 일에서 궁극적인 진리를 구하라. 부분적인 진실이나 믿음에 만족하지 마라. 진리는 자기 내부에 가득하다. 그러므로 자신의 외부에서 진리를 찾을 필요가 없다. 작은 지식이나 부분적인 진리를 받아들이고 거기에 만족하면 오히려 해가 된다. 소위 '주류' 의학의 증상 중심 접근법이 그 예다. 대증요법으로 질병의 증상만 완화하면 질병의 원인이 더 강한 힘을 발휘해 병이 악화될 수 있다. 절반의 만족을 주는 해법에 머물지 말고 온전한 지식을 구하라. 오늘 구할 수 없다면 내일 다시 시도하라. 절대로 적당히 타협해선 안 된다.

'최고 이상'의 원칙은 그 효과가 매우 강해 현실에 적용했을 때 문제가 전혀 없는 삶을 실현할 수 있다. 부분적인 지식으로 살면 생명력이 손상되고 에너지가 고갈된다. 종양을 수술로 제거하면 암을 치료할 수 있다는 생각은 증상에만 초점을 맞춘다. 수술로 종양을 제거하더라도 암을 일으킨 근본 원인은 그대로 남아 있다. 또 의사와 환자가 함께 특정 증상에 집중하면 그 증상에 에너지가 모인다. 그만큼 환자와 의사의 에너지가 빠져나간다는 뜻이다.

질병의 증상을 없애는 것이 치료라는 개념은 그 나름의 현실을 만들어내는 강력한 상념체(想念體, 생각의 덩어리)다. 이런 상념체나 믿음은 일생 동안 그 사람에게 정신적으로 큰 영향력을 미친다. 그 상념체가 계속 신체적인 문제로 나타나고, 환자나 의사는 대증요법에만 매달리게 된다. 그 과정은 몸과 마음과 정신의 모든 차원에서 치유가 일어난다는 새로운 상념체로 대체될 때까지 계속된다.

어떤 사람의 경우에는 부정적인 상념체가 그의 주변에 너무나 견고한 차단 벽을 형성한다. 그럴 때는 더 차원 높은 대안 치료 방법이 그의 내부로 들어갈 수 없다. 우리 중 일부는 이처럼 완전히 굳은 생각의 패턴을 인식하고 긍정적인 방향을 찾기가 매우 어렵다. 아주 오랫동안 그렇게 확고히 믿어왔기 때문이다. 뒤로 한 발짝 물러서서 자신의 생각과 행동을 객관적인 관점에서 관찰할 수 있어야 그처럼 오래된 습관과 믿음을 서서히 바꿀 수 있다.

잘못된 현실 인식에서 벗어나려면 자기 내부에 자리 잡고 있는 최고의 이상에 초점을 맞추어야 한다. 그러면 그 이상이 모든 곳에 반영되는 것을 확인할 수 있다. 그 이상을 무시하면 모든 곳에서 문제와 어려움만 보게 된다. 우리의 영혼은 모든 것이 우리 내부에 있으며, 우리는 존재하는 모든 것과 하나라는 사실을 우리가 삶에서 경험하기를 원한다. 아울러 모든 것이 똑같이 무한한 지능의 원천에 연결되어 있기 때문에 삶에서 최상의 것을 얻으려고 굳이 투쟁할 필요도 없다. 그런 인식을 가져야만 자신이 원하고 필요로 하는 모든 것을 자동으로 얻을 수 있다. 또한 그 인식은 자기비판과 경멸 같은 부정적인 상념체를 제거하는 가장 강력한 수단 중 하나다.

'최고 이상'의 관문을 통과하려면 자신이 배운 모든 것을 다른 사람과 나누어야 한다. 우리 각자가 특정 기술이나 재능을 가진 이유는 나 자신만이 아니라 다른 사람에게도 도움을 주기 위한 것이다. 자신의 삶에서 유용하다고 판명된 것은 무엇이든 다른 사람에게 베풀 때 자신과 주변 환경에 큰 도움이 된다. 나 자신이 확장된 것이 주변 환경이기 때문이다. 돈이나 지식 등 자신의 소유에 매달리면 자신의 무한한 본성과 연결된 생명선이 끊어진다. 그 결과는 '가짜 정체성'이다. 자신이 중요한 사람이라고 느낄 수 있도록 해주는 외적인 힘이나 물질적인 부에 의존하는 사람들이 그 예다. 또 그런 상태는 '큰 그림을 보고 크게 생각하는 능력'도 억누른다.

그러나 자신이 노력해서 얻은 것을 세계와 나누면 부의 문이 활짝 열리고 수많은 기회가 찾아와 최상의 것을 저절로 얻을 수 있다. 모든 것과 모든 사람의 가장 좋은 면과 최고의 선을 찾으면 어느 때보다 자신을 더 존중하고 사랑하게 되며, 삶에서 갈등을 없앨 수 있다. 다른 사람의 결점을 알아봤자 아무런 소용이 없다. 따라서 그들의 가장 좋은 면을 발견하려고 노력하라. 그러면 자신의 자존감이 자동적으로 높아진다.

자신이 어떤 면을 가졌으면 좋겠다고 바란다면 다른 사람에게서 그것을 먼저 찾아보고 그 진가를 알아주려고 노력하라. 그러면 자신에게도 그런 면이 저절로 나타나게 된다. 자신이 사랑받고 존경받고 싶다면 먼저 다른 사람을 사랑하고 존경하라. 다른 사람에게 사랑을 구하거나 요구하면 분명 실망하고 분노하게 된다. 자신이 바라는 바를 이룰 수 없다면 자신이 원하는 무엇인가가 다른 사람에게 넘어가기를 원치 않음으로써 뜻을 이룰 수 있는 자신의 능력을 방해하기 때문이다. 이것이 '작은 그림을 보고 작게 생각하는 것'이다. 내가 보는 모든 것이 '나'다. 내가 다른 사람에게 만들어주고 싶은 세계가 바로 내가 원하는 세계이기 때문이다.

우리가 일반적으로 생각하는 세계는 그 원천을 떠날 수 없다. 그것은 한계에 얽매인 자아를 말한다. 하지만 보고 싶은 것에 관한 마음을 과감히 바꾸면 세계도 그에 따라 달라진다. 무엇이든 다른 사람이 가진 것을 존중하고 인정하면 자신이 가진 것도 소중히 여길 수 있다. 또 내가 가진 것을 다른 사람들에게도 나누어주면 그것이 무엇이든 우리 안에서 더 풍성해진다. 자신의 가치를 최고로 소중히 여기면 자신이 가진 모든 것을 기꺼이 나누어줄 수 있다. 그러면 자신과 자신의 세계를 원하는 대로 바꿀 수 있다.

일곱째 관문 열기

"나의 몸과 나의 마음을 만드는 것은 나 자신이다. 따라서 나는 내가 원하는 대로 몸과 마음을 바꿀 수 있다. 또 내가 스스로 나의 병과 곤경을 초래할 수 있듯이, 나는 나의 힘으로 최고의 건강과 기회도 만들어낼 수 있다. 나는 긍정적이든 부정적이든 나에게 일어나는 모든 일에 기꺼이 책임을 진다. 내가 나 자신을 얼마나 소중히 생각하느냐가 다른 사람이 나를 얼마나 소중하게 여길지를 결정한다. '최고의 이상' 원칙을 채택함으로써 나는 본연의 나를 소중히 여길 수 있다. 지상의 천국을 누리는 데 필요한 무한한 창의적인 힘의 장(場)이 본연의 나다. 내가 모든 것과 모든 사람에게서 존재하는 선함과 큰 잠재력을 보면 나의 주의가 집중되는 곳마다 모든 어려움이 사라진다. 나는 스스로 더나은 나를 만들 수 있기 때문에 더 나은 세계도 만들 수 있다. 내가 최선의 삶을 사느냐 아니면 적당한 선에서 타협하며 사느냐하는 것은 순전히 나의 선택이다. 지상의 천국은 다름 아니라 나자신의 잠재력을 인식하는 것을 말한다. 깨달음을 구하거나 더나은 시기를 기다릴 필요가 없다. 그냥 깨어서 눈을 뜨고 내가거기에 있는 것을 보기만 하면 된다. 천국은 이미 내 안에 있다. 나 자신에 대한 최고의 인식은 무한한 사랑의 영(靈)이다. 따라서지금부터 나는 나 자신과 다른 사람들에게서 최고의 선을 보기로 결심한다. 나머지는 세부적인 사항으로 영적인 우주에 의해해결될 것이다."

고요의 관문

힘은 활동에서 나오는 것처럼 보이지만 사실 힘의 원천은 고요함이다. 고요가 먼저 자리 잡지 않으면 활동 그 자체는 허약하고방향성이 없으며 혼돈 상태일 뿐이다. 화살은 시위를 떠나기 직전, 멈춰 선 고요한 상태에서 엄청난 힘을 축적한다. 그렇게 쏜화살은 강한 힘으로 표적을 꿰뚫는다.

고요는 모든 활동의 기반이다. 우주에서 일어나는 모든 일은 휴지(休止)와 활동의 순환을 따른다. 활동의 단계 사이에는 언제나 휴지가 있다. 휴지는 고요의 시기다. 우리가 호흡을 할 수 있는 것은 숨을 들이마시기 직전이나 내쉰 직후, 숨을 멈추는 순간이 있기 때문이다. 우리 자신이 조용히 해야 외부의 소리가 들린다. 밤의 고요는 낮의 소란과 교대한다. 밤에 숙면을 제대로 취하지 못하면 낮에 활동하기가 힘들다. 정서적이고 심리적인 안정만이 아니라 수많은 생물학적 리듬도 휴지와 고요의 경험에 좌우된다.

우리의 삶에 고요함이 충분하지 않으면 우리는 방향을 잃기 쉽다. 고층 건물을 올리려면 기초가 튼튼해야 한다. 그렇지 않으면 강한 폭풍이 왔을 때 흔들리고 무너질 수 있다. 마찬가지로 평온과 고요의 든든한 기초를 먼저 확립하지 않으면 우리의 활동도 허사가 되고 만다. 고요는 모든 생명의 휴지 단계이지만 정신없이 돌아가는 우리 세계에선 찾아보기 힘들다. 삶에서 고요한 부분을 무시하면 우리는 자멸의 길로 치닫게 된다. 충분한 휴식과 평온은 우리의 삶에 필수적인 요소이며, 지속되는 성공의 기초가 된다. 고요는 우리 뇌세포와 몸 전체의 질서를 잡고 사람들 사이의 가장 중요한 소통 수단 역할을 한다. 두 사람이 서로 말하려(활동) 하고 들으려(고요) 하지 않는다면 혼란과 오해와 갈등만 생긴다. 삶에서 갈등을 없애려면 먼저 고요의 교훈부터 철저히 익혀야 한다.

언제든 고요할 때는 평화가 깃든다. 평화로운 마음은 분열도 조급함도 모른다. 분열되지 않고 참을성 있는 마음은 세계와 조화를 이루며, 그 힘이 너무 강해 어떤 것도 그 앞을 가로막을 수 없다. 행동은 방해하거나 반대하기 쉽지만, 고요는 파괴할 수도 마음대로 조종할 수도 없다. 소란스럽고 흩어진 마음은 법석을 초래할 뿐, 이루는 게 없다. 요즘 기업에 종사하는 사람들 대다수는 '탈진' 상태다. 고요의 경험을 통해 몸과 마음을 재충전할 시간을 충분히 낼 수 없기 때문이다. 우리는 걸을 때도 한쪽 다리가 움직일 때 다른 쪽 다리는 가만히 있는다. 마찬가지로 일의 진행도 활동 단계와 휴지 단계 둘 다를 통해 이루어진다. 그중 한 가지 단계로만 이루어진 일의 진행은 허상이거나 아니면 문제투성이 둘 중 하나다. 휴지와 활동 둘 다 삶을 가능하게 해준다. 어느 하나를 무시하면 삶이 무너진다.

건강에서든 외모에서든, 부부나 연인 관계에서든, 직장에서든 레저에서든 아니면 일반적인 건강과 행복에서든 큰 진척을 이루고 싶다면 적어도 하루 한 시간은 침묵 속에서 고요히 보내야 한다. 수면으로 얻는 휴식과는 별도로 좀 더 의식적인 방법으로도 고요를 경험할 필요가 있다.

예를 들어 명상을 하면 자기 내면에 있는 고요의 힘과 연결된다. 자신에게 맞는 명상이나 긴장 완화 기법을 선택하라. 앞에서 설명했듯이 의식적인 호흡을 통한 명상은 아주 간단하면서도 깊은 고요를 경험하는 데 매우 효과적이다. 어떤 방법이든 좋은 결과를 얻으려면 간단하고 쉬워야 한다. 힘들여 매진해야 한다면 고요를 경험하겠다는 목적 자체가 무색해진다. 아침저녁으로 식사 전에 약 15~20분씩 명상할 것을 권한다.

의식적인 호흡은 누구나 수련할 수 있다. 너무 간단하고 쉬워서 틀리게 할 수가 없기 때문이다. 한 차례의 명상을 하는 동안 맛보는 경험은 그 시점에 자신에게 가장 필요한 것이다. 보통은 그다음 명상에서는 완전히 다른 경험을 하게 된다. 중요한 점은 편안하게 생각하고, 들어오는 대로 받아들이고, 자연스럽게 흘러가도록 두는 것이다. 고요는 활동을 멈추면 자연적으로 찾아온다. 생각을 하지 않으려고 애쓰는 것도 포기하라.

고요에 파묻히는 또 다른 방법은 자연에서 시간을 보내는 것이다. 누구에게도 방해받지 않는 곳에 앉아 아무것도 하지 말고 눈을 감은 채 자연 세계의 소리를 들어라. 모든 자연의 소리 사이에는 고요의 순간이 있다. 자연의 소리에 귀를 기울이면 그 사이사이의 고요한 순간이 '나의 배터리를 신속하게 재충전'해준다.

때로는 하루 종일 고요 속에서 지내며 침묵을 지키는 방법도 좋다. 그러면 우리가 '쓸데없는' 말로 얼마나 많은 에너지를 낭비하는지 쉽게 알 수 있다. 처음으로 그런 경험을 할 때는 마음속에 혼란스러운 생각이 가득 차기도 한다. 하지만 그건 좋은 조짐이다. 고요가 불안한 에너지를 흩어버리고 스트레스와 긴장을 제거하는 과정을 나타내기 때문이다. 오래되고 고정된 상념체가 풀어지고 카르마의 패턴이 깨진다는 뜻이다. 아울러 그런 현상은 소위 '뒷담화'가 어떤 다른 활동보다 우리의 에너지원을 더 많이 고갈시킬 수 있다는 사실도 보여준다. 고요를 규칙적으로 경험하면 마음이 고요한 인식의 영역 속으로 더 깊이 들어가면서 '무의미한' 말과 생각에 에너지를 쓸 필요성이 크게 줄어든다.

이런 고요의 시간 동안 마음이 편안해지는 방법을 터득하면 생각이 더욱 명철해지고 활동 중에도 머리가 맑아진다. 고요가 마음속의 온갖 잡동사니를 제거해주기 때문이다. 그러면 생각은 표적을 향해 날아가는 화살처럼 신속하고도 자연스럽게 원하는 결과를 가져다준다. 더욱 성공하고 효율적이 되고 행복해지기를 원한다면 무엇보다 고요 속에서 충분한 시간을 보내야 한다. 나머지는 부차적이다. 고요에 근거한 활동은 삶을 어렵지 않게 이끈다. 그와 대조적으로 고요가 없는 활동은 스트레스와 긴장, 난관을 초래한다. 식물의 성장이나 천체의 움직임에 자체적인 힘이 거의 필요하지 않듯이 고요에 근거한 행동에도 '최소 노력의 원칙'이 적용된다. 꽃은 자랄 때 소음을 내지 않는다. 우리 눈에 아주 거대해 보이는 지구도 완벽한 고요 속에서 태양 주위를 돈다. 고요를 수반하는 모든 활동은 완벽하다. 이 원칙을 자신의 것으로 만들면 자신이 인식하는 세계가 낙원으로 변한다.

여덟째 관문 열기

"나는 매일 상당한 시간을 고요 속에서 지내며 고요의 관문을 연다. 살면서 내가 무엇을 하든 그것을 보람 있고 실질적인 성과로 만들기 위해서는 고요의 도움이 반드시 필요하다는 사실을 나는 인식한다. 고요의 경험에 시간을 투자하면 무엇을 하든 내 삶을 더 낫게 만들어주는 좋은 기회가 많이 생긴다. 명상이나 요가, 해넘이 바라보기, 자연 속에 앉아 있거나 걷기, 또는 정해진 시간 동안 묵언하기 등을 통해 마음의 평화를 얻는다. 부드럽고 잔잔한 음악도 고요의 영역으로 들어가는 수단이 될 수 있다. 나는 고요를 경험하기 위한 시간을 할애하는 것을 내 삶의 최고 우선순위 중 하나로 삼는다. 고요가 없으면 진정한 삶을 위한 시간을 잃기 때문이다. 고요는 모든 활동을 추진하는 역동적인 힘이다. 고요는 내 몸을 건강하고 활기차게 유지해주며, 내 마음을 명료하고 깨어 있게 만들어준다. 또한 고요는 나 자신을 직시하고, 나에게 속하지 않는 것을 걸러낼 수 있게 해준다. 나의 삶은 고요함 덕분에 더욱더 나아지므로 나는 내가 어디에 있든 고요를 존중한다. 소음은 나의 삶을 혼돈에 빠뜨릴 뿐이다. 그러나 고요는 혼돈을 '하나 됨'과 사랑으로 바꾼다. 나는 본능적으로 고요에 전념한다."

신체 인식의 관문

의식의 더 높은 상태로 발돋움하기 위해 사용할 수 있는 가장 중요한 도구가 우리의 몸이다. 그리고 몸은 우리가 받은 가장 소중한 선물이다. 따라서 우리는 몸을 정성껏 돌봐야 한다. 몸은 일종의 효율적인 학습 장치로서 우리에게 개인적인 삶과 우주적인 삶 둘 다에 관한 모든 것을 가르쳐준다.

몸은 별도로 분리되어 독립적으로 존재하지 않는다. 물리적으로 보면 몸은 수조 개의 세포 안에 아주 짧은 시간 동안 단단히 고정되는, 거의 무한한 수의 원자에 의존한다. 그 시간이 지나면 원자들은 우주의 다른 곳에서 다른 형태의 물질을 구현하는 일에 '봉사'하기 위해 다시 '불려'간다.

따라서 우리 몸은 우주를 구성하고 떠받치는 일에 사용되는 모든 형태의 물질과 에너지, 정보의 '교차로' 또는 '만남의 장소'라고 말할 수 있다. 우리 외부에 있는 것은 무엇이든 우리 내부에도 존재한다.

몸은 물리적인 존재에서 일종의 인식으로 발전했다. 무엇이 중요한지 우리가 알 수 있게 해준다는 뜻이다. 또 우리는 기후, 별자리, 생체 리듬, 태양의 활동 같은 외부적인 힘이 다양한 방식으로 우리 몸에 영향을 미치며 식품과 공기, 물의 질(質)도 신체적 건강과 생존을 좌우한다는 사실을 잘 안다.

흔히 우리는 어떤 것이 기분 좋게 해주고, 또 어떤 것이 불편하게 하는지를 몸으로 느낀다. 이 두 가지 몸의 경험이 우리의 영적인 성장을 위한 기회를 제공한다는 사실을 이제는 깨달아야 할 때다. 그러나 '신체의 인식'은 기분에 관한 것만이 아니다. 그보다는 우리 몸의 세포가 우리에게 보내는 신호를 인식하는 것과 관련이 더 깊다. 그 신호는 우리가 사랑받고 싶어 하는 만큼 몸도 사랑받기를 원한다고 우리에게 알려준다. 우리가 우리 몸을 사랑하고 존중할수록 우리가 지상에 존재하는 목적에 관해 더 잘 알 수 있다.

요즘 많은 사람 사이에서 '신체 인식'이 매우 빠르게 증가하고 있다. 앞으로 몸은 지금 우리가 사용하는 것과는 비교되지 않을 정도로 어마어마한(아니, 무한한) 잠재력을 가진 다차원적인 자아의 숙주가 되어야 하기 때문이다. 우리를 기다리는 '더없는 행복'은 그 힘이 너무 강해 오염되었거나 심란하거나 진동이 약한 몸으로는 지탱할 수 없다. 우리 몸이 독소와 체증에서 벗어나고 진동이 강한 에너지가 들어 있는 음식과 생각으로 자양분을 얻는다면 우리 세포에서 발하는 '사랑'의 신호는 우리의 다차원적 자아를 구현하고 유지할 수 있는 새로운 에너지를 외부로부터 끌어들인다.

지상의 천국으로 들어가는 가장 중요한 열쇠 중 하나가 '신체 인식'인 이유도 거기에 있다. 신적인 지각의 주된 측면인 '더없는 행복'은 인간의 경험 중 최고의 진동수를 갖고 있다. 그것은 바로 '사랑'이다. 우리는 자신의 몸, 그리고 수준이 가장 높고 강력한 피조물에서 가장 낮고 약한 피조물까지 주변의 모든 것에서 그 사랑을 전적으로 경험하게 되어 있다.

이 최고 수준의 사랑은 외부에 초점을 맞추는 것으로는 생기지 않는다. 그런 방식은 다른 사람이 우리를 어떻게 평가하고 대우하는지에 의존하도록 강요함으로써 우리를 더욱 취약하게 만들 뿐이다. 그러나 내면에 초점을 맞춤으로써 생기는 사랑은 외부로 투사되어 모든 피조물과 조화를 이루게 해주며, '더없는 행복'과 높은 자기 가치의 강한 진동을 만들어낸다.

몸이 우리에게 보내는 다양한 신호를 점점 더 명확하게 인식하고, 그에 대해 사랑으로 정성껏 반응하면 피조물의 아주 미세한 구조도 인식할 수 있는 우리의 능력이 더욱 세련되어진다. 그때는 예를 들면 꽃이나 나무의 3차원적 이미지가 더 높은 차원의 현실로 나타난다. 꽃의 아름다움과 다양한 색상 및 소리의 현실은 그것을 지각하는 사람에게 '더없는 행복'의 파동을 일으킨다. 그런 지각에서 얻는 지식은 상상이 불가능한 아름다움과 영감에 눈을 뜨게 해준다. 또 세계 전체를 완전히 다른 관점으로 보게 해주고, 모든 것을 감싸는 사랑의 압도적인 경험으로 불행과 갈등이 사라진다. '신체 인식'은 우리 내면에 있는 천국의 문을 열어준다.

따라서 우리에게는 '신체 인식'을 증진하기 위해 할 수 있는 모든 일이 소중하다. 유익함은 말할 필요도 없다. 간과 담낭 청소는 짧은 시간에 몸속의 독소 대부분을 제거하는 데 도움이 된다. 보디 워크(body work, 신체의 구조적 퇴화나 기능적 약화를 방지하고 활동성과 효율성을 강화하는 치료 기술), 기공, 요가, 규칙적인 운동, 의식적인 호흡, 체질형에 맞춘 자연 식단, 자연의 리듬 등 더 순수하고 건강한 몸을 만들 수 있는 방법은 '신체 인식'의 증진에 적합하다. 신선한 물을 많이 마시면 세포 사이의 신호 교환이 활발해지고 '신체 인식'의 진동수가 증가한다. 냉수욕은 정체된 에너지, 부정적인 상념체, 그리고 외부의 파괴적인 영향의 효과가 만들어내는 오라를 정화해준다. 자신의 몸에 관심과 사랑을 쏟으면 몸은 '신전'이 된다. 이는 삶의 모든 가능성을 담고 있는 장(場)을 가리킨다.

아홉째 관문 열기

"나는 내 몸을 있는 그대로 존중함으로써 '신체 인식'의 관문을 연다. 몸은 영적인 존재의 가장 높은 영역과 신적인 지각으로 나를 데려다줄 운반체다. 나는 몸의 중요성을 이해하기 시작하면서 가장 친한 친구를 사랑하듯이 내 몸을 더욱더 사랑하게 된다. 나는 나의 몸에 음식과 환경, 감각, 생각의 측면에서 최고의 것을 제공하기로 결심한다. 나의 몸에 대한 인식이 더 발달할수록 나는 이전보다 더욱더 의식적으로 삶의 교훈을 배운다. 몸은 마음의 학습 도구다. 나는 그것이 몸의 진정한 목적이며 존재 이유임을 이해한다. 나는 내 몸의 세포와 '접촉'함으로써 더없는 행복의 파동을 받는다. 그 진동은 내가 사랑받고 있으며, 온전하고 건강하다고 느낄 수 있도록 해준다. 세포가 나에게 '질병'이나 불편함(나 자신의 부정적인 감정과 목표의 불일치가 초래한다)의 신호를 보낸다면 나는 그 힘든 시기를 인내심으로 견디며 그런 어려움이 나의 영혼을 치유할 수 있는 교훈이라고 생각한다. 질병으로 고통을 당할 때마다 나는 내가 어디서 잘못된 길로 빠졌는지 알아내기 위해 가장 먼저 내 몸에 자문을 구한다. 내 몸이 작동하는 방식을 알고 나면 두려움과 어려움과 질병의 생각을 떨칠 수 있다. 나는 어떤 경우에도, 또 무엇이든 언제나 내 몸이 가장 잘 안다고 확신하며, 내가 두려움에 굴복하지 않는 한 내 몸은 깨달음을 향한 나의 영적인 여정에서 끝까지 나를 돕는다는 사실을 굳게 믿는다. 내가 해야 할 일은 '신체 인식'을 유지하는 것뿐이다. 직접적인 방법은 의식적인 호흡, 간과 담낭 청소, 의식적인 식생활, 규칙적인 생활 등이다. 따라서 나는 내 몸이 최상의 기능 수행에 필요로 하는 에너지와 관심과 사랑을 내 몸에 제공하기 위해 충분한 시간을 할애한다."

내적 인도의 관문

내적 인도를 신뢰하라. 내적 인도는 자아 발견의 가장 중요한 도구 중 하나다. 내적 인도는 언어의 형태로 나타나기보다 내면의 느낌으로 온다. 이런 내면의 느낌이나 인지는 모든 생각과 행동에 수반된다. 어떤 사람은 이를 '양심'이라고 부른다(양심이라고 하면 대부분 부정적인 경험으로 연관되는 측면이 있다). 생각이 마음의 언어이고, 감정이 몸의 언어이듯이 양심은 영혼의 언어다.

내적 인도는 특히 심장이 있는 쪽에 주의를 집중하면 더 잘 드러난다. 몸은 감각적인 경험이나 정신적인 경험이 자신의 성장에 적합한지 그렇지 않은지 잘 알고 있다. 뇌는 우리의 생각, 행동 또는 지각의 진동 에너지를 화학 물질로 변환시켜 그에 맞는 생리적인 변화를 일으킨다. 몸은 이롭거나 해로운 영향력을 즉시 인식해 그에 해당하는 신호를 심장으로 보낸다. 그에 따라 감정이나 신체적 감각이 일어나고, 거기서부터 메시지가 몸의 각 부위로 퍼져나간다.

내적 인도의 관문은 심장이 보내는 메시지를 들을 수 있도록 가르친다. 내적 인도를 유용하게 활용하려면 내면의 소리를 '듣기'만 잘하면 된다. 주의가 심장으로 집중되면 그 소리를 듣기가 더 쉽다. 삶의 매 순간 올바르게 행동하려면 내적 인도를 확고히 믿어야 한다. 내면의 소리는 예를 들면 언제 먹고 마시고 잠자야

하는지 알려준다. 또 손이 시리다고 불에 넣어서는 안 된다고 경고하고, 몸이 더우면 냉수욕을 권한다. 몸이 뻣뻣하면 스트레칭을 하고, 교차로에 접근하면 차의 속도를 줄이고, 정원이 무성해지면 꽃과 나무를 다듬고, 긴장을 풀 필요가 있으면 명상을 하거나 음악을 듣고, 쓰레기통이 차면 비우고, 친구의 감정을 상하게 했다면 용서를 구하라. 심장이 뛰는 한, 내적 인도는 언제나 거기에 있다.

그러나 두려운 생각은 내적 인도를 간섭한다. 두려움과 걱정은 과거의 경험에서 비롯된다. 그 경험의 기억이 현재의 믿음이 된다. 믿음과 규칙과 관례는 내면의 소리를 듣거나 따르지 못하도록 방해한다. 진정으로 믿을 수 있는 유일한 인도가 내면의 소리라는 사실을 명심하라. 사회가 우리에게 강요하는 믿음과 규범에 따라 행동하면 두려움이 더 커져 내적 인지를 더 심하게 의심하게 된다. 그러나 인생길을 걸어가는 데 목발은 필요 없다. 삶에는 우리의 믿음이 부과하는 것 외에 다른 한계는 없다.

과거에서 생겨나 미래로 투사되는 두려움의 신호를 따르지 말고 심장의 소리를 들어라. 심장의 소리는 현재의 순간에만 우리에게 말하고, 현재의 순간에만 우리가 들을 수 있다. 그 소리는 우리가 자유로운 영(靈)이며, 과거의 실망스러운 경험이 있다 하더라도 무엇 또는 누군가에 의해 아무런 제지를 받지 않는다고 말해준다. 내면의 소리를 경청하고 그 인도에 따라 행동하면 필요한 모든 것이 구하기도 전에 자동적으로 충족된다. 자아실현의 여정에서 필요한 모든 것이 저절로 제공된다. 내적 인도는 우주적 지능의 필수 요소인 '상위 자아'로부터 나오기 때문에 절대로 우리를 실망시키지 않는다. 내적인 대화 채널을 항상 개방해 두면 삶의 복잡한 문제와 갈등에서 자유로워진다.

내적 인도는 결코 신비한 게 아니다. 현실적이고 일상적인 방식으로 표출되기 때문이다. 예를 들어 갑자기 친한 친구를 찾아가고 싶을 때가 있다. 그때 이 충동을 즉시 따른다면 나와 그 친구는 서로 간의 소통과 우정을 통해 큰 혜택을 보게 된다. 하지만 이 충동을 무시하면 그것을 지원하는 에너지가 흩어진다. 몇 시간 또는 며칠 뒤로 방문을 미루면 그동안 마음이 그 욕구를 억누르기 때문에 그런 충동이 희미해질 수 있다. 아울러 마음이 현재의 순간에서 벗어나 만남의 성사 여부가 불투명한 미래에 집중하게 된다.

마찬가지로 나의 단골 휴식 장소에 누가 쓰레기를 남겨두어 화가 난다면, 그것을 주워 부근의 쓰레기통에 넣어라. 그러면 화가 가라앉고 기분도 좋아진다. 관청에서 공무원에게 부당한 대우를 받는다고 느껴지면 그냥 참으면서 며칠 동안 분을 삭이지 못해 안달하지 말고 결과가 어떻게 되든 바로 그 자리에서 차분히 불만을 털어놓아라. 그런 식으로 내적 인도를 더 많이 따르면 삶에서 스트레스와 긴장, 원망 쌓기를 피할 수 있다.

내적 인도의 신호는 여러 방식으로 올 수 있다. 그 방식은 '안락'과 '불편'이라는 두 부류로 나눌 수 있다. 두 가지 모두 삶의 질을 인식하게 해준다. 생활 방식이나 식생활, 행동 등에서 자연의 법칙을 무시하면 불편을 경험하게 되고, 자연의 법칙을 잘 따르면 안락과 행복이 찾아온다. 이런 경험이 모여 의식의 수준을 결정한다. 매 순간 자신의 삶을 더 잘 의식하면 내적 인도가 더욱 명확하고 순수해진다. 좀 더 의식적으로 살기 위해서는 자신이 하는 모든 일에 주의를 집중해야 한다. 이런 간단한 마음 챙김이 정직성과 개방성, 순수성을 발달시킨다. 삶에서 순수한 양심 또는 확실한 내적 인도보다 더 높은 가치는 없다. 내적 인도는 지상의 천국으로 통하는 매우 중요한 관문이다.

열째 관문 열기

"나는 지금까지 사회가 강요한 믿음 때문에 자유롭고 자발적으로 살지 못했다는 사실을 깨닫고, 이제부터 나의 삶을 나 자신의 무한한 잠재력에 맡길 생각이다. 우주를 다스리는 무한한 힘이 나의 삶도 지배한다. 따라서 나에게 무엇이 적합한지를 파악하는 데 사람이 만든 규례나 믿음은 필요하지 않다. 특히 두려움이나 부정적인 생각을 일으키는 믿음에 더는 얽매이지 않는다. 심장 부위 내부의 미묘한 충동이나 느낌으로 감지되는 내적 인도, 다시 말해 양심의 소리만 듣고 이행하면 나는 얼마든지 자연의 법칙에 따라 행복하게 살 수 있다. 이런 내적 인도는 '상위 자아'의 무한한 지혜에서 비롯되며, 매 순간 나에게 무엇이 좋고 적합한지를 정확히 파악해 알려준다. 삶에는 두 종류의 경험만 있다. 나를 행복하게 하는 경험과 불행하게 하는 경험이다. 당연히 나는 나를 행복하게 해주는 선택을 하고, 불행하게 만드는 결정을 피하려 한다. 나는 이것이 나의 무한한 잠재력을 열어주고, 자연의 법칙을 통해 나의 결정과 생각과 행동을 지지해준다는 사실을 명심하면서 내적 인도를 내 삶의 안내자로 삼는다. 나는 내적 인도를 무한히 신뢰한다. 내적 인도만이 내가 무엇을 원하고 무엇이 필요한지 알기 때문이다."

영적 지혜의 관문

지상의 삶은 대부분 '카르마의 법칙', 다시 말해 인과(因果) 법칙의 지배를 받는다. 그러므로 영적 지혜를 발전시키고 이번 생의 목적을 달성하려면 카르마의 법칙을 이해하고, 따르고, 실행에 옮겨야 한다.

인과의 법칙은 이 우주 안에서 모든 것이 다른 무엇에 의해 초래된다는 사실을 가르쳐준다. 각각의 원인은 그에 따른 결과를 가져오며, 각각의 결과는 또 다른 무엇의 원인이 된다.

우리의 몸은 결과다. 마음도 마찬가지다. 사실 우리의 생각과 느낌, 감정, 욕구, 호불호 등은 어떤 원인에서 비롯된다. 우리가 사는 지구, 지구에 자양분을 공급하는 태양, 태양을 지탱하는 은하계도 전부 다 원인에 따른 결과다. 다른 무엇에 의해 만들어졌거나, 자신의 것이 아닌 다른 힘의 지배를 받는다는 뜻이다. 우리 삶의 모든 상황은 이전 상황의 결과일 뿐이다. 시간의 매 순간은 다른 순간을 뒤따르고, 그 순간도 또 다른 순간을 뒤따르면서 그 과정이 무한 반복된다.

우리 자신이나 다른 사람의 삶, 사회나 국가 등 무엇에 관해 진정으로 잘 알기 위해서는 그것에 직간접적으로 기여한 수많은 요인들을 완전히 파악할 필요가 있다. 어떤 요인들이 합쳐져 현재의 우리를 만들었으며, 또 무엇이 한 나라의 국민을 다른 국민과 그토록 다르고 독특하게 만드는지 이해해야 한다는 뜻이다. 자신의 분야에 관해 모든 것을 안다고 확신하는 사람은 사실 아주 약간만 알 뿐이다. 우리의 지적인 수준에서 알 수 있는 것은 모든 물체나 연구 분야에 속하는 방대한 양의 지식 중 아주 작은 일부다.

우리가 누군가의 사진을 찍을 때는 그의 삶에서 거의 무한한 순간 중 단 한 순간만 포착할 뿐이다. 하지만 그 한순간만으로는 그에 관해 아무것도 알 수 없다. 우리가 배우는 모든 것도 마찬가지다. 우리가 무엇에 관해 더 많이 안다고 생각할수록 그 지식의 진정한 근원에서 더욱 멀어져갈 뿐이다. 배우는 과정에서 한 가지 측면에 매몰되면 이전에 무슨 일이 일어났고 앞으로 어떤 일이 일어날 수 있는지 종합적인 지식을 얻을 수 없다. 또 우리는 무턱대고 자신이 배운 분야의 전문가가 되었다고 오해하기도 쉽다.

그러나 완전한 내적 지식인 영적 지혜를 얻기 위해 반드시 모든 결과의 원인을 알아야 할 필요는 없다. 영적 지혜는 각 원인 및 결과의 시작과 끝에 누가 또는 무엇이 있는지 아는 것이다. 원인과 결과를 하나로 묶는 보이지 않는 끈은 시간을 초월하는 '의식'이다. 궁극적인 자아를 말한다. 궁극적인 자아의 지식과 경험이 없다면 원인과 결과의 세계는 혼란의 소용돌이에 빠질 것이다.

과거의 모든 경험은 '아카식 레코드(Akashic Records)'에 영구히 저장된다. 아카식 레코드란 우주와 인류의 모든 기록을 담은 초차원의 정보 집합체 혹은 과거·현재·미래의 모든 사건과 상념에 대한 기억이며, 우주에 존재하는 모든 것들의 움직임을 우주 공간[산스크리트어로 아카샤(Akahsa)]에 기록하는 것을 가리킨다. 간단히 말해 우리 영혼의 영원한 기억을 말한다. 자신을 아는 사람은 원인과 결과 사이의 관계도 안다. 따라서 언제나 자신의 생각과 행동을 제어할 수 있다. 그런 사람은 당연히 자연의 법칙을 따른다. 새로운 카르마를 만드는 일이 결코 득이 되지 않는다는 사실을 알기 때문이다. 또 그는 자신이 카르마의 궁극적인 원인이기 때문에 그 카르마에서 비롯되는 결과의 영향을 받지 않는다는 사실도 안다. 영적 지혜를 얻었다는 뜻이다.

영적 지혜의 관문은 인과의 법칙을 자신의 지능 안에 정착시킴으로써 몸과 마음의 진동수를 올릴 수 있도록 해준다. 그 법칙은 완벽해서 잘못되는 법이 없다. 이런 지식을 통해 우리는 모든 것이 불의를 가리키고 있다 해도 실제로는 결코 불의가 있을 수 없다는 믿음을 가질 수 있다. 아울러 질병은 자기 스스로 만드는 것이지 외부 요인이 초래하는 게 아니며, 사고 또한 그냥 우연히 발생하는 법이 없다는 사실도 깨닫게 된다. 우리는 의식적으로 결과를 처음부터 끝까지 온전히 경험함으로써 그 원인을 효과적으로 제어할 수 있다. 이는 또 자신의 '상위 자아'와 연결될 수 있게 해준다. 이런 식으로 모든 결과를 인내심 있게 다루면 한동안은 불편하겠지만 머지않아 갑자기 완전히 새로운 삶의 현실이 도래하는 것을 보게 된다.

자신의 참된 자아에 익숙해질수록 우리에게 찾아오는 모든 상황은 우리의 진화나 중요한 교훈 학습에 도움을 준다는 사실을 더 깊이 이해할 수 있다. 예를 들어 우리의 돈을 훔치는 도둑은 우리가 전생에 진 빚을 갚을 기회를 주는 우리의 친구일지 모른다. 그는 우리가 갚아야 할 것만 가져간다. 만약 우리가 그를 고발하겠다고 위협하거나 돈을 지키려고 방어한다면 미래에 비슷한 사건이 일어나도록 하는 또 다른 원인을 제공할 뿐이다. 결국 우리는 언젠가 또는 어느 생에선가 그가 요구해오던 것을 내주게 된다. 보상을 요구하는 사회단체, 정치적 자유를 추구하는 분리주의의 독립운동, 경제적 독립을 원하는 국가의 경우에도 똑같은 원칙이 적용된다.

여기서 이런 반론이 나올 수 있다. 우리의 소유를 강탈하는 것은 범죄이므로 그에 합당한 처벌을 받아야 하지 않을까? 하지만 누군가의 행동에 마음이 상했다고 느낀다면 그건 실제로는 자신이 이번 생이나 전생에서 언젠가 상대방의 마음을 상하게 한 것에 대해 자신을 용서하지 못하기 때문에 그렇게 느끼는 것이며, 거기서 분노나 좌절이 생긴다는 사실을 명심해야 한다. 우리는 자신을 부당하게 대한 사람을 용서함으로써 오래전에 그에게 진 빚을 갚을 수 있다. 살면서 우리에게 가장 큰 골칫거리인 사람들은 우리의 카르마에 단단히 얽힌 매듭을 풀어낼 절호의 기회를 우리에게 준다. 자만심을 내려놓고 우리에게 상처 준 사람들을 용서함으로써 우리는 자신의 진동수를 크게 올려 우리 자신과 그들에게 더 나은 삶을 만들어갈 수 있다.

우리를 비난하는 사람 앞에서 부정적인 반응을 숨기는 일이 어려울 수 있다. 그때는 그 사람의 눈을 똑바로 쳐다보지 말고 눈썹 사이를 쳐다보라. '제3의 눈'이 있는 곳이다. 그곳을 응시하면 그의 피상적인 자아 너머를 볼 수 있기 때문에 그에게 빛과 사랑과 용서의 생각을 전달할 수 있다. 그리고 분노를 비난의 원인으로 보는 대신 그 아래 깔린 슬픔이나 두려움의 결과로 보게 된다. 우리는 그의 '제3의 눈'을 응시함으로써 원인과 결과의 피상적인 면을 초월해 사랑과 빛을 반사하는 그의 영혼과 직접 연결할 수 있다. 그러면 똑같이 화를 내거나 방어적으로 반응할 생각이 사라진다. 연민과 용서를 느끼면 더는 자신을 방어할 필요가 없다. 이로써 우리는 원인과 결과가 꼬리에 꼬리를 무는 인과의 악순환에서 벗어날 수 있다. 영적 지혜는 순간에서 순간으로 살아가는 데서 생기는 자연스러운 결과다. 언제나 현재의 순간만을 살아가면 과거에 받은 부당한 대우가 더는 아무런 의미가 없어지고, 따라서 용서의 필요성도 사라진다.

열한째 관문 열기

"영적 지혜의 관문을 열면 나는 카르마의 굴레에서 벗어날 수 있다. 나는 나를 괴롭히는 모든 사물과 사람, 상황을 인식한다. 나는 그 모든 것이 인과의 법칙에 의해 나와 연결되어 있다는 사실을 안다. 그로써 내가 과거 어느 곳, 어떤 시점에 행한 잘못을 지울 수 있는 절호의 기회가 생긴 것에 감사한다. 나의 삶에서 일어나는 모든 일은 내가 책임을 져야 하기 때문에 남아 있는 빚을 반드시 청산해야 한다. 나는 나의 적들을 환영한다. 그들이 결국 나의 친구로 오기 때문이다. 그들은 내가 나 자신을 더 잘 알고 이해할 수 있도록 해준다. 나는 그들을 용서함으로써 이전 인연에서 그들에게 상처 준 나의 행동을 스스로 용서한다. 이를 통해 내 안에 갇혀 있던 생명력이 풀려나고, 질병과 불행과 갈등의 원인이 제거된다. 나는 나를 힘들게 하는 사람이나 문제 또는 어려운 상황을 있는 그대로 인정하고 직면하며, 그에 대한 나의 거부감과 저항을 기꺼이 해소하려 한다. 그런 어려움은 나에게 사랑의 교훈을 가르치고, 궁극적으로 나의 의식을 높여 영적 지혜를 나의 일상적인 경험과 현실로 만들어주기 때문이다."

욕구 실현의 관문

욕구 실현의 관문은 삶의 완전한 변화를 이룰 수 있는 가장 강력한 도구로서 우리가 무엇을 어떻게 바라야 할지를 알려주는 기술이다. 욕구란 삶의 더 큰 행복과 만족을 바라는 내적인 충동에 우리가 형태와 방향성을 부여한 '생각'을 의미한다.

지금 내가 보여주는 나의 모든 것은 이 순간까지 내가 가졌던 생각의 결과물이다. 우리의 생각 기관이나 멘탈체(mental body)에서 부정적인 생각의 형태를 제거하지 않는다면 우리의 생각과 느낌과 감정은 그것들의 원천과 조화를 이루지 못하고 불행의 원인이 된다. 사람의 마음과 지적 능력은 다음 메커니즘(법칙)의 지배를 받는다. 이 법칙을 명확히 이해하면 욕구 실현의 기술을 터득할 수 있다.

생각 하나하나는 창의적인 에너지의 미묘한 힘이다. 육안으로는 볼 수 없지만 우리 몸과 주변 환경에 큰 영향을 미친다. 생각은 동등한 생각들을 끌어당겨 서로 합친다. 예를 들면 산에서 굴러 내려오는 눈덩이가 다른 눈덩이와 합쳐져 걷잡을 수 없는 눈사태로 발달하는 것과 같다. 우리가 하는 모든 생각은 즉시 정신적인 그림이 된다. 각기 독특한 형태와 색, 수명을 갖는다. 색과 형태는 생각의 내용과 동기에 따라 달라진다. 수명은 마음의 강약에 의해 결정된다.

정신적인 충동은 상념체로 발달하면서 우리의 운명을 결정하는 데 아주 놀라운 역할을 한다. 상념체 중 일부는 수천 년에 걸쳐 지구 인구 전체를 지배할 수 있다. 그 상념체는 그것을 믿는 사람들에 의해 계속 에너지를 얻어 오래 지속되는 아이디어와 신조, 믿음, 철학으로 자리 잡는다. 모든 상념체는 제거되거나 변화될 때까지 멘탈체의 잠재의식 속에 계속해서 존재한다. 그러나 대부분의 경우 일정 기간 억제되어 있다가 때가 되면 다시 등장한다.

따라서 느낌과 생각이 우리 잠재의식의 기초를 구성하며, 결과적으로 우리를 스스로 초래한 운명에 순응하게 한다. 어떤 사람이나 상황 또는 집단을 향해 우리의 행복한 생각이나 분노한 생각을 투사하면 그것은 조만간 어떤 형태로든 우리에게 되돌아온다. 그 생각은 해소되지 않는 한, 우리의 멘탈체를 절대 떠나지 않는다. 이 메커니즘은 인과의 법칙을 철저히 따른다.

해롭고 부정적이든, 이롭고 긍정적이든 우리의 생각 하나하나는 우리 내부에서 수준이 낮거나 높은 충동을 일으킨다. 우리의 인식과는 상관없이 진행되는 과정이다. 또한 우리의 생각은 '유유상종'의 법칙에 따라 진동수가 같은 마음을 가진 다른 사람들과 연결되어, 자신의 삶뿐만 아니라 다른 사람과 모든 물체에도 지대한 영향을 미친다. 우리 자신의 책임이 막중하다는 뜻이다. 자그마한 두려운 생각이 뭉쳐 거대한 공포로 발달하면 주변 전체에 혼돈과 혼동을 일으킬 수 있다. 마찬가지로 어떤 현상에 대해 언뜻 일어나는 명쾌한 이해가 수백만, 수천만, 수억 명의 사람들에게 동시에 지혜를 불어넣을 수 있다

생각의 힘을 과소평가해서는 안 된다. 자신의 생각이 허약하다고 믿으면 멘탈체 내부에 그와 관련된 상념체가 생겨나 실제로 자신을 허약하게 만든다. "나는 금연을 하거나 건강식으로 식생활을 할 의지가 부족하다"고 말하면 자신의 멘탈체 안에서 바로 그 상념체가 강한 힘을 얻으면서, 생활 방식의 대대적인 변화를 꾀하는 데 필요한 강한 의지를 가질 수 없다. 주어진 모든 상황에 대해 우리 자신이 막강한 힘을 발휘한다는 뜻이다. 실제로 우리 자신이 가진 힘은 비록 일시적이라 할지라도 자연의 법칙

조차 거부하기에 충분할 정도로 강하다. 자신의 생각을 현실로 변환할 수 있는 사람은 자기뿐이며, 생각은 절대로 사라지지 않기 때문에 결국 우리는 좋은 쪽으로든 나쁜 쪽으로든 우리 자신이 만든다.

상념체는 모든 종류의 물리적 형태로 나타난다. 뇌 속의 신경 전달 물질은 생각의 충동에 상응하는 물질이다. 신경 전달 물질이 종양을 치유할 수도 있고, 종양이 생겨나게 할 수도 있다는 것은 잘 알려진 사실이다. 그 물질은 실제로 우리 몸의 모든 기능을 관장한다. 그러나 신경 전달 물질은 우리의 영(靈)이나 영혼이 몸에 존재하면서 생각과 이미지, 느낌 또는 감정 등 적절한 정신적 충동을 일으킬 때만 제 기능을 할 수 있다. 이런 정신적 충동 중 다수는 멘탈체의 잠재의식 속으로 모습을 감추지만 사라지지는 않는다. 그러다 때가 되면 문제와 갈등, 질병을 일으키거나 아니면 그 반대로 행복과 성공을 가져다주는 무의식적인 원인으로 작용한다.

파경이나 사업 실패, 불법 행동 또는 사고는 자신의 상념체 때문에 생기거나, 또는 그 상념체가 자신과 비슷한 진동수를 가진 다른 사람의 마음에 미치는 영향에 의해 일어난다. 나의 마음을 상하게 하거나 나에게 사고를 당하게 하는 다른 사람의 '실수'는 바로 나 자신의 상념체가 초래하는 결과다. 만약 그 사람도 고통을 당한다면 그것은 또한 그의 상념체 때문이다. 이 순간 나에게 일어나는 일은 지금 내가 가진 생각과 이번 생이나 전생에서 가졌던 생각이 합쳐진 결과다.

아울러 이 책을 읽는 사람은 자신의 멘탈체 안에 이와 관련된 상념체를 만들어낸다. 그 상념체는 지금까지 삶의 여러 가지 중요한 문제를 겪으면서 갖게 된 불균형이나 오해를 바로잡을 수 있다. 물론 이 책의 내용에 대한 이해와 해석에 따라 그 결과는 달라질 수 있다. 만약 이런 상념체와 공감한다면 그것이 그의 정신세계를 형성하는 중요한 요소가 되어 많은 혜택을 얻을 수 있을 것이다.

우리의 욕구를 실현할 수 있는 능력을 키우고 이 세계를 더 살기 좋은 곳으로 만들려면 우리 의식의 진동수를 올리고, 삶에서 바꾸거나 개선하고 싶은 것에 대한 의도를 표출해야 한다. 이 책에서 제시된 방법이나 다른 유용한 개인 성장과 건강 증진 방법을 사용함으로써 누구나 자신의 멘탈체 진동수를 크게 올릴 수 있다. 간의 담석만 제거해도 마음이 명료해지며, 분노의 상념체와 우울증에서 벗어날 수 있을 뿐 아니라, 몸 전체에서 끊임없는 치유 반응을 일으킬 수 있다.

오일 마사지를 하든, 건강식으로 의식적인 다이어트를 하든, 정해진 시간에 잠자리에 들든, 명상을 하든, 운동을 하든, 기공이나 요가 또는 의식적인 호흡을 수련하든 간에 자기 자신에 주의를 집중하면 사랑과 존중, 배려의 새로운 상념체가 생긴다. 그런 상념체는 멘탈체에 뿌려진 씨앗으로, 시간이 지나면 싹을 틔워 몸과 마음과 영의 진동수를 올리게 된다. 그렇게 해서 만들어지는 새로운 생각은 다른 사람의 아이디어나 견해 또는 믿음보다는 자신에 기초를 두게 된다. 그에 따라 생각의 힘이 커지면 궁극적으로 자신과 다른 사람을 위한 지상의 천국을 만들 수 있다. 그때는 마음만 먹으면 모든 것이 가능해진다.

또한 자신의 희망과 기대, 걱정을 잘 살펴야 한다. 자신의 삶에 무엇인가 바람직하지 않은 일이 일어나리라 생각하면 어떤 식으로든 그렇게 된다. 그만큼 자신이 가진 힘이 강하기 때문이다. "나는 기분이 아주 안 좋아", "나는 우울해"라고 계속 자신에게 말하면 그런 상념체의 뜻에 맞도록 현실이 만들어진다. 또 미래를 두려워하고 걱정한 나머지 질병이나 실직에 대비해 열심히 저축해야 한다고 자신에게 말하면 그 상념체가 질병이나 실직 같은 어려움을 현실로 만들어낼 수 있다.

생각을 감각적 쾌락이나 물질적 부의 욕구를 실현하는 데 주로 사용하면 자신과 환경에 해를 끼칠 가능성이 있다. 물론 물질적 부가 나쁜 건 아니다. 오히려 그 반대다. 그런 풍요는 행복을 증진하고 삶을 안락하게 해주는 좋은 수단이 될 수 있다. 그러나 소유 그 자체를 위해 부를 얻는 것은 삶의 기쁨을 방해한다.

반면 인류, 동물, 자연, 지구, 태양, 우주 등 자신의 연장된 자아를 돕고 지지하는 욕구를 소중히 여기면 행복이 급속히 증진

된다. 연장된 자아의 이런 측면에 초점을 맞추면서 크든 작든 도움을 주고 봉사할 수 있는 방법을 찾아라. 그러면 사랑의 상념체가 멘탈체 주변을 감싸게 되고, '유유상종'의 법칙에 따라 주변 환경으로부터 모든 가능한 도움과 지원을 자신에게로 끌어들일 수 있다. 결과적으로 멘탈체 안에 부정적인 생각이 들어갈 공간이 없어진다. 자신의 삶에 사랑의 상념체를 많이 만들수록 성장과 성공과 행복의 기회를 어느 때보다 더 많이 얻을 수 있다. 그 상태에서는 물질적인 부도 별다른 노력을 기울이지 않아도 자동적으로 따라오게 된다.

다른 사람의 마음에 사랑의 씨앗을 뿌리면 주변 환경도 개선할 수 있다. 다른 사람들에게 베풀 물질이 없다고 해도 그들과 나눌 사랑과 치유의 생각은 누구에게나 있다. 그런 생각은 아무런 대가를 기대하지 말고 그냥 내주어야 한다. 대가를 기대하고 뭔가를 내준다면 동기가 자기중심적이기 때문에 자신의 삶에 더욱 자기중심적인 상념체를 끌어들이게 된다.

자기중심적이지 않은 태도를 발달시키는 한 가지 방법은 보답할 능력이 전혀 없는 어려운 처지에 놓여 있는 사람에게 기도나 사랑의 생각, 다정한 제스처나 격려의 한마디를 전하는 것이다. 순전히 그런 행동에서 얻는 기쁨으로 그렇게 하라. 그 기쁨이 다른 무엇으로 보답받는 것보다 훨씬 큰 보상이다. 그러면 자신의 진동수가 신속히 올라가고, 그에 상응해 다른 사람들의 진동을 받을 능력도 개선된다. 또 새로 생성된 사랑과 기쁨의 상념체를 반영하는 새로운 사람과 상황을 자신의 삶으로 끌어들이고, 자연의 법칙과 더욱 조화롭게 살면서 자연의 도움을 끊임없이 받을 수 있다. 자신의 욕구를 힘들이지 않고 실현할 수 있는 방법이다.

사람은 물질로 이루어진 육신 속에서 살아가는 영적인 존재다. 사람의 주된 욕구는 물질이 아니라 영적인 것이다. 따라서 영이나 영혼을 풍요롭게 해주지 않는 물질적인 욕구의 실현을 바라는 것은 사람의 특성에 맞지 않다. 우리가 지각하는 오감의 주된 목적은 영적인 지혜의 증진이다. 좋은 음식을 먹고, 성적 욕구나 다른 형태의 감각적 쾌락을 추구하는 것도 영적 지혜의 증진이라는 목적에 맞게 사용한다면 자기 계발의 아주 좋은 수단이 된다. 반면 영적인 의미가 없는 감각적 쾌락은 영(靈)을 위하는 것이 아니라 자기 욕심만 채우는 것이기 때문에 진정한 행복 증진에 아무 도움이 되지 않는다.

우리의 삶에 영적인 목적을 세우면, 우리가 하는 모든 일이 더없는 행복의 진동수를 높이는 수단이 된다. 몸이 아프다면 단지 그 증상만 완화하려 해선 안 된다. 자기 내부에서 어떤 상념체(두려움, 분노, 질투 등)가 병을 일으켰는지 찾아내야 한다. 아울러 신체적 정화를 목적으로 발생하는 감기나 독감을 포함해 거의 모든 질병이 생애를 거듭하며 쌓아온 카르마를 신속히 해소할 기회라는 사실도 깨달아야 한다. 그런 질병이 아니라면 그 카르마를 해소하는 데 훨씬 오랜 세월이 걸릴 것이다. 화학적으로 제조된 약을 비롯해 비자연적인 방법을 사용함으로써 몸의 자기 정화 노력을 방해한다면 카르마가 더 무거워져서 더 큰 고통이 올 수 있다.

자신에게 치유가 필요하다면 먼저 다른 사람의 치유에 도움을 주고 싶은 욕구부터 만들어내려고 노력하라. 자신의 실수를 용서받고 싶다면 먼저 다른 사람의 실수를 용서하라. 지금보다 더 행복해지고 싶다면 다른 사람을 행복하게 해줄 방법을 찾아라. 삶에서 자신이 원하는 것은 무엇이든 먼저 다른 사람에게 베풀어라. 그리하면 생명의 강이 자유롭게 흐르면서 자신이 원하는 모든 것을 무한정 얻을 수 있다.

열두째 관문 열기

"나는 더 나은 세계, 사람들 간의 더 나은 이해, 범죄와 테러와 사회적 불안의 제거, 사랑과 모든 인류의 조화와 단란함을 바람으로써 욕구 실현의 관문을 연다. 나는 도움을 주고 봉사할 기회를 찾는다. 순전히 그 과정의 기쁨을 맛보기 위해서다. 나의 행동이나 기여에 대한 보상을 받든 못 받든 더 큰 사랑과 자부심으로 만족한다. 누군가에게 좋은 생각을 보낼 때마다 나는 기분이 좋아진다. 아무런 대가도 기대하지 않고 매일 누군가에게 베풀고 싶다. 행복을 빌어주는 마음이기 때문에 도전하고 싶다. 그렇게 하면 나 자신의 더욱 깊은 내면과 소통할 수 있다. 이 모든 것이 '하나 됨'의 부분들이다. 나는 내가 다른 사람을 위해 하는 모든 일이 실제는 나를 위해 하는 일이라는 사실을 명심한다.

나는 나의 욕구를 실현하고 내 삶에서 더 큰 번영을 누리기 위해선 베풀고 나누고 사랑하고 용서하는 상념체를 늘려야 한다는 사실을 이해한다. 내가 원하는 것을 다른 사람에게 내주면 나는 더 이상 나의 이기적 본능에 구애받지 않는다. 나의 동기가 나의 연장된 자아 또는 '상위 자아'에서 비롯되기 때문이다. 이것이 나의 모든 욕구를 실현하는 데 필요한 힘을 준다.

지구는 나의 세속적인 고향이다. 나는 모든 사람을 위한 더 나은 지구를 만들고 싶다. 영토나 자원, 돈과 소유를 둘러싼 모든 갈등이 사라진 곳으로 만들고 싶다. 나는 내가 보거나 인지하는 모든 갈등에 부분적으로 책임이 있다. 나의 상념체를 통해 상황을 악화시키거나 개선할 수 있는 힘이 나에게 있기 때문이다. 나는 무력하지 않다. 무력함은 나의 이기적인 자아의 속성이다. 나의 힘은 무한하다. 나 자신이 모든 것과 하나이기 때문이다. 이전에는 다른 사람의 믿음과 견해가 나의 삶을 지배하도록 허용함으로써 내가 무력해졌지만 이제는 그러지 않는다. 물론 나는 나의 지식과 이해에 의존하겠지만, 이제부터는 만나는 모든 사람과 마주치는 모든 상황에서 배울 것은 기꺼이 배우겠다.

나의 욕구를 힘들이지 않고 실현하기 위해선 내가 원하는 것의 상념체를 만들기만 하면 된다. 의도만 있어도 충분하다. 나의 의도는 나를 아침에 일어나게 하고, 몸을 움직이게 하며, 식사를 하고 악기를 연주하고 이곳에서 저곳으로 차를 몰게 하고, 아기를 임신하게 하거나 잠을 자게 한다. 이와 똑같은 의도의 힘을 나의 욕구 실현에도 사용할 수 있다. 물론 그 욕구는 자연의 법칙과 일치해야 한다.

나의 모든 욕구를 실현하는 일에 나는 단지 욕구가 실현되기를 바라는 마음만 가지면 된다. 나머지 세부적인 사항은 나의 연장된 자아, 즉 우주의 힘이 알아서 해준다. 욕구가 실현되지 않는다면 내가 의심(욕구만큼 강한 힘을 가진 상념체다)을 투사했거나, 그 욕구가 내 삶이나 주변의 더 큰 목적과 조화되지 않기 때문이라는 사실을 알아야 한다. 그럴 경우 나는 나 자신의 실패나 불행을 다른 사람이나 상황의 탓으로 돌리지 않겠다. 의심이 나의 욕구 실현을 가로막는다. 내가 원하고 필요로 하는 것을 얻을 수 있는 힘을 내가 갖고 있다는 사실을 의심하지 않으면 '행운'이 자동으로 따른다. 욕구가 실현되지 않는다면 그것은 나의 동기가 순전히 자기중심적이어서 다른 사람들의 행복에 방해가 된다는 뜻일 가능성이 크다. 이는 진실로 심장에서 나오는 욕구만이 실현될 가치가 있다는 사실을 이해하는 데 도움이 된다. 그런 욕구는 이 세계와 나 자신을 사랑할 수 있는 나의 능력을 키워준다. 영적인 우주에서는 전체에 도움이 되지 않는 욕구는 아무런 가치가 없다. 나의 의도를 말로 표현하고 내가 그 의도를 말로 표현하는 것을 내 귀로 듣는 것이 의심을 불식하고 욕구의 힘을 증강할 수 있는 효과적인 방법이다."

이 마지막 장을 아시시의 성 프란체스코가 쓴 〈소박한 기도문〉으로 맺고자 한다. 자기중심적인 자아의 진동수를 '상위 자아'와 동조될 수 있도록 올려주고, 사랑과 행복을 증진하는 상념체를 만들어내는 동시에 해로운 상념체의 등장을 막아낼 능력을 가진 기도문이다.

우리가 만들어낼 수 있는 가장 강력한 상념체를 불러일으키며, 지상의 천국으로 통하는 열두 관문을 잘 요약하고 있다. 이 기도문이 당신의 멘탈체에 확고히 자리 잡으면 매일매일 당신의 삶을 성공의 길로 인도할 것이다.

소박한 기도문

오 주여,
저를 평화의 도구로 써주소서
미움이 있는 곳에 사랑을
원망이 있는 곳에 용서를
불화가 있는 곳에 화합을
의심이 있는 곳에 믿음을
그릇됨이 있는 곳에 진리를
절망이 있는 곳에 희망을
슬픔이 있는 곳에 기쁨을
잘못이 있는 곳에 진리를
어둠이 있는 곳에 빛을
가져오는 자 되게 하소서.

오 주여,
저의 소원을 들어주소서
위로받기보다 위로하고
이해받기보다 이해하며
사랑받기보다 사랑하게
하여 주소서.

우리는 줌으로써 받고,
용서함으로써 용서받으며
자기를 버리고 죽음으로써
영생을 얻을 수 있음을
믿사옵니다.

놀라운 몸과 마음의 힘

초판 1쇄 발행 | 2024년 5월 20일

지은이 | 안드레아스 모리츠
옮긴이 | 이원기
발행인 | 김태진, 승영란
편집주간 | 김태정
마케팅 | 함송이
경영지원 | 이보혜
디자인 | 여상우
출력 | 블루엔
인쇄 | 다라니인쇄
제본 | 경문제책사
펴낸 곳 | 에디터
주소 | 서울특별시 마포구 만리재로 80 예담빌딩 6층
전화 | 02-753-2700, 2778 팩스 | 02-753-2779
출판등록 | 1991년 6월 18일 제1991-000074호

값 19,000원
ISBN 978-89-6744-277-4 03510